これが【ヘバーデン結節】です!
こんなに多いから「国民病」と呼べる!

● 60 歳以降の女性では、4 人に 1 人の割合で「ヘバーデン結節」が見られる。

▼手の指先「第一関節」に変形や痛みがある。

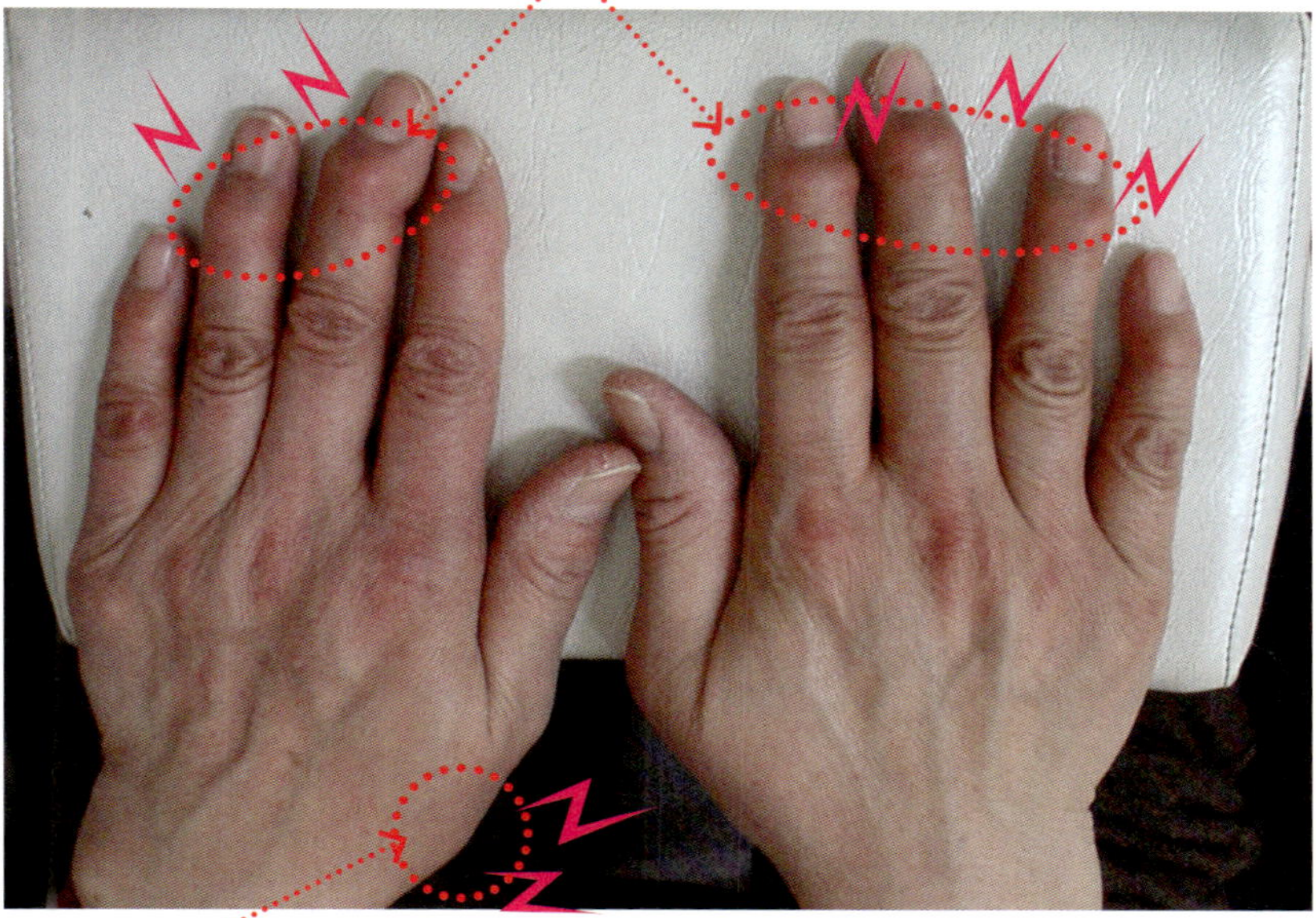

▲左手の親指の付け根「CM関節」にも出っ張りと痛みがある。

これに気づいていないことが大問題!

●ヘバーデン結節は手の第一関節以外に、「足部」・「ひざ関節」・「股関節」・「腰部」・「背部」・「頚部」にも起こっている。治らない慢性痛やひどい変形、圧迫骨折の隠れた原因になっている。

［あなたの指先、変形していませんか？］
これが「ヘバーデン結節」です！

①ヘバーデン結節（初期）

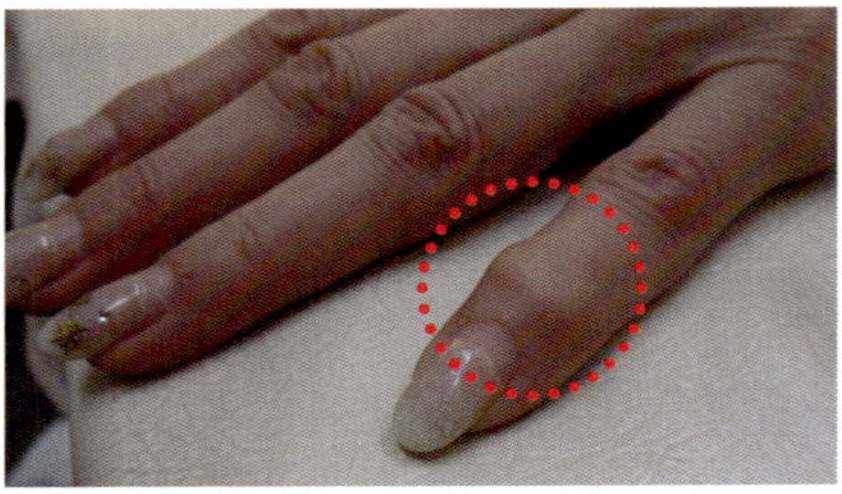

▲40才以降の女性に多く、最初は1本の指から始まり気づきにくい。小指から始まったヘバーデン結節。

②ヘバーデン結節（中期）

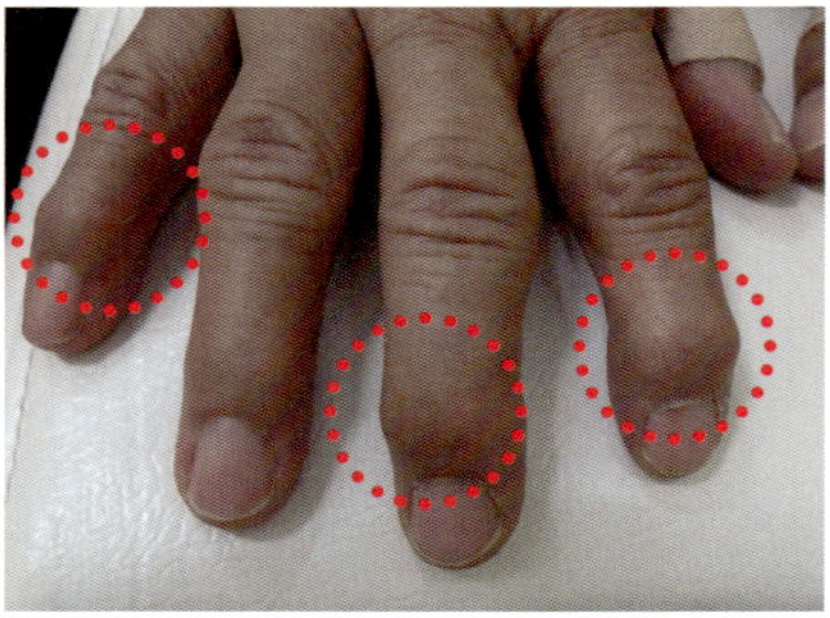

▲複数の指に変形が広がってくる進行性。数年経過。

③ヘバーデン結節（後期）

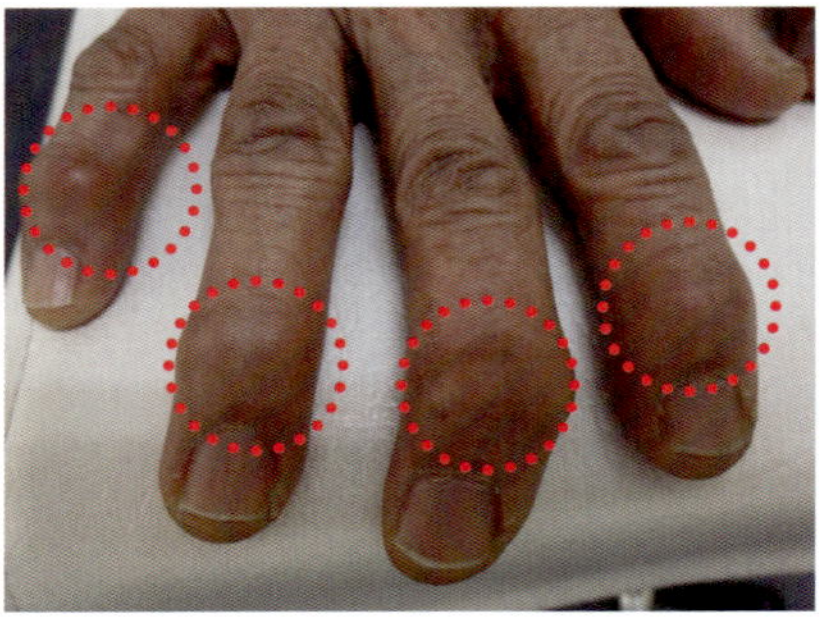

▲全部の指が変形。中指が横に曲がりときどき痛む。人目が気にかかる。10年～15年経過。

④ヘバーデン結節（後期）

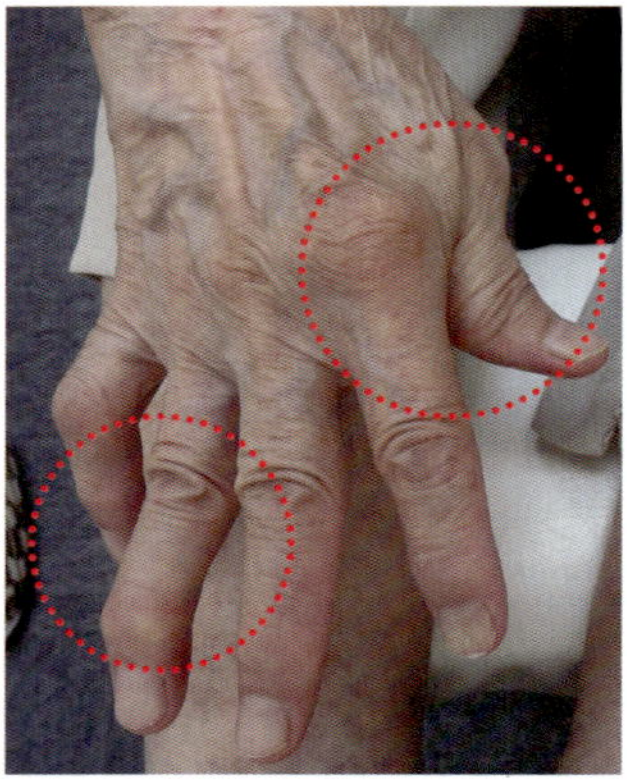

▲ヘバーデン結節と「スワンネック」によるひどい変形。高齢者にみられる。20年～30年経過。

⑤ヘバーデン結節が原因となり、親指の付け根の骨が出っ張り痛む「CM関節症」（初期・中期）

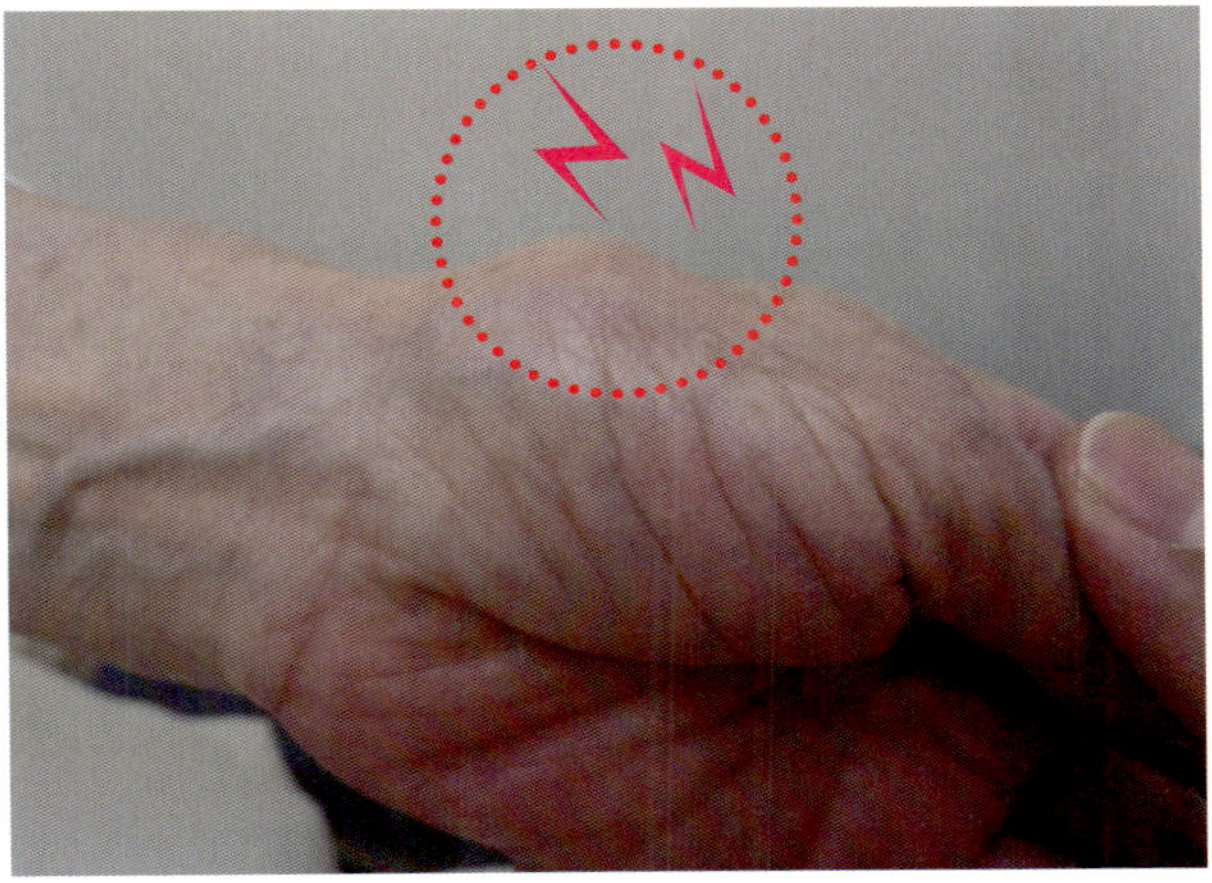

▲数年～15年経過。

⑥ヘバーデン結節が原因となる「CM関節症」（後期）

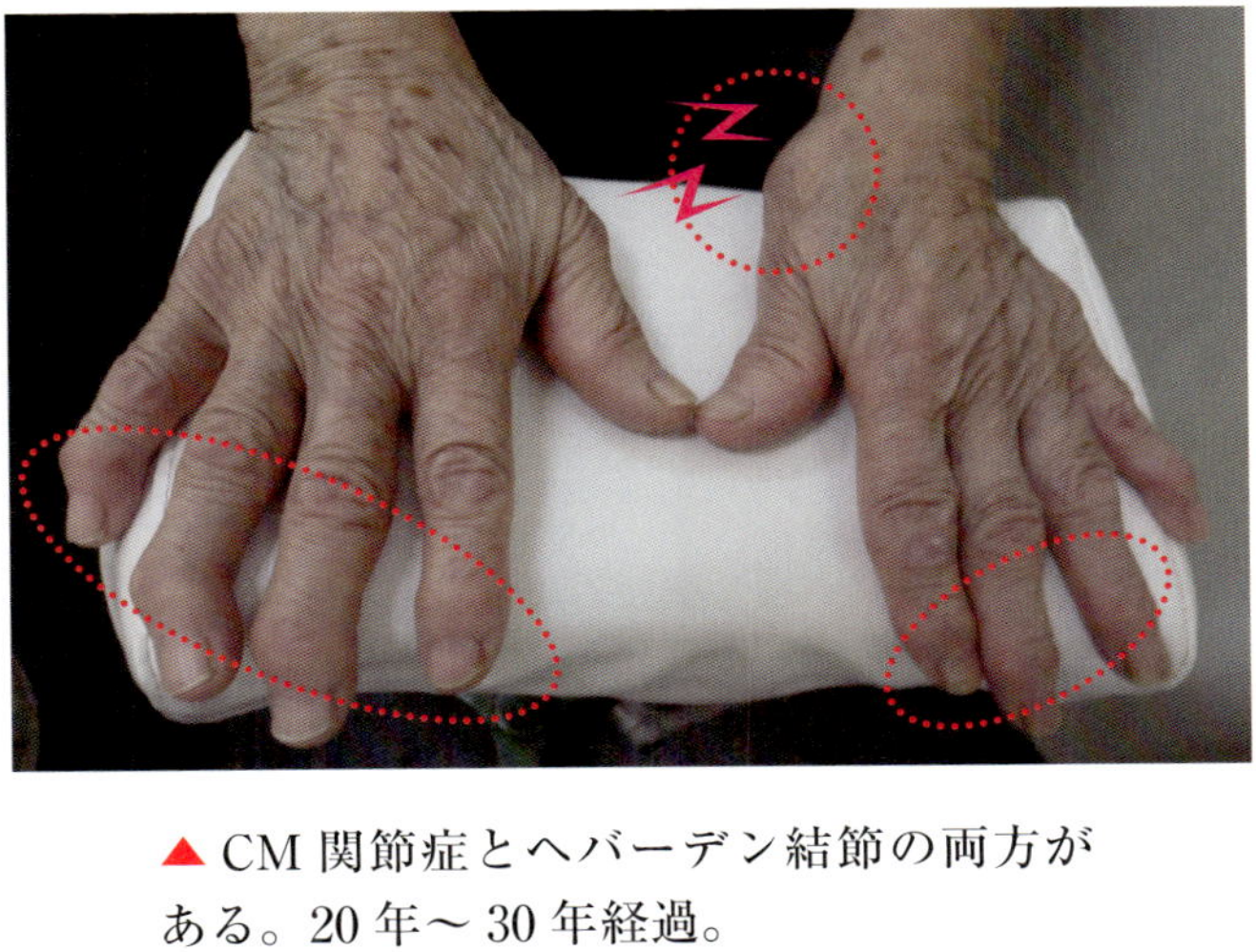

▲CM関節症とヘバーデン結節の両方がある。20年～30年経過。

【ひどい外反母趾「仮称：足へバーデン」】

これは違う！一般的な外反母趾と「区別」が必要

●「へバーデン結節」が足に発症したひどい外反母趾、仮称「足へバーデン」。

▼足の親指が外側にねじれて変形し、爪が外を向く（回内）。
▼親指も脱臼している。

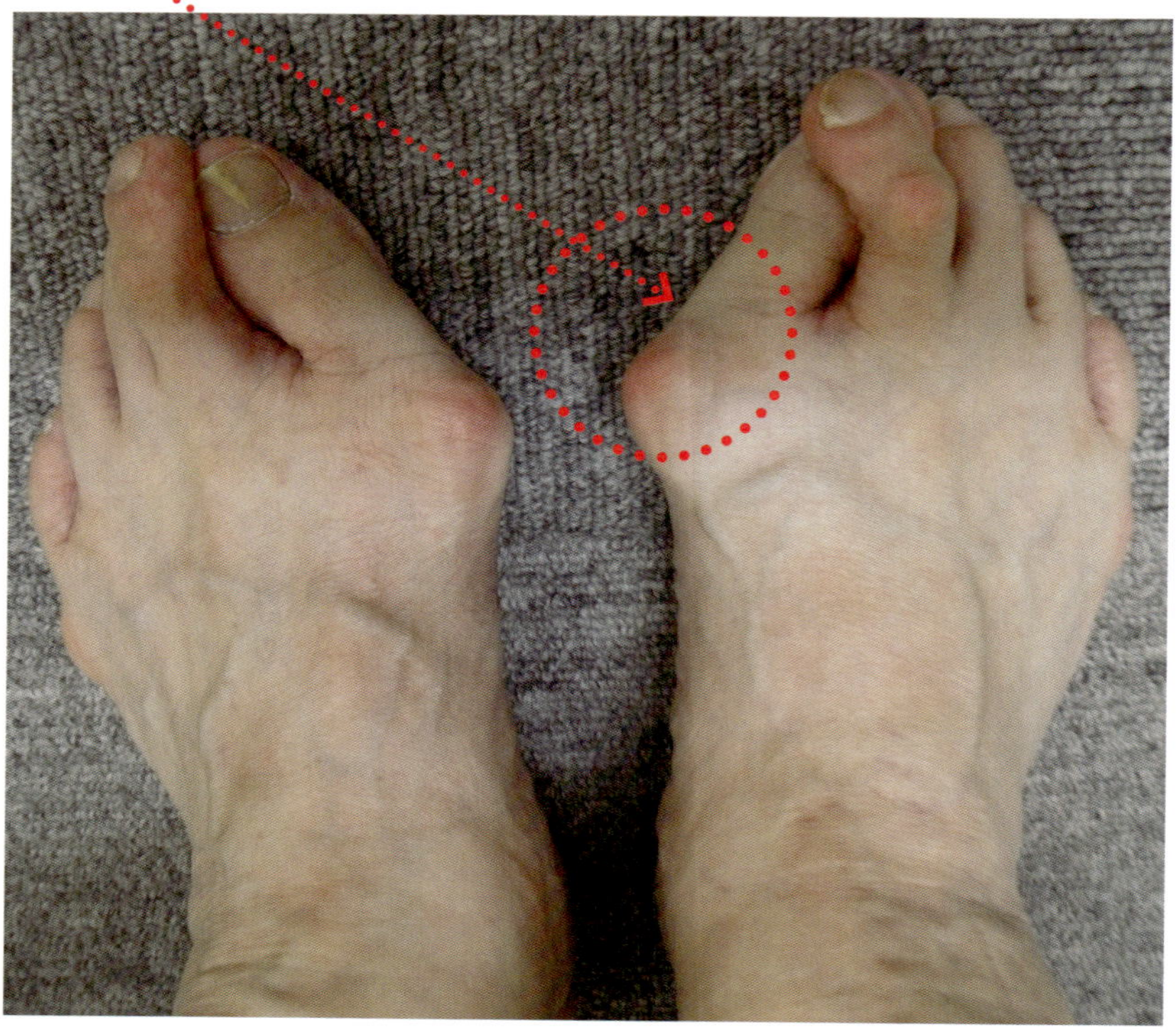

これに気づいていないことが大問題！

●一般的な「外反母趾」と、「足へバーデン」による「ひどい外反母趾」とが区別されていない。混同しているから、年々悪化・重症化させてしまう。

①ヘバーデン結節が足に発症「仮称：足ヘバーデン」(初期・中期)

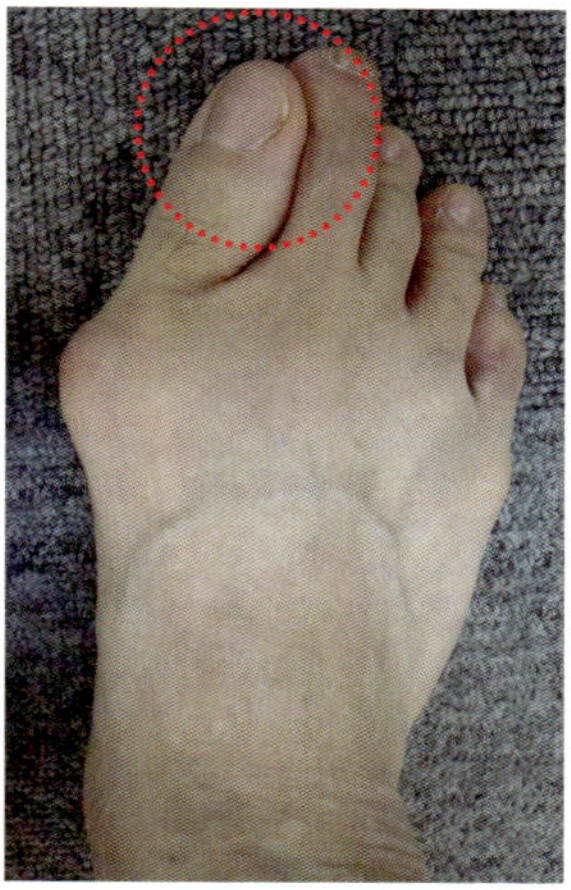

▲40才以降の女性に多い。一般的な外反母趾や関節リウマチと区別する。親指が外側にねじれて変形し、爪が外側を向く。

②ヘバーデン結節が原因となるひどい外反母趾「仮称：足ヘバーデン」(後期)

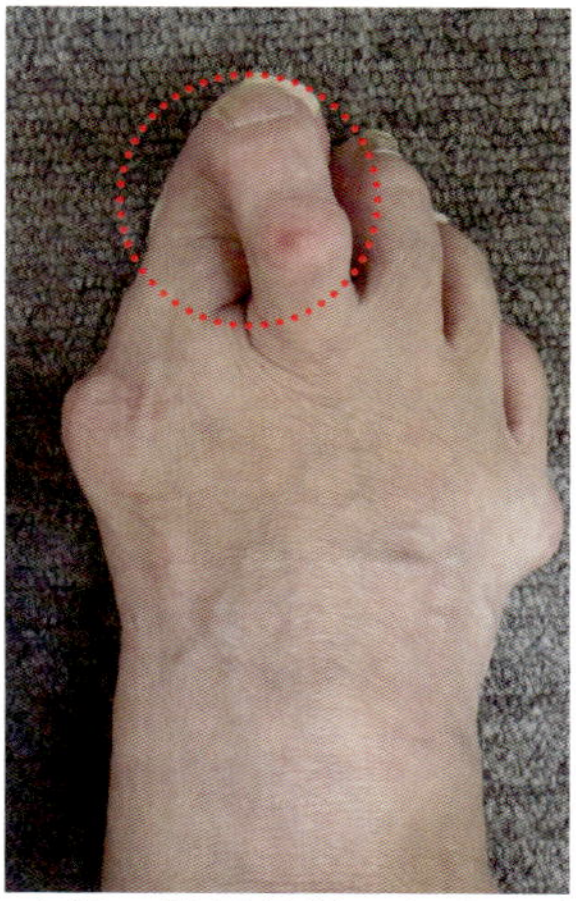

▲ひどい外反母趾のほとんどが「仮称：足ヘバーデン」。これが区別されていない。

③ヘバーデン結節が原因となる第二指付け根の痛みと変形「仮称：第二中足骨頭ヘバーデン」

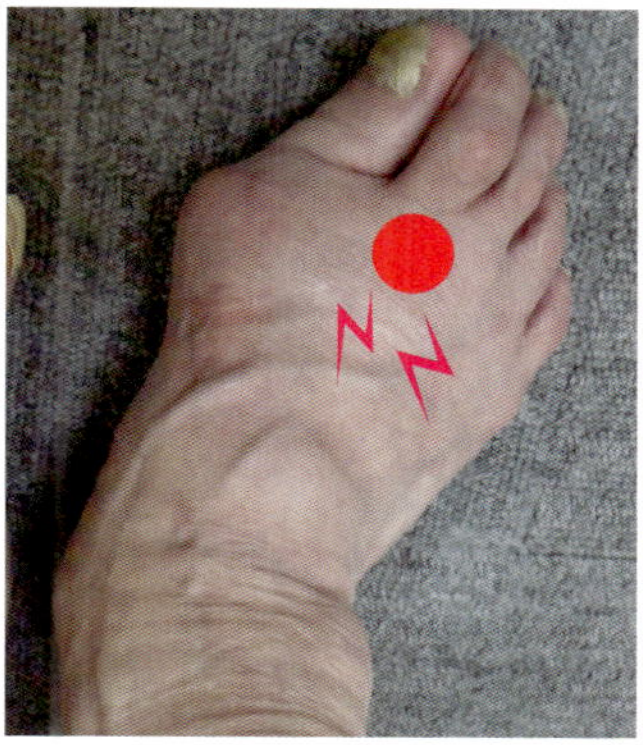

▲若い人に多いフライバーグ病や第二ケーラー病と区別。関節リウマチとも区別する。

④ヘバーデン結節が原因となる第四指付け根の痛み「仮称：ヘバモートン」

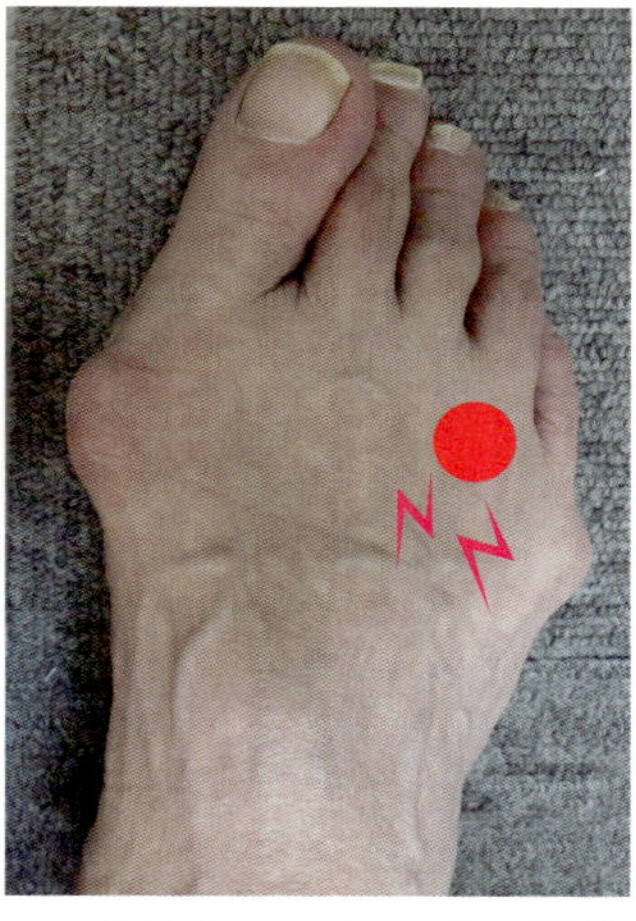

▲一般的なモートン病や関節リウマチと区別する。

⑤ヘバーデン結節が原因となる分厚いタコ「仮称：ヘバタコ」

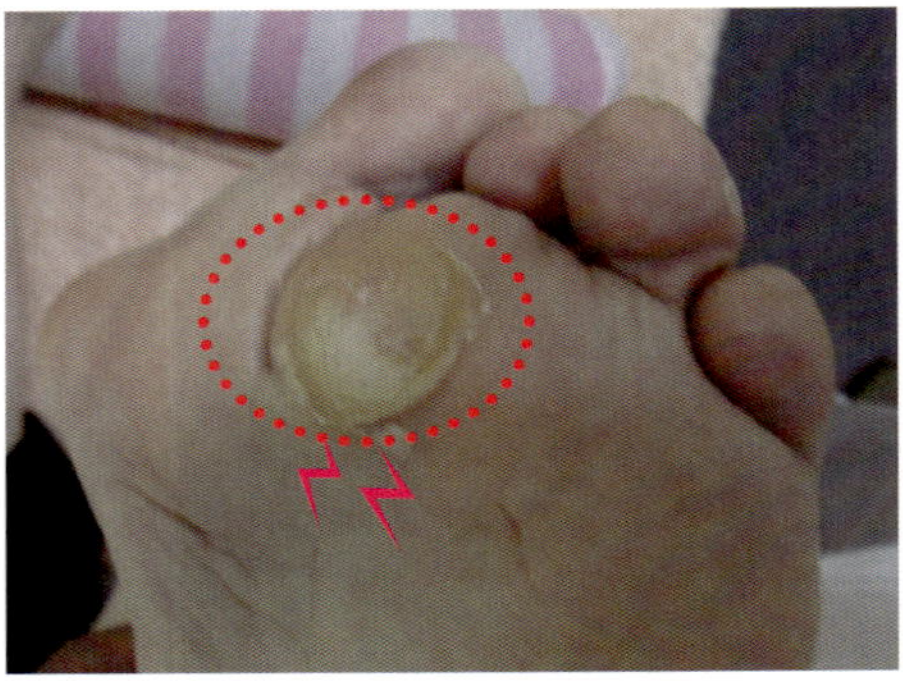

▲一般的なタコや関節リウマチによるタコと区別する。

⑥ヘバーデン結節が原因となる足関節の腫れと痛みと変形で外反足となる「仮称：足関節ヘバーデン」

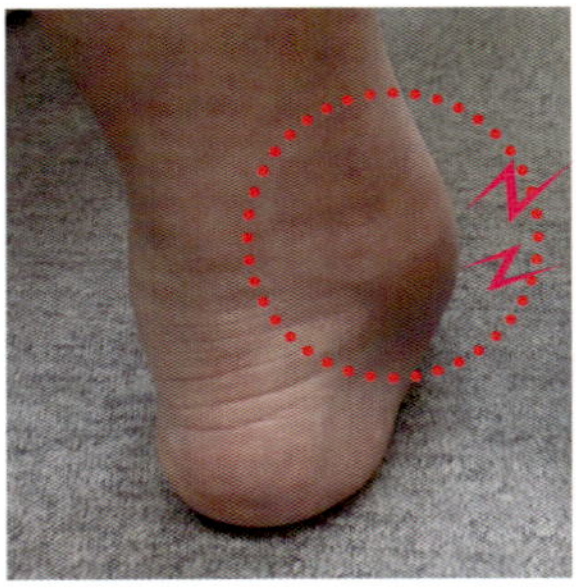

＊足裏が外側を向く外反足になる（左足の例）

▲一般的な関節症や関節リウマチと区別する。足関節脂肪腫とも区別。

⑦ヘバーデン結節が原因となる甲の骨の出っ張りと痛み「仮称：甲ヘバーデン」

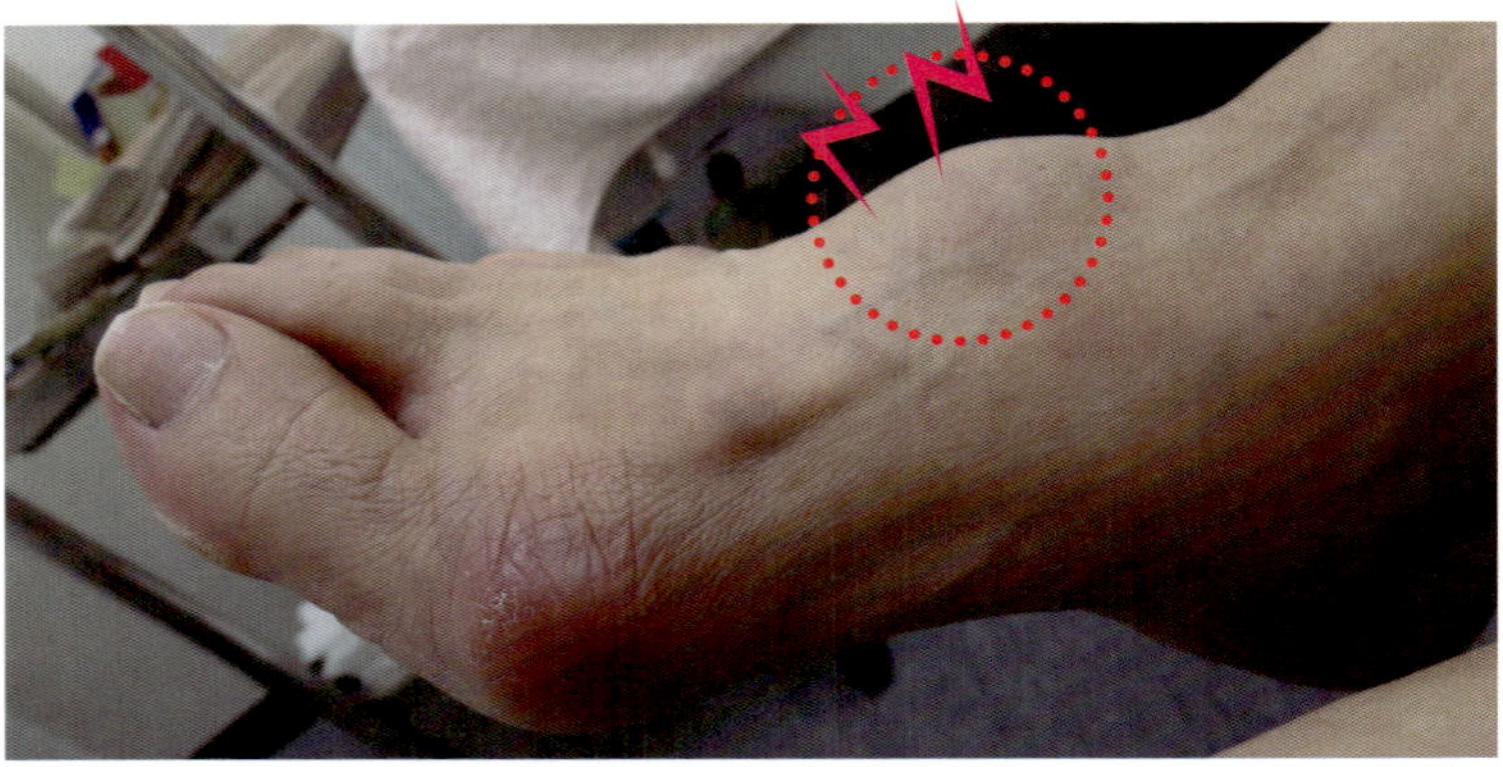

▲浮き指による甲の骨の出っ張りや関節リウマチとも区別する。

【ひどいひざの痛み「仮称：ひざヘバーデン」】

治らない「変形性ひざ関節症」、
その正体は「ひざヘバーデン」

●ヘバーデン結節がひざ関節に発症した「ひどい変形性ひざ関節症」、仮称「ひざヘバーデン」

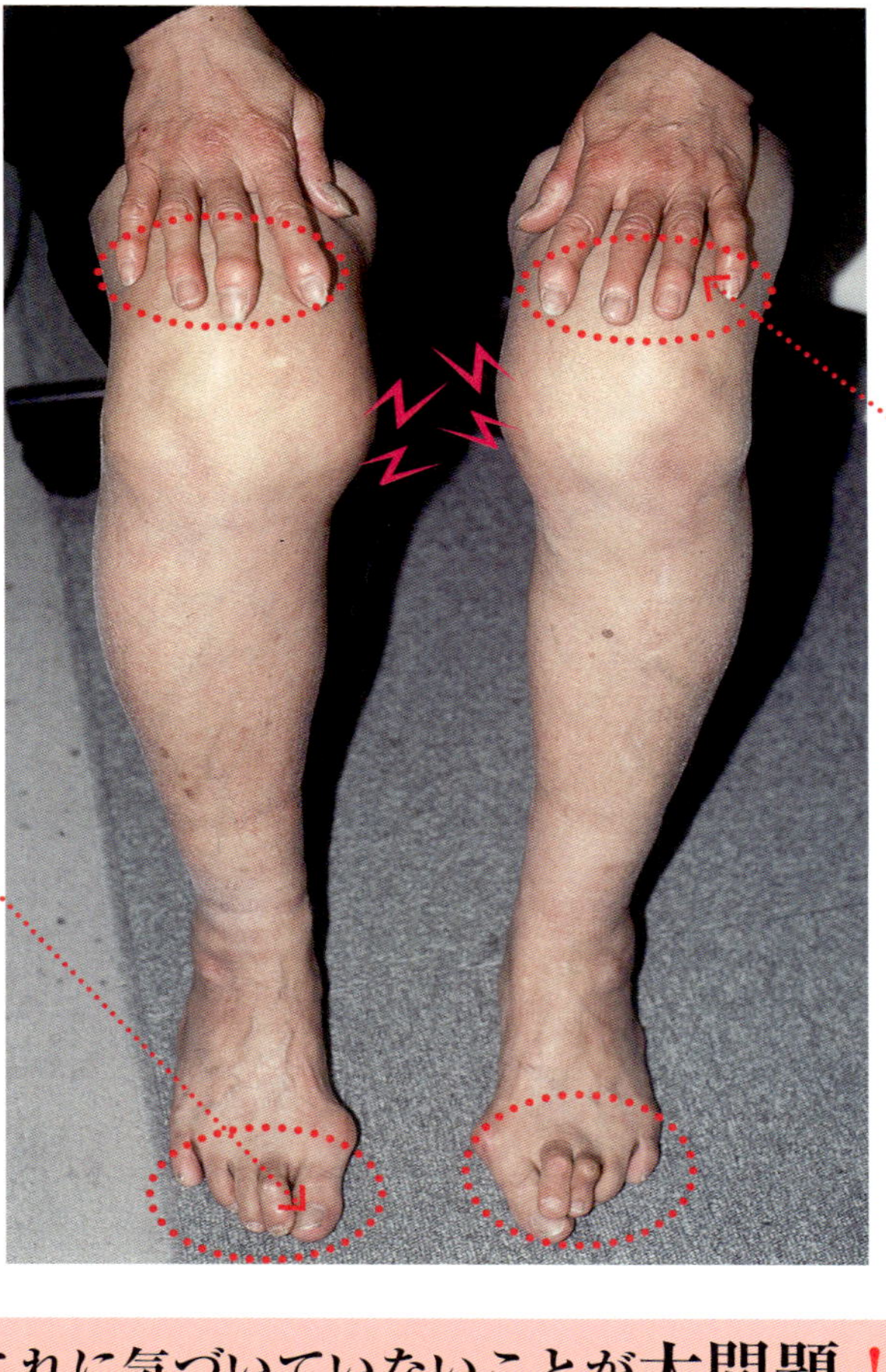

▶「ヘバーデン結節」が足に発症したひどい外反母趾「足ヘバーデン」がある

◀手の第一関節に「ヘバーデン結節」がある

これに気づいていないことが大問題！

●一般的な「変形性ひざ関節症」と、ひざヘバーデンによるひどい「変形性ひざ関節症」とが区別されていない。混同しているから治らず、悪化・重症化させてしまう。

■ヘバーデン結節が原因となるひどい猫背や側弯症（いつのまにか骨折）「仮称：背部ヘバーデン」

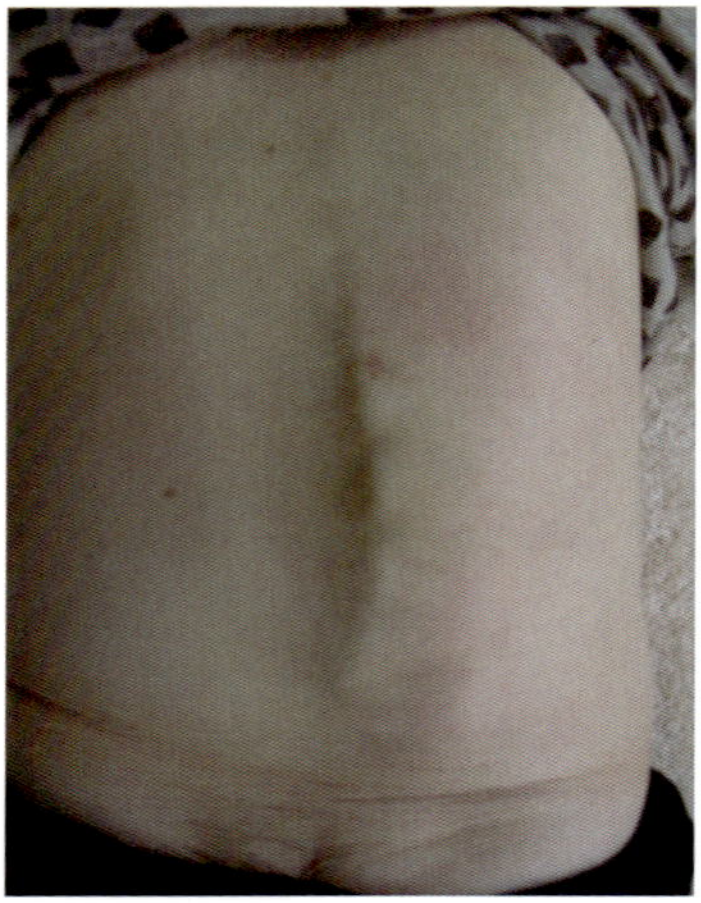

▲ 関節リウマチと区別する。

■ヘバーデン結節が原因となる股関節の痛みと変形「仮称：股関節ヘバーデン」

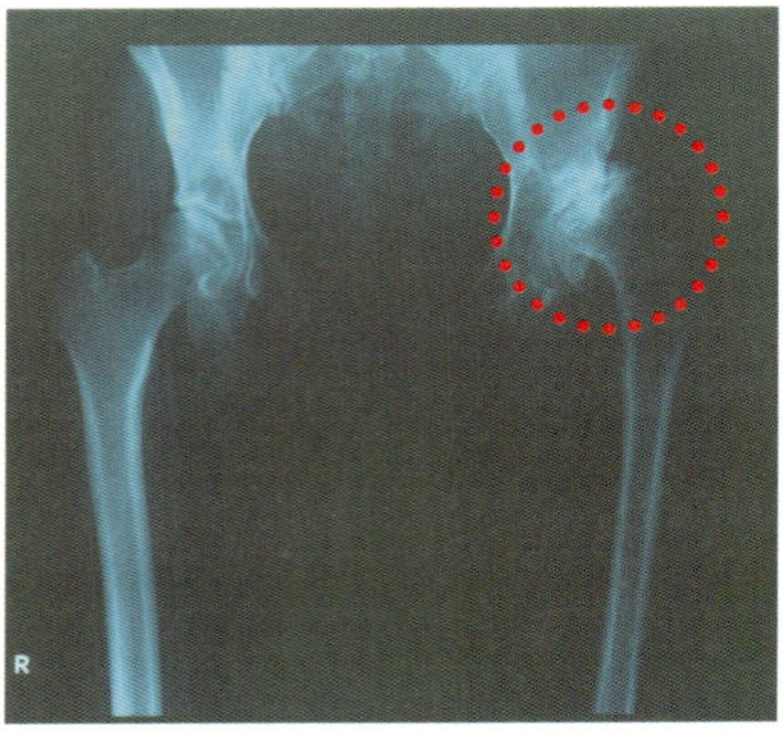

▲関節リウマチと区別する。

■ヘバーデン結節が原因となる頚椎症「仮称：首ヘバーデン」

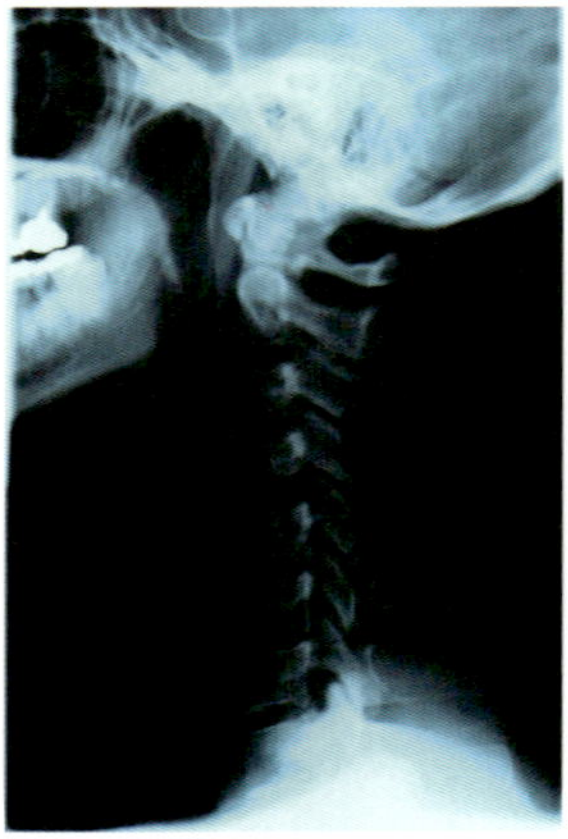

▲首こり・肩こりを伴う自律神経失調状態・うつ状態。関節リウマチと区別する。

■ヘバーデン結節が原因となるヘルニアや腰椎分離症・狭窄症「仮称：腰ヘバーデン」

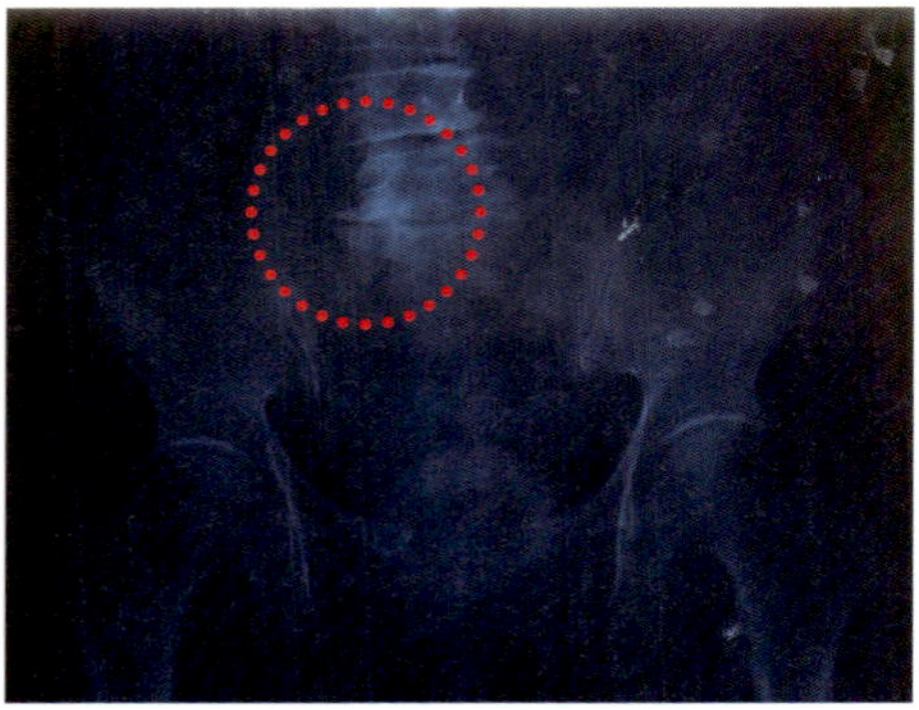

▲関節リウマチと区別する。

あなたの指先、［新装版］
変形していませんか？

ヘバーデン結節がわかる本

外反母趾・浮き指・
ヘバーデン結節研究家
笠原接骨院
あしけん整体 院長

笠《かさ》原《はら》巖《いわお》

自由国民社

はじめに

●――ヘバーデン結節は「国民病」といえるほど多い

手の指先（第一関節）が変形するヘバーデン結節は四十歳以降の女性に多く、全身症状としてみた場合、六十歳以降では四人に一人の割合で見られます（当院調べ）。このことから、「国民病」と言っても過言ではないと思うのですが、その実態はほとんど知られていません。

ヘバーデン結節は足にも起こり、一般的な外反母趾とは異なる「変形のひどい外反母趾」、仮称「足ヘバーデン」へと悪化させてしまっているのです。実は、外反母趾で医療機関に行く人の大半はこの仮称「足ヘバーデン」の人たちなのです。この事実を見落としているので、早く知らせなければとあせっているのです。

また、ヘバーデン結節がひざに起こると、「ひどい変形性ひざ関節症」、仮称「ひざヘバーデン」となり、重症化していくこともあまり知られていません。一般的な「変形性ひざ関節症」と、ヘバーデン結節が原因となる「ひざヘバーデン」とが区別されず混同しているため、重症化させているのです。

ヘバーデン結節は関節リウマチと異なりますが、これと同じように全身のいずれかの関節に起こっています。しかしながら、一般的な摩耗や加齢による痛みや捻挫、関節症と間違えられています。このため、いつまで経っても良くならない、治りきらない、逆に年々変形が進み、重症化させてしまっているのです。

ヘバーデン結節がある人は治療が異なるので区別が必要

ヘバーデン結節が隠れた原因となって足やひざ、股関節、腰部、背部、頚部など、そのいずれかの関節にも痛みや変形、骨破壊などによる関節症が起こっている可能性が高いのです。ですから複数の関節が同時に痛み、慢性化していくのです。治療法が異なるので、原因のはっきりしない痛みが起こったら、まず最初に「ヘバーデン結節」があるかどうかを判断し、はっきりと区別することが必要です。

ヘバーデン結節のある人はこれによる関節症を起こし、さらに軟骨がもろくなり、変形しやすいという特徴があり、多くの場合慢性化してしまいます。たとえ痛みなどの自覚症状が少ない〝未病状態〟であっても、普段からバランスの悪い関節に重力の負担が繰り返され、変形などによる損傷が90パーセント蓄積されている場合が多くあります。そこへ残りの10パーセントがわずかな外力となって重度の捻挫を起こしてしまいます。

「草むしりをしただけ」「手作業をしただけ」「段差でちょっとつまずいただけ」「次の動作に移ろうとしただけ」、このわずかな10パーセントの外力が90パーセント蓄積されている関節に加わることによって、なかなか治らない捻挫を起こしてしまうのです。このような人たちが大変多くいらっしゃいます。

◉—要介護の割合が六倍くらい高くなる

ヘバーデン結節は主に運動器系の関節を変形・破壊し、歩行障害を伴うため、要介護の割合が六倍くらいは高くなると推測しています。高齢化の時代、「ヘバーデン結節は全身の関節に起こる」という知識を持った上で治療や施術を受けないと、「診断と痛みの症状」（エックス線で骨に異常がないと言われたが痛い）や「治療と改善割合（まじめに通院しても良くならない）」とが一致しないで、医療に矛盾や疑問を持ったり、改善への希望を失ったりしてしまいます。

ヘバーデン結節は重力の負担によって運動器系の関節に痛みを起こしたり、変形・骨破壊と共に悪化・重症化させたりしてしまうのですから、その前の段階である未病のうちに改善することが大切です。

自分がヘバーデン結節と気づいたら、未病のうちに重力の負担を軽減させることを最優先にしてください。

足裏のバランスを整える専用サポーターや人工筋肉素材の免震インソール、また正しい歩き方などの指導を受け、常に人間の土台となる〝足裏から全身を重力とのバランスで整える〟「フットケア整体」で自然治癒力（自己治癒力）を最大限に発揮させ、健康寿命を延ばしていただきたいのです。

外反母趾・浮き指・ヘバーデン結節 研究家　カサハラフットケア整体院 院長　柔道整復師　笠原 巖

CONTENTS

第二章◉ひどい外反母趾は「足へバーデン」

第三章◉「足へバーデン」が隠れた原因となる足の痛み

第1章

指先が痛み、太くなったり曲がったりしていませんか？

指先が太くなり、曲がるのは「ヘバーデン結節」という病気

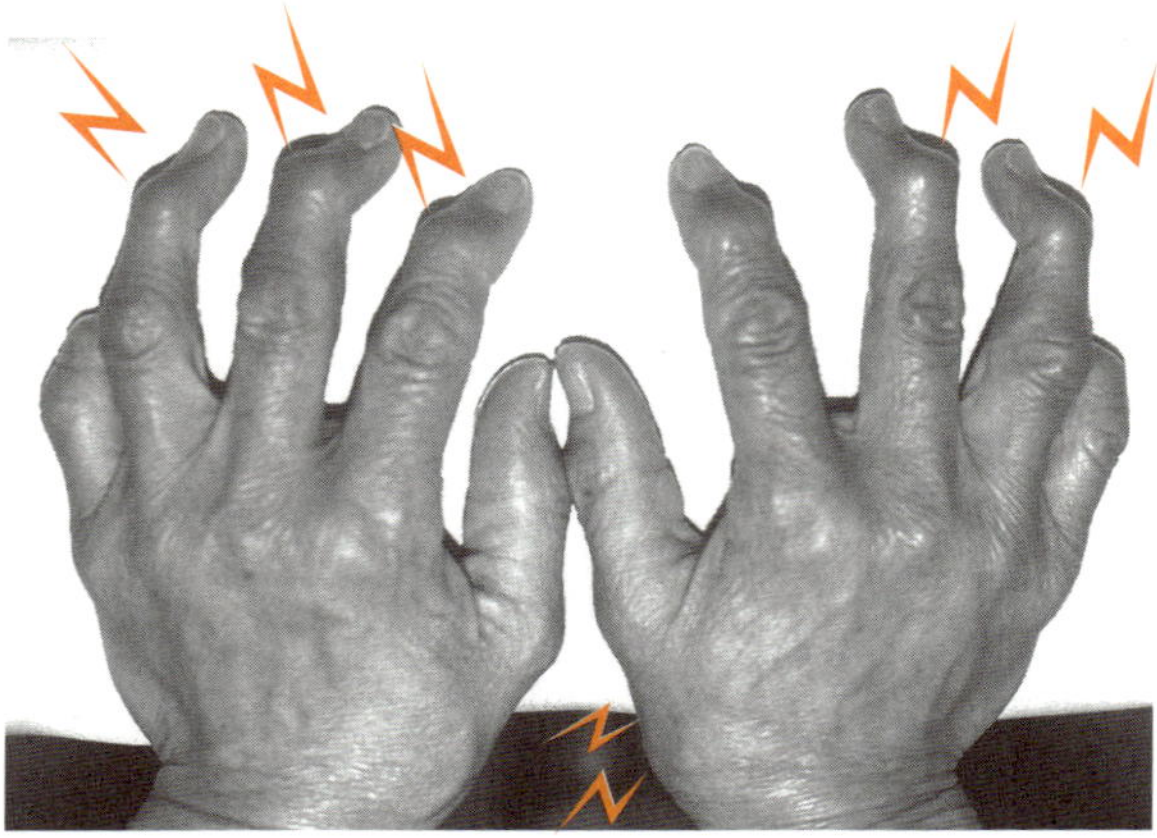

●「ヘバーデン結節」は手の指先の変形以外に、親指の付け根「CM関節」に出っ張りと痛みがある

「ヘバーデン結節」とは、手の指の第一関節（爪のすぐ下の関節）の背面が「太く変形」したり、「コブのような骨の隆起（結節）」が見られる病気で、関節が赤く腫れたり、水ぶくれ（ミューカスシスト）ができることもあります。

最初は指の一本から始まり、十年から十五年位で両手の指先の第一関節全部が変形してしまうのが一般的な症状の経過ですが、多くの場合、親指の付け根の骨「CM関節」にも痛みや出っ張り（亜脱臼）を伴います。ただし注意してほしいのは、ヘバーデン結節は関節リウマチとは異なるということです。

ヘバーデン結節は「国民病」と言えるくらい多い

ヘバーデン結節は三十代でも見られますが、多くの場合、四十歳以降の女性に圧倒的に多く見られます。特に四十代以降で整形外科や接骨院、医療機関、その他の治療院に通院している人の中に、「ヘバーデン結節」が隠れた原因となってひどい外反母趾や足・ひざ・股関節・腰・背骨・首などの痛みや不調を訴えている人が多く見られます。

しかし、ここに大きな問題点があります。それは一般的な痛みと区別できず、そのためになかなか治らず、最終的に悪化させているということです。また、六十代以降の一般女性では四人に一人の割合で見られることから、「国民病」といっても過言ではないと考えます。

これだけ多いにも関わらず、現状はほとんど知れ渡っていませんが、身近な問題なので本書では繰り返し細かく説明していきます。ヘバーデン結節に伴う症状として手の親指の付け根の骨「CM関節（母《ぼ》指《し》手根中手関節《しゅこんちゅうしゅかんせつ》）」の痛みや亜脱臼を起こしていることが多く、また関節の背側に滑液と脂肪のかたまり「ガングリオン」もまれに起こります。

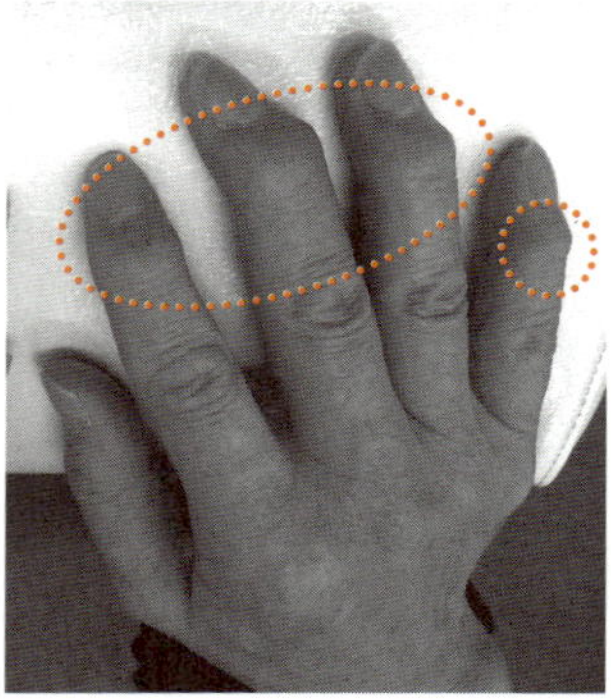

●「50代 女性」へバーデン結節で手の第一関節が変形。へバーデン結節が原因となる外反母趾・ひざの痛み、股関節の痛み、腰部脊柱管狭窄症、側弯症、首の変形と病院で診断されている。

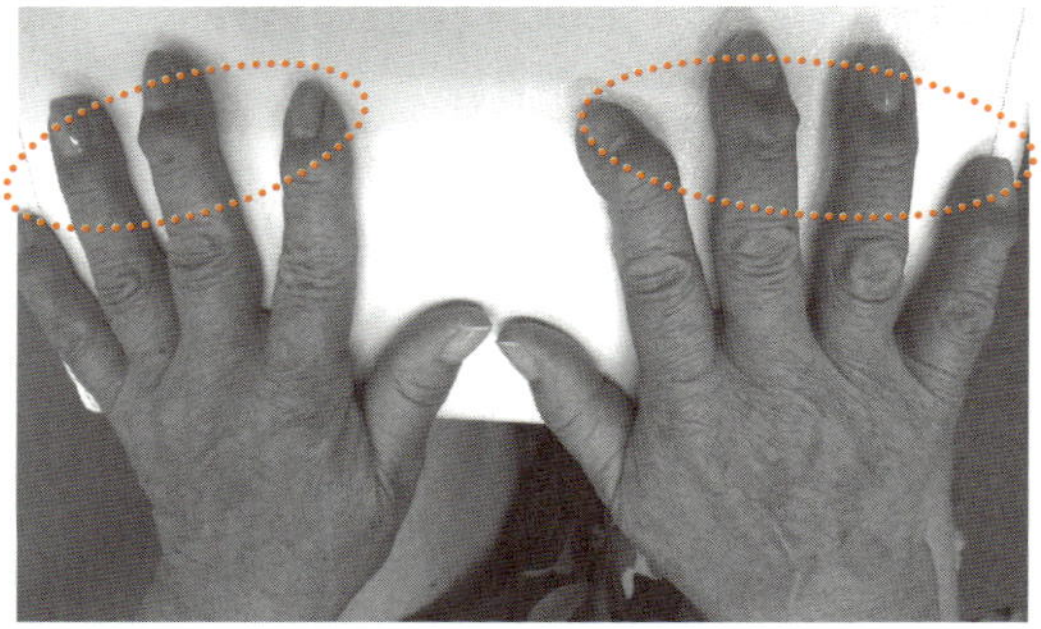

●「70代 女性」へバーデン結節で手の第一関節が変形。へバーデン結節が原因となる外反母趾・甲の痛み、ひざの痛み、腰椎すべり症、首の狭窄症、首の痛みを訴える。

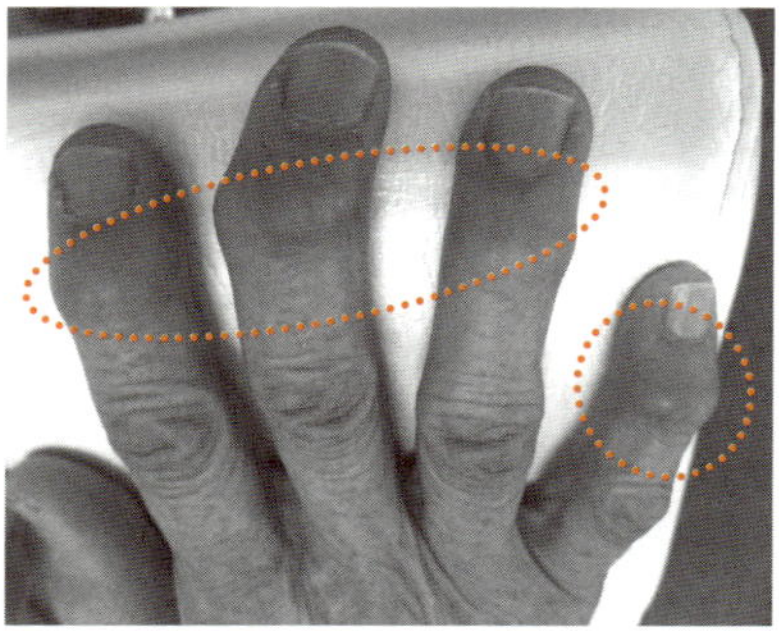

●「60代 女性」へバーデン結節で手の第一関節が変形。へバーデン結節が原因となる外反母趾・足の甲の痛み・ひざの痛み・冷えを訴える。

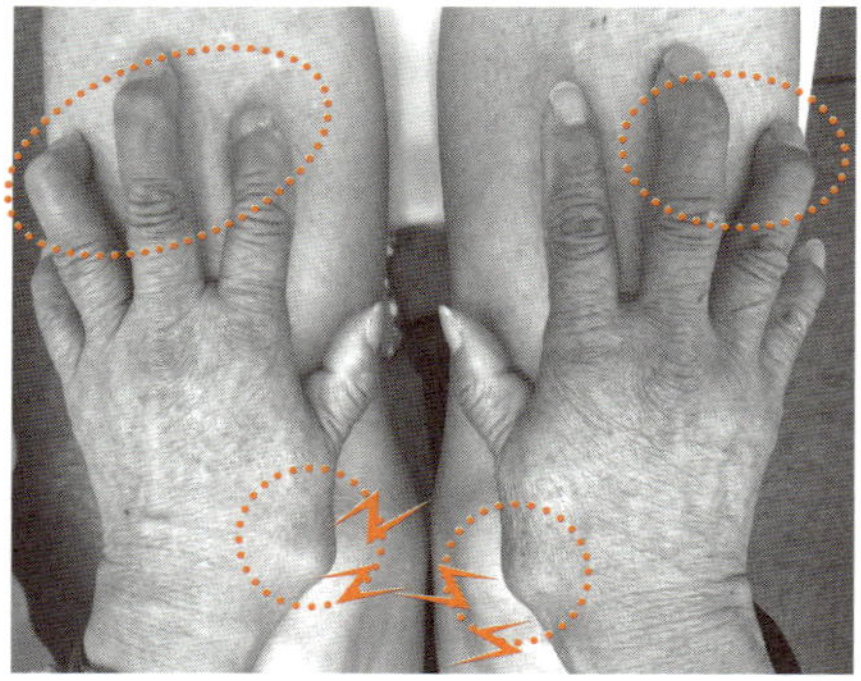

●「60代 女性」へバーデン結節で手の第一関節の変形と、親指の付け根「CM関節」の出っ張りと痛み。へバーデン結節が原因となる外反母趾・ひどいタコ・ウオノメ・第二指付け根の痛み・足首の痛み・ひざの痛み・腰部脊柱管狭窄症。

「へバーデン結節」とは…

※英国の医師へバーデンが全身性の関節症のひとつとして、この病態を記載して「へバーデン結節」と呼ばれるようになった

「ヘバーデン結節」という病名の由来は?

「ヘバーデン」という症名はイギリスの内科医の名前で、この病気を初めて報告したことから正式には「ヘバーデン結節」と呼ばれるようになりました。

急性の場合は腫れ（炎症）と共に痛みがありますが、半年から一年位で自然と治り、安心していると、今度は他の指に次々と同じような痛みと変形が起こる進行性の病気なのです。

慢性的な場合は症状がゆっくり進むので痛みも少なく気がつかない人が多いですが、変形の初期や炎症期には痛みを伴う場合が多く、病院に行っても原因不明とされ、治療法も確立されていないのが現状なのです。そのため多くの人がそのまま放置してしまい症状が進行して、「指先が横に曲がる」などの著しい変形が起きる場合があります。

「草むしり」や「手を強く握った時」に痛みを感じたり、また「物を取る時」に当たったりしてしまい、突き指の状態を繰り返し、さらに変形が進行します。そうすると見た目にも、また美的にも悪く、引け目を感じてしまう人も多いのです。

十年から十五年で全部の指が変形・進行してしまう

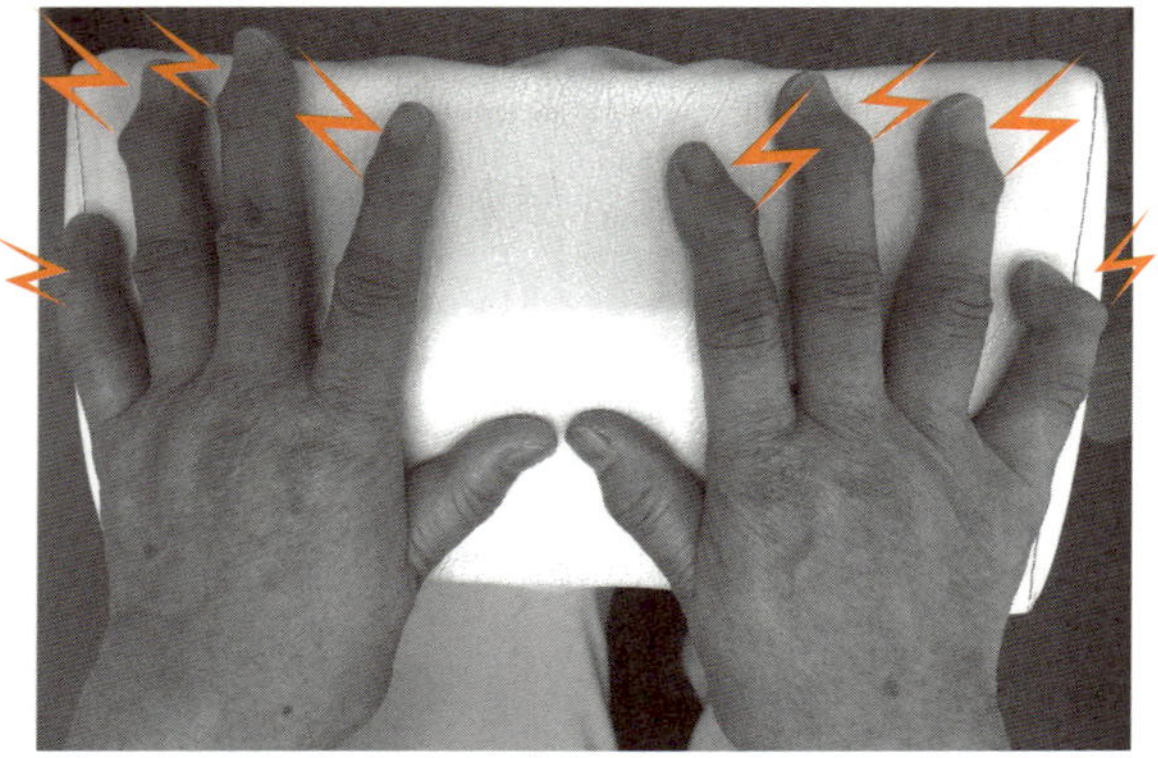

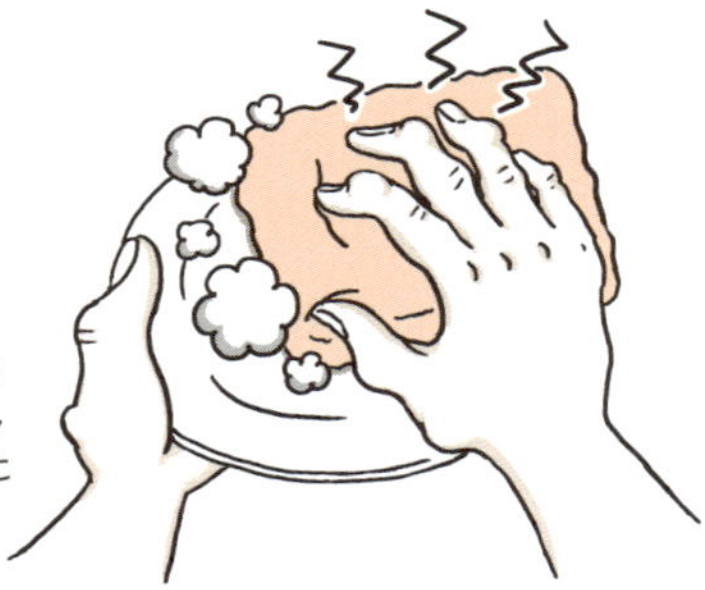

進行すると指が曲がっているので、物を取る時、食器や角などに当たり、突き指状態（捻挫）を繰り返し、激痛が走ることがあります。

多くの場合、十年から十五年位の間に全部の指が変形・進行していきます。炎症期は日常生活でも痛みがあり、痛みが治まった後、急に変形が進んでいくので、「痛い時が曲がる時」なのです。

原因を追究すると女性ホルモンの減少にたどりつく

「ヘバーデン結節」がどうして発症するのか、今のところ詳しい原因はわかっていません。遺伝的要因も考えられますが、確認されていません。

母親や祖母がヘバーデン結節という場合がありますが、これは遺伝よりも体質が似ているからと考えられます。

ひとつの考え方として、膠原病《こうげんびょう》（自己免疫疾患）が原因といわれています。

また最近では、更年期症状のひとつ、女性ホルモン（エストロゲン）の減少が原因と考えられています。

しかし、女性ホルモン（エストロゲン）だけではヘバーデン結節が起こる人と起こらない人とに分かれますので、このことから推測すると、膠原病（自己免疫疾患）に「エストロゲンの受容体」が反応したことも考えられています。

まず「ヘバーデン結節」と「関節リウマチ」を区別したい

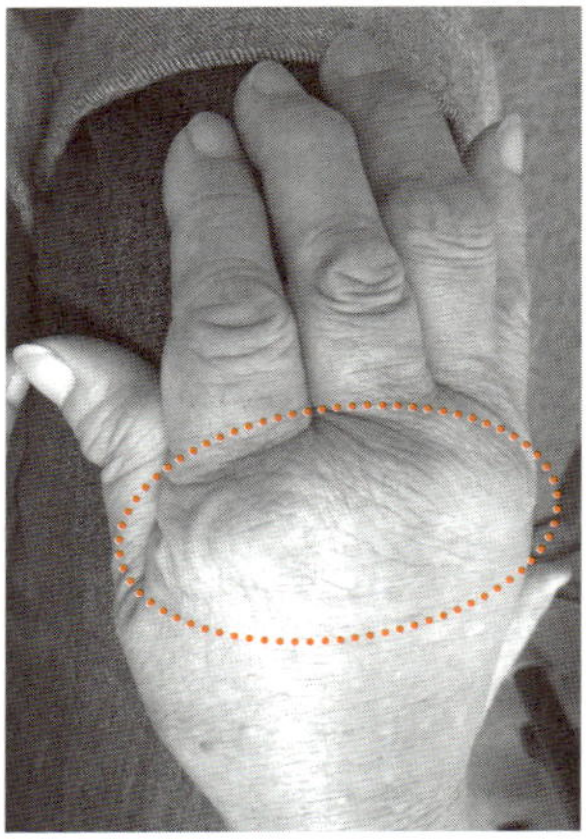

【関節リウマチ】…血液検査でわかる。指の付け根や手首など大きな関節が変形。

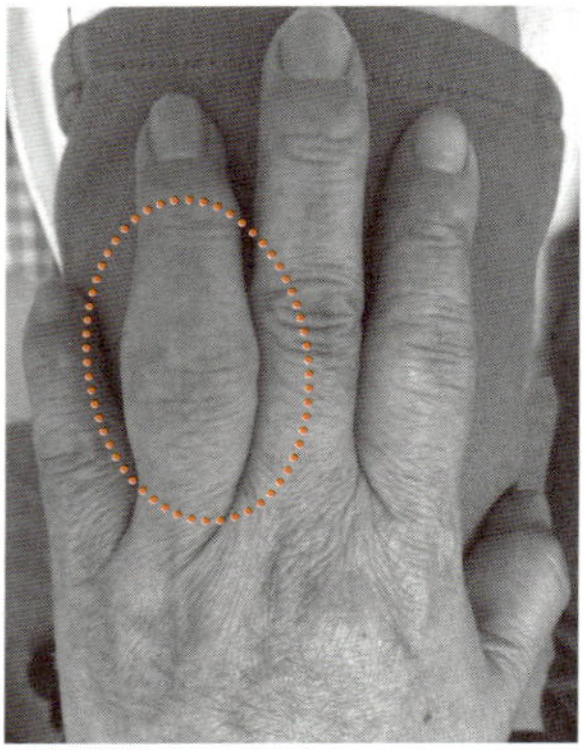

【ブシャール結節】…第二関節が大きく変形したり痛んだりする。

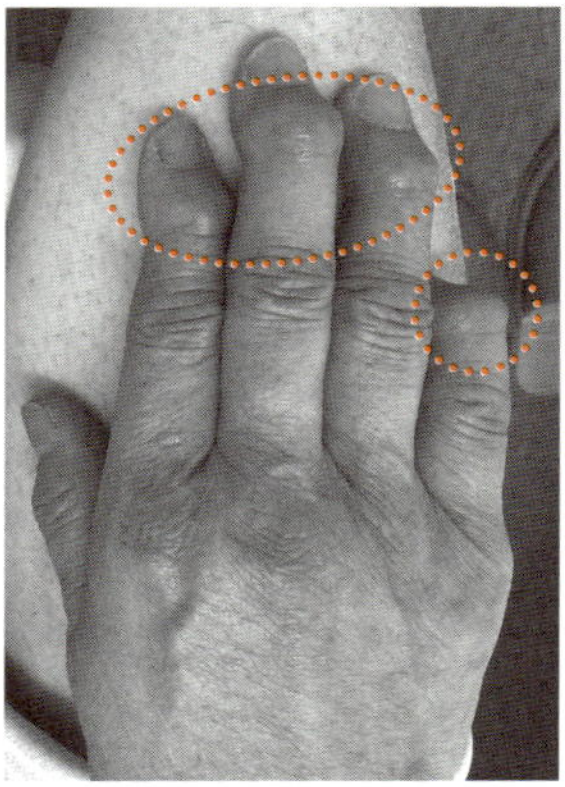

【ヘバーデン結節】…第一関節が太くなったり、曲がったり、痛む。血液検査ではわからない。

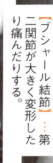

「ヘバーデン結節」は関節リウマチとは異なりますが、この症名を知らず「関節リウマチ」と勘違いする人もいます。関節リウマチであれば血液検査ですぐ判明し、本人もすでに自覚している場合がほとんどです。また、勘違いするひとつに第二関節（ＰＩＰ関節）が赤く腫れたり太く変形したりする「ブシャール結節」がありますが、これとも区別する必要があります。いずれも指の変形や痛みがありますが、別の症状だと考えられます。

治療法の基礎知識を知ると安心

治療としては保存的療法を行い、手指の第一関節の安静固定を最優先することが大切です。特に痛みがある時や急性期（炎症期／平均約三か月間）に第一関節を安静固定をしておくと、それだけ炎症が早く治まるので、痛みもなくなり、変形も最小限にくい止めることができます。

痛みもなくなり、変形を最小限にくい止めることができるということは、それ以上の進行を止められるので、予後の経過が良好になるということです。

つまり将来的に考えて、日常生活への支障を少なくすることが治療のポイントなのです。

その裏付けとなるのは、新しい（新鮮な）骨折や捻挫をした場合でもギプスや副木・添え木で固定をすれば、薬や湿布などを一切しなくても完全に治るという事実があることです。

ゆえに、治療はこの原則に従うのが重要です。安静固定の期間は、通常約三か月で、変形や痛みが著しい場合や指先を使う頻度が高く、捻挫を繰り返した場合は六か月位を要します。安静固定といっても、水を使う台所仕事に影響が少ないことが条件となります。

自分で改善できる方法とは？

「ヘバーデン結節」は「関節リウマチ」とは異なり、その治療法が確立されていないのが現状です。そのため、ヘバーデン結節を発症した人のほとんどが適切な治療を受けられず、また自分でもどうしたらよいのかわからず、年々変形が進行してしまうので、まずは自分で改善することが大切です。

「ヘバーデン結節」は、複数の指先が同時に変形することが多いので、複数の指先に使用できる薄さの厚紙副子（添え木）とテーピングが有効です。厚紙副子は手の平側に当て、極めて薄い

[「指先へバテープ」の機能]

薄いテープで水仕事もできる

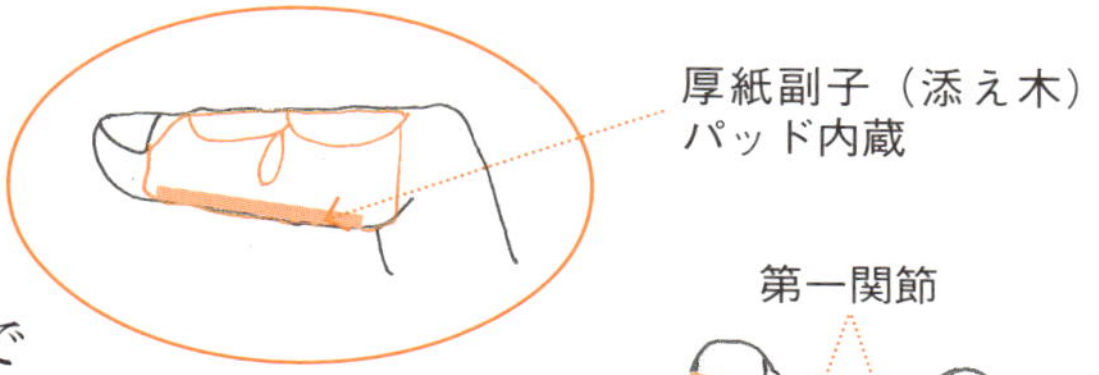

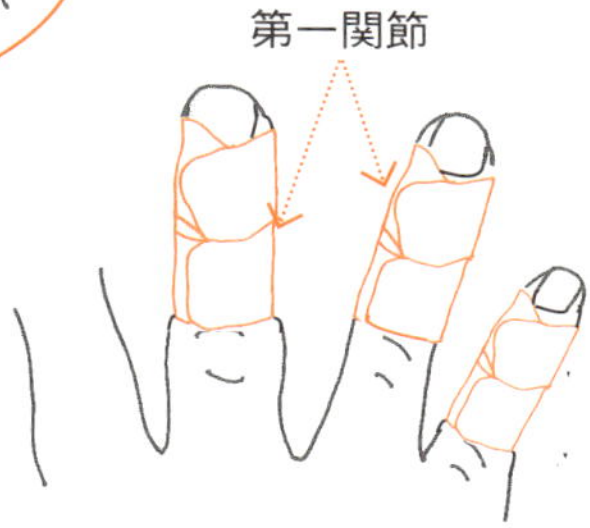

薄手の固定力パッドで指先を守る！

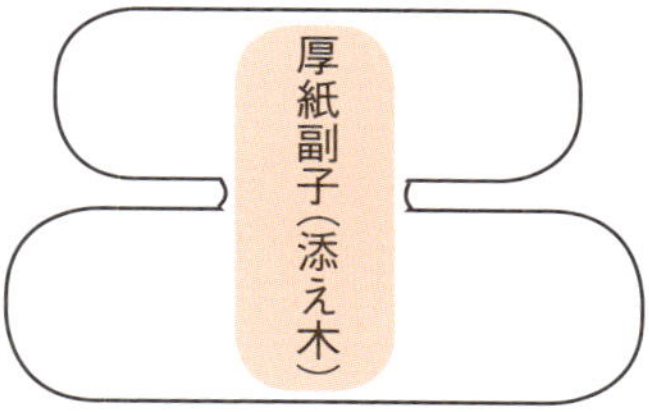

テープで弱めに巻きます。この時、第一関節だけを安静固定しておくと、日常生活への支障が少ないのです。テープは指先を強く巻き過ぎると血行不良となり危険なため、弱めに巻くことがポイントです。

市販品の中に「指先へバテープ」という商品名のへバーデン結節専用テープがあり、これが簡単・便利で複数の指にも適応できるので効果的です。

痛みが強い時、炎症期には二枚を上下または左右から貼ることもできるので固定力が増します。いずれもテープを貼った直後、脈を打つ現象が起きますが、これは一種の防御反応で、五分位で体が安全と感じて、自然に消えるので心配はいりません。

医師への相談と治療法

炎症期（急性期）の治療法としては、関節内ステロイド注射があります。

また変形が著しい場合は、結節を切除する手術や大きめの装具で固定する方法が施されます。

不安になったらまずは医師へ相談が必要なのは言うまでもありません。

使いづらい固定では続かず悪化させる

従来の治療法では、指先を専用のシーネ（添え木）や金属副子で安静固定させるものがありますが、固定材料が硬く大きすぎて、手指の第二関節（ＰＩＰ関節）まで固定するので、手指の運動が制限されてしまいます。このため日常生活には極めて不便で、使いづらいので継続して使用することができないのが現状なのです。

また、ヘバーデン結節は複数の指先が同時に変形することが多いので、複数の指先に従来の装具で固定するには硬く大きすぎて邪魔になるため、継続して使用することをあきらめる人がほとんどです。そのため、炎症と共に変形が進行するのを防ぐことができません。つまり放置状態となってしまい、ますます指先の第一関節の痛みや変形がひどくなってしまいます。

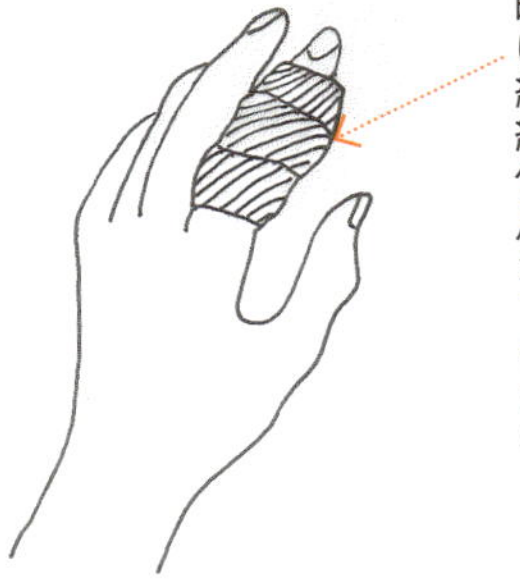
固定材料が硬く大きすぎて複数の指に付けられないため、日常的に継続使用ができない。

❖ヘバーデン結節に関するQ&A

Q①　四十八歳　女性　主婦

手指の第一関節がゴツゴツと隆起したように変形し、見た目もだんだん悪くなってきたので整形外科を受診したところ「ヘバーデン結節」と診断されました。原因と治療についてはー応説明を受けたのですが、よくわからなかったので、この病気について教えてください。

A…ヘバーデン結節

「ヘバーデン結節」とは手の爪のすぐ下の第一関節（DIP関節）がコブのように膨らんだり太くなったりするなどの症状を起こす変形性の関節症です。

これを報告したイギリスの内科医の名にちなんで「ヘバーデン結節」と呼ばれていますが、関節リウマチとは異なり第一関節が変形するのが特徴で、その原因は今のところ不明です。「どの指から始まるのか？」「すべての指が変形するのか？」や変形の程度などは個人差があります。

《症状と経過》

一般的には四十歳以降の女性に多く見られますが、まれに男性にも発症します。

「ヘバーデン結節」が気になり病院を受診するのは女性が多く、さらに「ヘバーデン結節」が**関係する足・ひざ・腰・首などの痛みを併発している場合も多いのです。それにも関わらず関係性が見落とされ、区別ができていないので、多くの患者さんが治らず悪化させるなど不利益を被っているのが現状です。**その理由は治療法が異なるからです。

これらの痛みや不調で接骨院を訪れる患者さんでみた場合は、六十歳以上の女性の三人に一人の割合で、「ヘバーデン結節」が隠れた原因となっている患者が多いですが、これに気づいていない場合がほとんどです。

「ヘバーデン結節」の症状と経過は、最初の炎症期に痛みとともに赤く腫れたり、透明な水ぶくれができる人もいます。通常は何もしなくても二年から三年で痛みはなくなりますが、関節の変形・膨らみ・隆起などが残ってしまい、指を使い過ぎたりぶつけたりを繰り返していると、強い痛みが起こり、さらに変形が進行して指が曲がってきます。

《治療法》

[指先へバテープで治療]

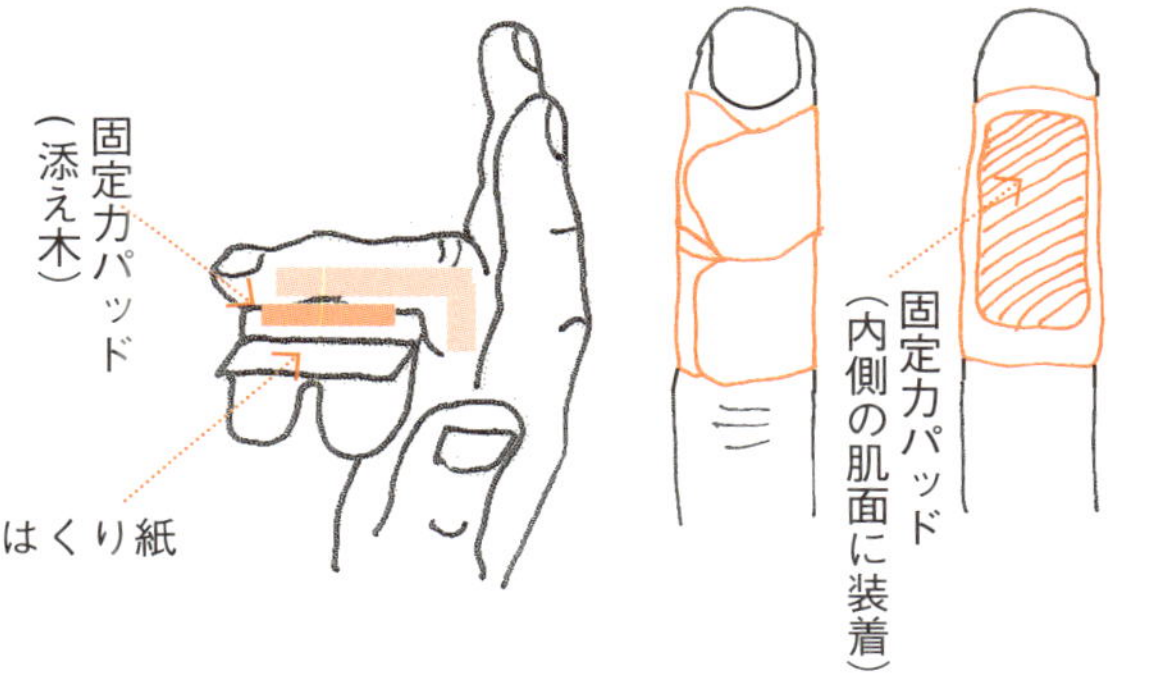

自分でできる治療法としては、この初期に当たる炎症期に第一関節（DIP関節）を専用テープ「指先へバテープ」で安静固定し、炎症をできるだけ早く鎮め変形を最小限にくい止めることです。

指先に痛みを感じたら「指先へバテープ」で、まず一か月位の安静固定をします。

よくなってきたら引き続き三か月から六か月を目安に、安静固定を施すことを最優先します。

整形外科では痛み止めなどの内服薬と共に炎症を止める治療を行いますが、まずは指に繰り返される負担を和らげるために、「指先へバテープ」で安静固定を最優先しながら治療することをお勧めします。

「ヘバーデン結節」の進行には個人差があり、変形がひどく痛みが強い場合、整形外科によっては関節を固定する手術を行うことがあります。

「ヘバーデン結節」に詳しい、また専門の整形外科で診察してもらうことが大切です。

Q② 五十一歳　女性　自営業

四十一歳の時、へバーデン結節と整形外科で診断されました。十年間様子を見てきましたが、両手の指それぞれ二~三本が変形し、だんだんひどくなるようです。接客業なのでお客様の前に手を出すのが気になり、今後どうしたらよいのかわかりません。仕事が忙しいので自分でできる方法はあるのでしょうか?

A…症状と経過

「ヘバーデン結節」は十年から十五年で両手の全部の指が変形することが多いのです。現在指の変形が二~三本でも、それはまだ進行の途中である場合も考えられます。

痛みが治まったり、再び痛くなるなどの再発を繰り返していると、変形と共にコブが大きくなったり、指先が横に曲がるなどして美的にも気になってくる人が多いのです。

《治療法》

慌てて手術を考えるのではなく、まずは保存的な治療を考えましょう。自分でできる方法として、お菓子の空箱など添え木になるような厚さの紙を小さくカットし第一関節の手の平側に当て、その上からテーピングで軽く圧迫固定しておくと、痛みは三か月位で治り、進行も止まってきます。

「処置するのが面倒臭い」「忙しくて時間がない」という場合は、専用テープを使用する方法があります。薄いので複数の指に同時に使用できて、握ることもでき水にも濡らせるので指を使う自営業の人に向いています。

また、指先が横に曲がって隣の指と擦れたり重なったりする場合は、専用テープを二枚使用し、厚紙副子の部分を左右から当て安静固定を保つことがよいでしょう。

手術で見た目を少しでも良くしたいのなら、変形を矯正したり、コブを削るなどの方法がありますが、第一関節を完全に伸ばせる保障はなく、逆に曲げられないなどの運動制限が残ることが多くあるので注意が必要です。外科的手術については「ヘバーデン結節」の専門医のアドバイスを参考にして、じっくり考えてみることです。

Q③　三十八歳　女性

〜三十歳を過ぎた頃から右手の小指が痛むことがあり、四年前から薬指や中指にも同じような変形と痛みが出てきました。整形外科では「ヘバーデン結節」と診断されましたが、原因不明で治らないと言われました。一週間位痛み止めの薬を飲みましたが、一時的ということなので今は飲んでいません。進行性で全部の指に広がると言われたので心配しています。どうすれば止められるか教えてください。

A…症状と経過

「ヘバーデン結節」とは、指の第一関節（DIP関節）に起こる関節症です。

第一関節が腫れ、太くなってコブのようになり、進行すると指先が横に曲がり、骨棘《こつきょく》のため関節炎を繰り返したり亜脱臼を起こしたりして、日常生活に支障をきたすことがあります。

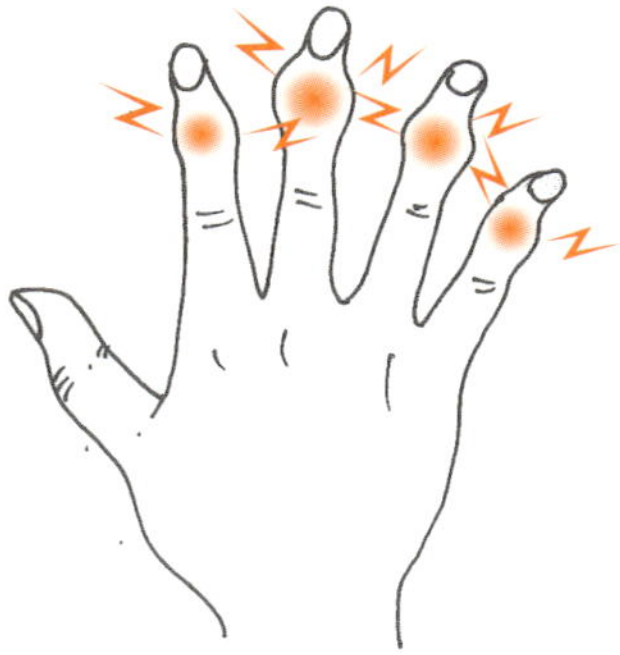

三十歳位から発症する人もいますが、多くは四十歳以降の女性に集中しています。

原因として「老化」だとか「草むしり」「水仕事」「手仕事が多いから」「遺伝」だと言われるようですが、実際には原因不明なのです。

個人的な考えでは膠原病（自己免疫疾患）に女性ホルモンの減少が加わったことと考えています。

《治療法》

高齢になるにつれて全部の指に広がることが多いですが、片手だけや五～六本の指で止まる人も多くいます。進行を止めるには、何よりも指先の安静固定で、厚紙副子を手の第一関節の手の平側に当て、軽くテーピングで固定する方法があります。これを最優先にしてから、次に痛みや炎症を抑える薬で進行を止めたり、遅らせる方法も考えられます。

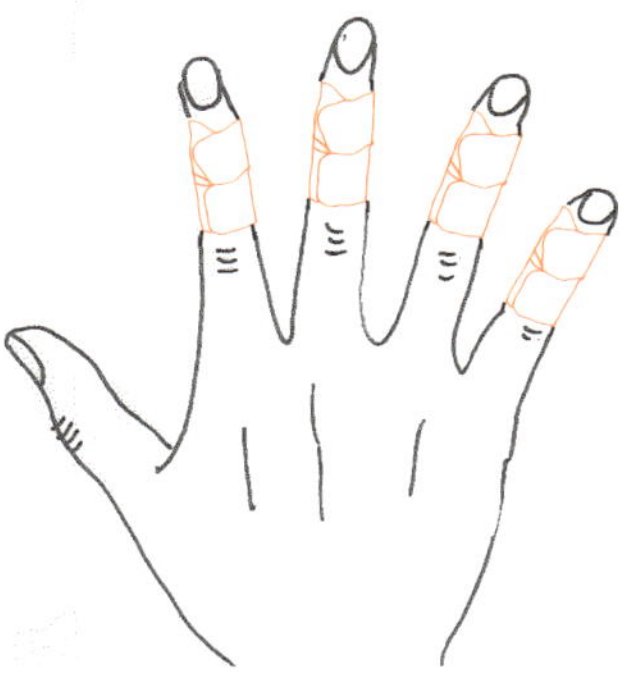

指先へバテープは
どの指にも使用できる

手軽に自分でできる方法として専用テープを使用すると、複数の指に同時に使用したり、台所など水仕事をしてもはがれにくいので、簡単で便利で効果的です。

Q④　六十二歳　女性　小売業

スーパーでレジ係りを担当しています。四、五年前から右手の人差し指・薬指の第一関節の骨が太く膨らんで、少しずつ変形が進行しているようです。一年前に左手の小指や人差し指、中指にも同じような変形と、最近はときどき痛みが起こるようになってきました。どんな病気が考えられますか？お客さんに見られるのがとても気になり、どうすればよいの

〜か迷っているので教えてください。

A…症状と経過

どの指も手の第一関節（ＤＩＰ関節）が変形しているのであれば「ヘバーデン結節」という病気が考えられます。

この他、手の指の変形には第二関節（ＰＩＰ関節）が変形する「ブシャール結節」という病気や指の付け根の関節（ＭＰ関節）が変形する関節リウマチもあります。

質問者は第一関節だけが太くなり両側が盛り上がり変形しているとのことで、「ヘバーデン結節」という病気の可能性が高いので、まずは整形外科で確認することです。

女性は痛みよりも外見的な変形が気になり受診される方が多いようです。

《治療法》

痛くなり始めや変形の始まり、つまり急性期・炎症期に第一関節を安静固定し、それ以上進行するのを食い止めることが重要です。

急性期や炎症期は三〜六か月位で治まり、変形は残りますが痛みはなくなります。

何よりもまず、変形を最小限にくい止める必要があります。

手術は予後の経過が思わしくなく、極めてまれにしか行われないのが現状です。

「ヘバーデン結節」と気づいたらできるだけ早く、テーピングなどで手の第一関節の安静固定を図ることが大切です。

自分で簡単にできる方法としては、専用テープを使用しながらレジ仕事をすれば、安静固定により急性期・炎症期を過ぎれば痛みはなくなり、それ以上の変形を防ぐ効果もあります。

Q⑤ 六十歳　女性　販売業

五年前から手の指先が変形し、最近では急に第一関節が横に曲がってきました。物をつかむ時、他の商品や棚に当たり激しく痛むことがあります。特に人差し指と中指の変形が著しく、物をつまんだり握ったりする動作に支障があるのでとても不便に感じ、何よりもお客さんの視線が気になります。この病名や原因と治療法を教えてください。

A…症状と経過

第一関節だけが太く変形したり、横に曲がったりという症状は「ヘバーデン結節」という病気が考えられます。

物を取る時など曲がった指先が当たってしまい激しく痛みます。その際に捻挫を繰り返していると、さらに変形や曲がりもひどくなります。

「ヘバーデン結節」がゆっくり進行している人は、痛みはほとんどなく変形だけが進行していく場合もあります。変形が進行してから、日常生活で頻繁に使用することで負担が蓄積して、痛みや捻挫が起こる場合が多いのです。

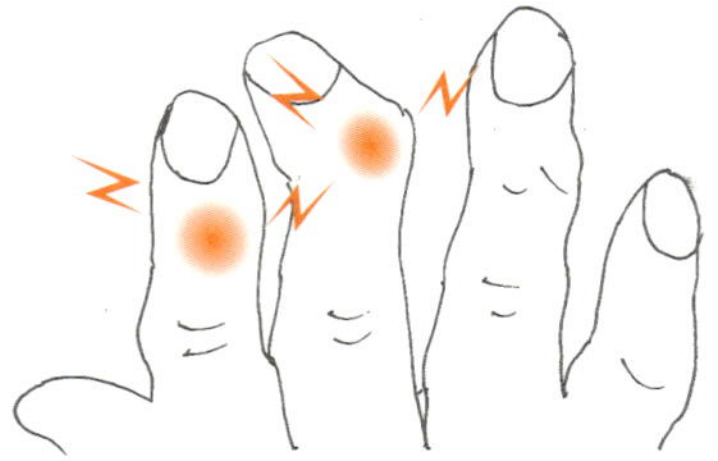

《原　因》

原因は不明ですが、一般的には「加齢」「老化」「遺伝」「指の使い過ぎ」「職業的要因」と説明されることが多いようですが疑問です。なぜなら、ほとんど同じような条件下であっても「ヘバーデン結節」が起こる人と起こらない人に分かれるからです。

原因を深く追求していくと、これまで一般的に言われてきた原因と「ヘバーデン結節」が一致しないことが多いのです。

「ヘバーデン結節」を発症する人と発症しない人との差を追求していくと、膠原病（自己免疫疾患）に女性ホルモンの減少が加わったことが関係していると思われます。

これに、職業上・生活上・指先をよく使うなどの環境学的な要因が加わることで、大きく発症すると考えられます。男性にもまれに見られますが、女性特有の疾患のひとつとして「ヘバーデン結節」が発症すると考えられています。

《治療法》

原因不明なので、治療法も決定的なものがないのが現状です。

対症療法として外用薬を塗ったり、消炎鎮痛剤を内服したりする方法があります。痛みや変形がひどく美的にも問題がある時は、出っ張った骨を削ったり、曲がった関節に金属で内固定したりする手術が紹介されていますが、指先が動かなくなるなどの後遺症も残るので、手術はあまり行われていません。

これよりもまずは、自分で改善を試みることが大切です。専用テープで複数の指の第一関節だけを安静固定すると、その瞬間から痛みが少なくなるので、日常生活や販売業で物がうまくつかめるようになります。痛みがなくなっても、しばらくテープで固定を続けることをお勧めします。

これらの情報を知った上で整形外科を受診するのもひとつの対策です。

Q⑥ 四十代　女性　パソコン業務

一年前から手の第一関節が膨れ、水ぶくれのようなものができて、最近は変形と痛みが起こるようになってきました。「ヘバーデン結節」と診断され塗り薬をもらいましたが、ズキンズキンとした痛みがあり、変形も増してきたように思います。手術すれば治るのでしょうか、よい方法を教えてください。

A…症状と経過

発症したばかりの時期は関節が赤く腫れたり、水ぶくれ（粘液）ができたりすることがあります。この水ぶくれ（粘液）が他の指への感染原因という説もあります。最初はひとつの指から発症して、五年以上経過すると複数の指に「ヘバーデン結節」の症状が現れてくるのが特徴です。

《治療法》

指の異常に気づいたら、すぐ第一関節を安静固定するためのテーピング固定をすることです。これまでの経験上、早めの安静固定をすることで、それ以上に変形が進行しない場合が多いということです。その場合、専用の商品として「指先ヘバテープ」などが簡単で便利です。

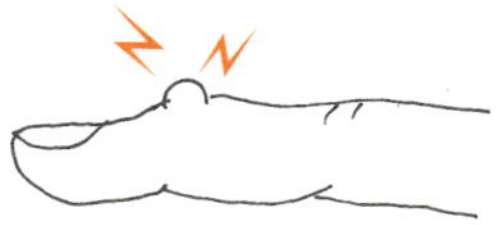

関節が腫れて水ぶくれができる

整形外科で診断してもらうと、次のような治療が行われます。

①消炎鎮痛剤の軟膏や飲み薬などの処方
②一般的なテーピングや装具で第一関節を安静固定
③骨棘を切除する手術
④関節を切除し固定する
⑤特に何もしないで様子を見る

などですが、②の一般的なテーピングや装具を複数の指に固定するのは大きすぎたり、邪魔になったりして日常生活に支障が大きいので現実的ではないのです。

また、③と④の手術は指先が動かなくなる可能性もあり、化膿、痺れなどの後遺症や再発に悩まされることが多いという報告もあります。

医師の指示を受けながら、自分で専用のテープを活用するのがより良い方法と考えられます。

ヘバーデン結節は親指の付け根の出っ張りや痛みを伴う（CM関節症）

手の指先の第一関節（DIP関節）だけが太くなり、膨れたようにゴツゴツと変形するのが「ヘバーデン結節」です。ヘバーデン結節を発症した人の多くに、手の親指の付け根の甲側が出っ張り、痛みとともに亜脱臼を併発しています。正式には「CM関節症（母指手根中手関節症）」と呼ばれています。

このCM関節に痛みや亜脱臼が起こる原因を「ヘバーデン結節」の関連症状ということは一般的にあまり知られていないことが問題で、別なものと思い込んでいる人が多すぎるのです。

関節リウマチでも起こりますが、CM関節症の原因がヘバーデン結節の場合、私はこれを

●ヘバーデン結節の特徴のひとつに手の親指の付け根の関節「CM関節」の出っ張りと痛みが起こる…ヘバーデン結節とCM関節症（仮称：CM関節ヘバーデン）の両方がある・60代 女性

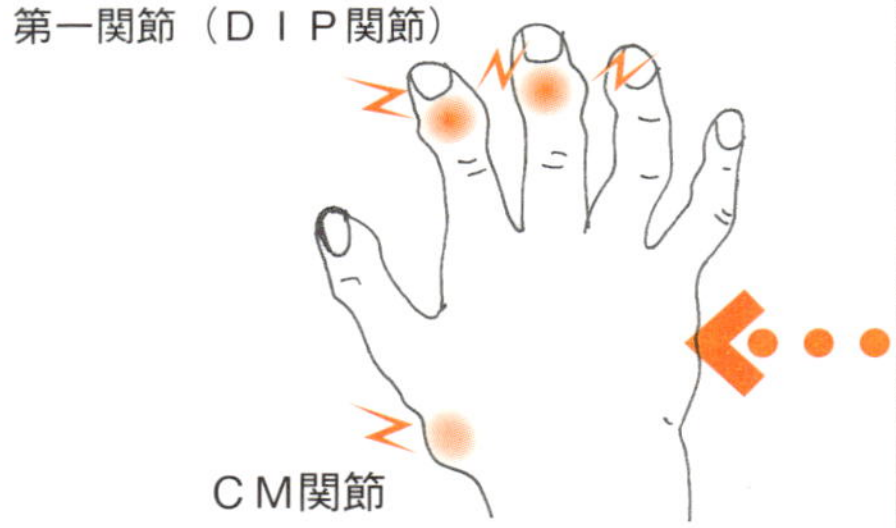

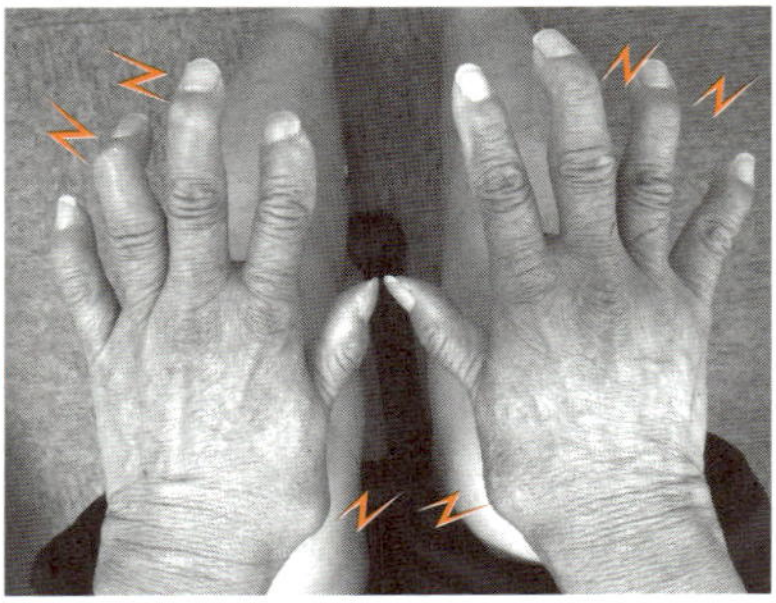

●検査法は親指だけを曲げると出っ張りがわかり、押してみると痛みがある…ヘバーデン結節とCM関節症（仮称：CM関節ヘバーデン）・70代 女性

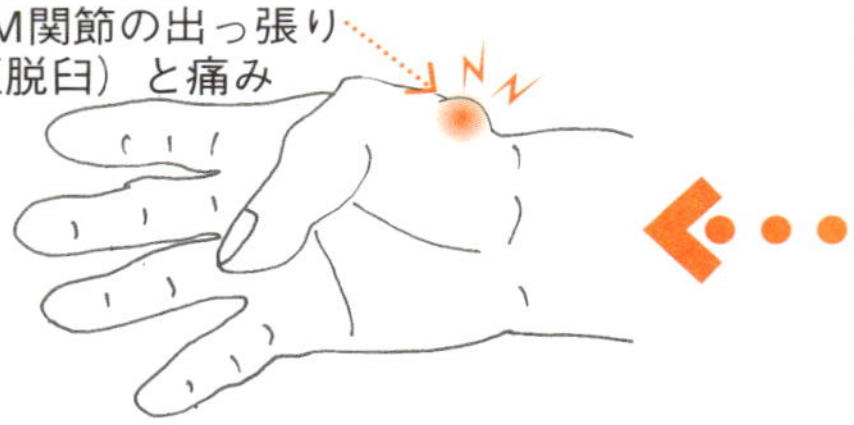

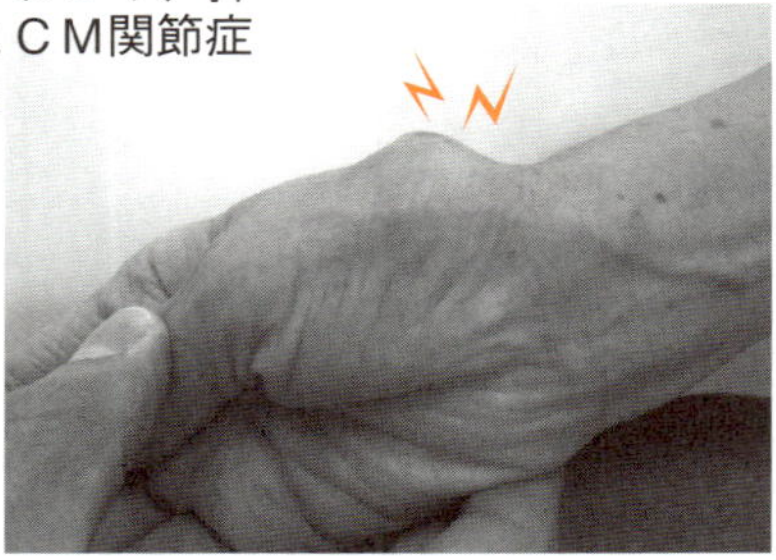

「CM関節ヘバーデン」と名付けています。

　これらの症状を「ヘバーデン結節」とは別な原因と考えて、何をどう処置したらよいのかわからず、腱鞘炎《けんしょうえん》と勘違いする人も多くいます。

　結局そのまま放置して痛みが増したり、治まったりを繰り返しながら、次第にはっきりと出っ張り、亜脱臼と痛みを進行させてしまうのです。

　また、医療機関に行っても適切な診断と治療が受けられないのが現状で、そのまま放置して進行や悪化させている場合が多いので、あえて「CM関節ヘバーデン」と呼んで多くの人に知ってもらえるようにしているのです。

「CM関節症」って何？・自分で改善する方法がある

CM関節症を知らない人は腱鞘炎と錯覚したり、ばね指や使い過ぎによる捻挫と混同している人が多いですが、これは「ヘバーデン結節」が関係する関連症状なのです。あくまでも「CM関節」の痛みやこの部分の出っ張った状態があり、ものをつかむ時など特に痛みがあるというのが「CM関節症」なのです。治療法は次の通りです。

《用意するもの》

① クッション部材（圧迫枕子）は3センチ四方の綿花やガーゼなどの弾力性のある素材
② 5センチ幅で長さ7センチの伸縮性のテーピング用テープ一本
③ 5センチ幅で長さ23センチの伸縮性のテーピング用テープ一本

《「CM関節」の固定法》

① 綿花やガーゼをそれぞれ3センチ四方にカットした、クッション部材を長さ7センチのテー

ピングの中央に貼りつける。

②それを「CM関節」の出っ張りに当て、親指を反らしながら横方向に貼り付ける。

③次に7センチにカットした伸縮性のテープを、親指を反らして親指の中間位から手首にかけて縦方向に貼る。

④続けて、23センチにカットした伸縮性のテープを、反対側（小指側）の手首からCM関節を圧迫し押し込むように斜めに貼る。この時テープは手を一周させない。

⑤最後に23センチにカットしたテープを3センチくらい腕側にずらして反対側（小指側）の手首から貼り、CM関節上でクロスさせて押し込むように斜めに貼る。

❖CM関節症に関するQ&A

Q① 五十九歳　女性　主婦

整形外科で「CM関節症」の痛みと言われました。「CM関節症」という症名を今まで聞いたことがありません。どういう関節で、また原因もなくどうして痛むのでしょうか？　リウマチではなく、「ヘバーデン結節」と診断されています、何か関係があるのでしょうか？

＊用意するもの：５センチ幅×長さ７センチの伸縮テーピング用テープを２枚。５センチ幅×長さ23センチの伸縮テーピング用テープを２枚。

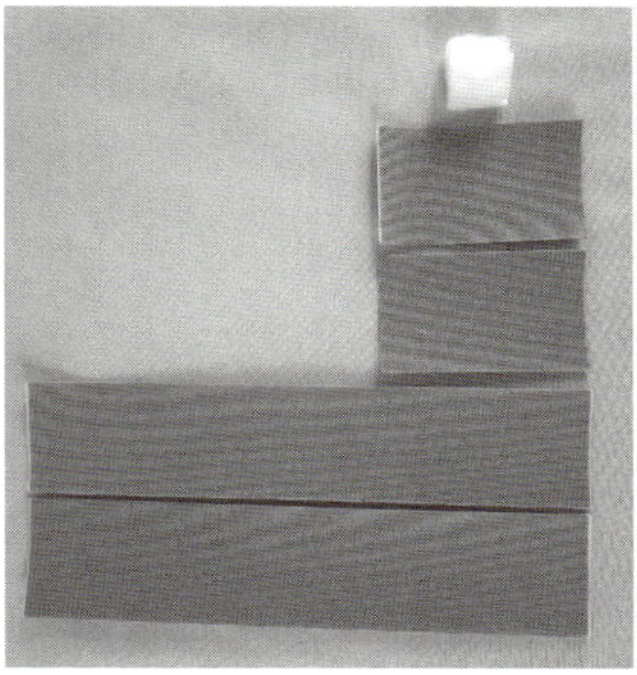

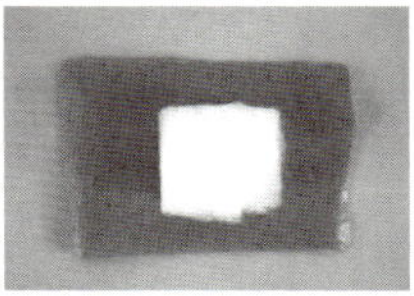

①綿花やガーゼを３センチ四方にカットしたものを、長さ７センチのテーピングの中央に貼り付ける。

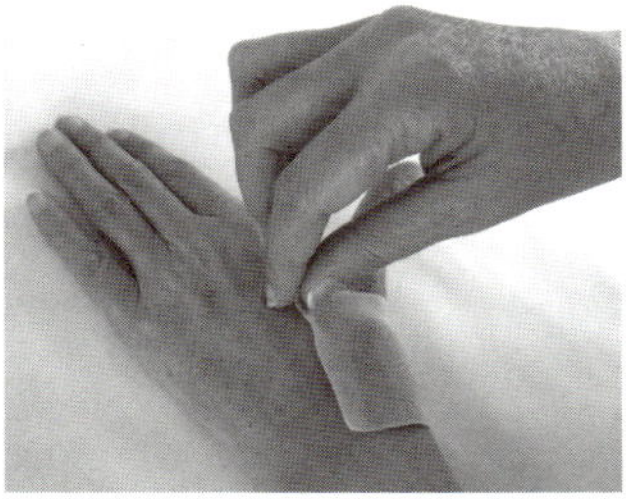

②「ＣＭ関節」の出っ張りに、クッション部材が当たるように、親指を反らしながら軽く押し込むように貼り付ける。

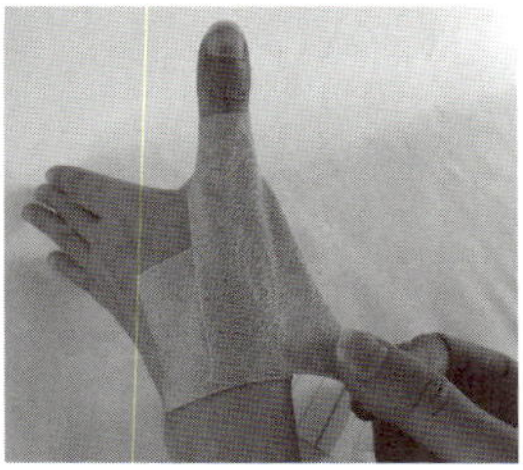

③続けて親指を反らしながら、親指の中間位から手首にかけて縦方向に貼る。

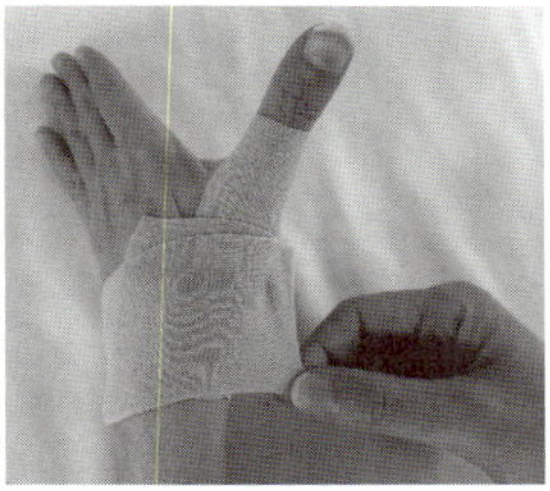

④23センチにカットしたテープを反対側（小指側）の手首から貼り、ＣＭ関節上でクロスさせて押し込むように貼る。

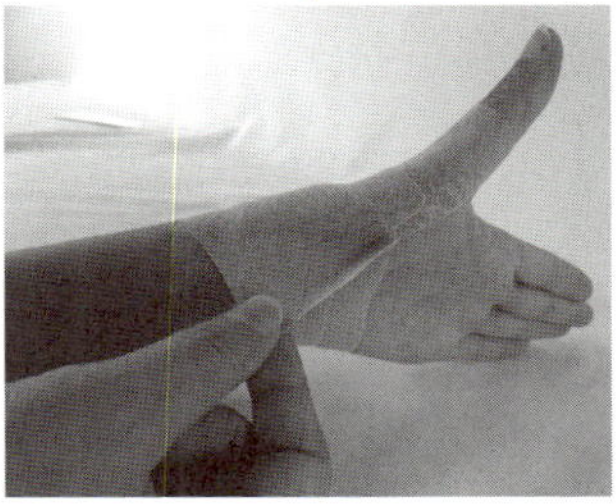

⑤最後にもう一枚23センチにカットしたテープを、同じように反対側（小指側）の手首から腕側へ３センチ位ずらし、ＣＭ関節上でクロスさせて押し込むように貼る。

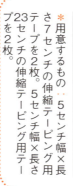

A…症状と経過

「CM関節」が痛んだり骨が出っ張り、亜脱臼を起こす症状を「母指CM関節症」といいます。親指の付け根の関節に起こる変形性関節症で「ヘバーデン結節」や「関節リウマチ」の人に多いのが特徴で、ヘバーデン結節も関節リウマチも同じようにCM関節が出っ張るようになります。

物をつまむ、草をむしるなどの手作業で親指に力が加わり続けると「CM関節」に負担が蓄積され、次第に損傷に伴う炎症が起こります。この繰り返しにより「CM関節」の骨が出っ張り、押すと激痛がするようになります。

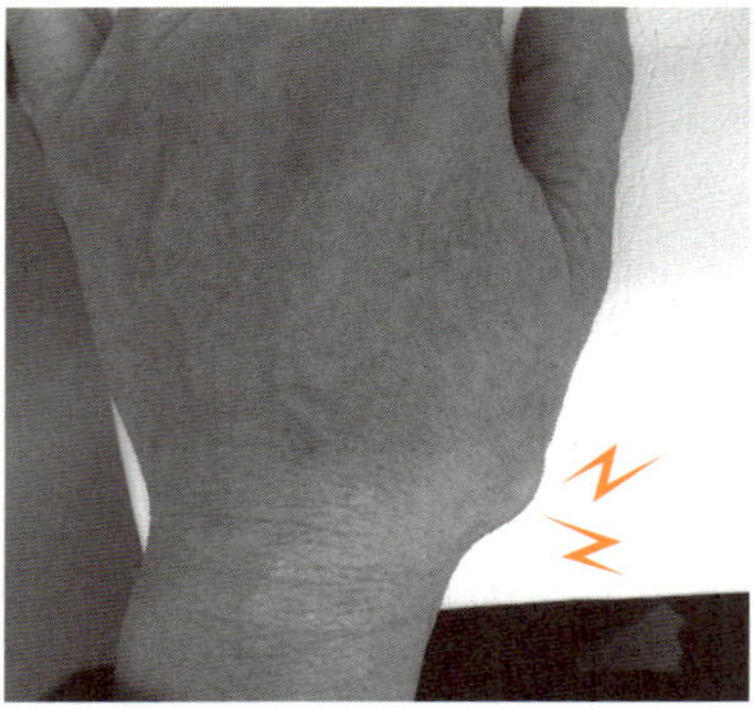

● 50代 女性 ヘバーデン結節とCM関節症…外反母趾；内反小指；ひざの痛み；腰の痛み；肩こり；首の痛み；頭痛；めまい；うつ状態；自律神経失調状態；冷え・むくみなど不調を訴える。

だましだまし使っていると進行し亜脱臼してきて、親指が反ったように変形します。ヘバーデン結節が原因で「母指CM関節症」になった場合は、仮称「CM関節ヘバーデン」と名付け、関節リウマチが原因となる場合は仮称「CM関節リウマチ」と名付けて区別し、原因を理解しやすくしています。

《原　因》

同じような年齢、同じような生活をしてきたにもかかわらず、ＣＭ関節症（親指の付け根の痛みと出っ張り）が起こる人と起こらない人とに分かれるのは、多くの場合「ヘバーデン結節」または「関節リウマチ」があるか、ないかの差なのです。

ヘバーデン結節が原因になっている場合は仮称「ＣＭ関節ヘバーデン」と名付け、関節リウマチが原因になっている場合は仮称「ＣＭ関節リウマチ」と名付けて区別しています。

ヘバーデン結節も関節リウマチも軟骨が破壊されやすい、もろいという特徴があります。手の使い過ぎにより、この部分に負担が繰り返され、関節炎と共に関節軟骨が摩耗し破壊された結果、出っ張ったり亜脱臼を起こしたりするのです。

このとき、親指に加わる外力が、テコでいう「力点」となり、親指の付け根が「支点」となり、「作用点」上のＣＭ関節が浮いてしまいます。

「ヘバーデン結節」が原因となる「母指ＣＭ関節症」は関節リウマチとは異なる症状ですが、同じような治療法になります。また手首の痛み「ドケルバン腱鞘炎」とは区別しています。

《治療法》

出っ張ったＣＭ関節をクッション部材とテーピングで押し込んで固定しておくと、二～三週間で痛みは治まります。しかし痛みは治まっても出っ張りは元には戻りません。ただし四か月位長めに圧迫固定していると、約30パーセント位出っ張りが少なくなる場合もあります。

治療法はP37を参考にしてください。

Q②

六十七歳　女性　主婦

親指の付け根、甲側の少し下の骨が出っ張り、手仕事をした後痛みが続き、整形外科で「CM関節症」とヘバーデン結節があると診断されました。通院する時間がなかなかとれません。自分で改善できる方法があれば詳しく教えてください。

A

症状と経過

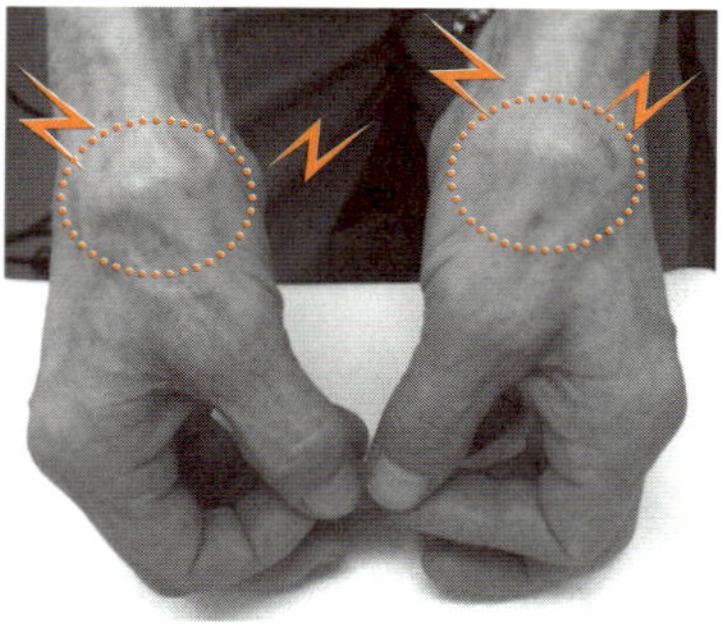

親指の付け根の関節「CM関節」が出っ張り、力仕事や手作業などをした後に痛みます。しばらく使わないようにしていると痛みが治まりますが、この繰り返しが長く続き、この部分の骨が出っ張り、半分脱臼した状態（亜脱臼）となります。

関節リウマチや腱鞘炎とは異なり、母指CM関節症が発症する原因はヘバーデン結節の関連症状のひとつなので、仮称「CM関節ヘバーデン」と名付けています。

《治療法》

「CM関節の固定法」による治療法は、P37を参考にしてください。

テーピング以外に確実に早く治療する場合は、伸縮性のない八裂幅の綿包帯を使用します。CM関節に3センチ四方のクッション部材（圧迫枕子）として、綿花やガーゼをカットして出っ張った部分にあて、親指を起こしながら八の字型に巻き、CM関節と手首の動きを制限します。

通常、出っ張っているCM関節をしっかり安静固定しておくと、三週間位で痛みが改善し進行も止まります。

それでも改善しない場合は、専門医の治療を受けることをお勧めします。いずれも早めの治療で進行予防することが何より大切です。

Q③　六十九歳　女性　自営業

手の指の第一関節が膨らんで変形し、年々変形箇所が次から次へと移り痛みもあります。変形も進行していて、最近は親指の付け根が痛み、出っ張りも少し気になります。手の形もゴツゴツしたようになってきました。手の変形にはどんなものがあるのか教えてください。

A…症状と経過

手の指の病気は発症する関節ごとに病名が異なるので区別しています。

①第一関節（DIP関節）が太く膨らんで、コブのように変形したり曲がったりする「ヘバーデン結節」がある。人差し指から小指までのすべての第一関節に症状が起こる、まれに親指にも見られることがある。

②親指の付け根にある関節「CM関節」に起こる「母指CM関節症」。ヘバーデン結節が原因となる場合は、仮称「CM関節ヘバーデン」と名付けている。

③指の第二関節（PIP関節）が太く膨らんで変形するものを「ブシャール結節」という。

④このほか指の付け根の関節（MP関節）が変形する関節リウマチがある。関節リウマチも変形や痛みがあるので、関節リウマチを心配されて受診する人も多い。

「ヘバーデン結節」は指の第一関節だけに症状が現れるのが特徴です。

尚、「母指CM関節症」や手指の第二関節の変形（ブシャール結節）は関節リウマチの人にもまれに起こり、変形だけではわからないので、医療機関でのX線検査や血液検査が必要です。

いずれも軟骨が破壊されやすい、つまり変形しやすいという共通点があり、進行性でもあるので、専門家による正確な診断と正確な治療法を受けることをお勧めします。

[関節ごとに異なる手指の病気の種類]

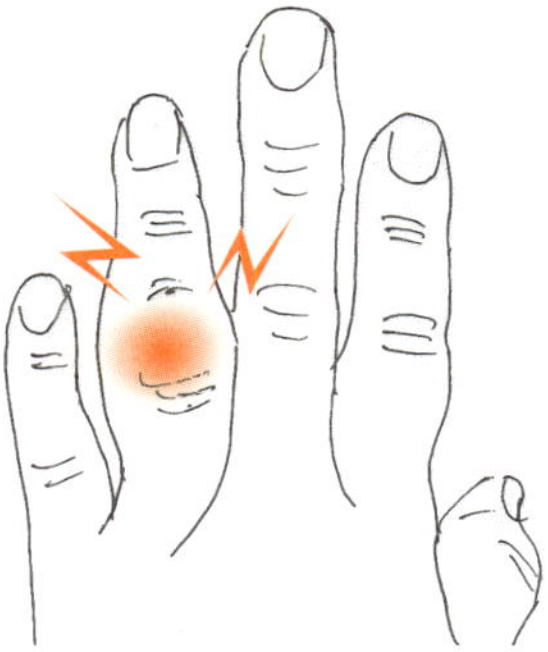

③第二関節が太くなり変形する**「ブシャール結節」**

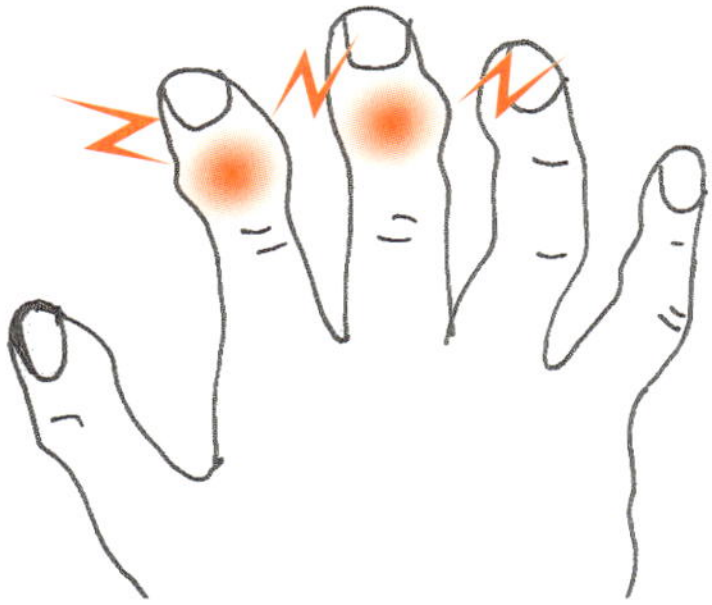

①第一関節が太くなり変形する**「ヘバーデン結節」**

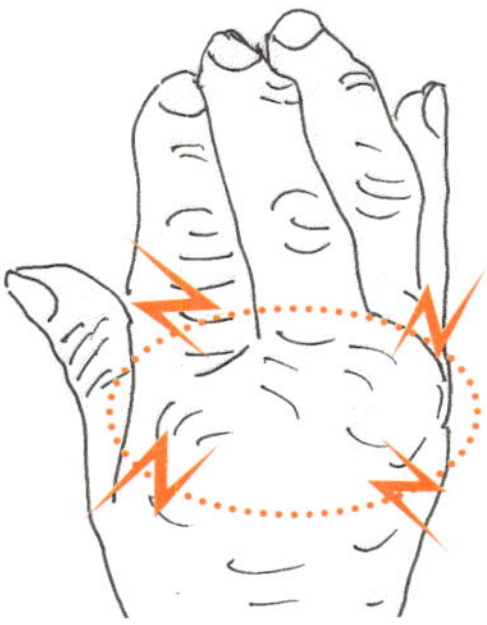

④指の付け根のＭＰ関節が腫れたり変形する**「関節リウマチ」**

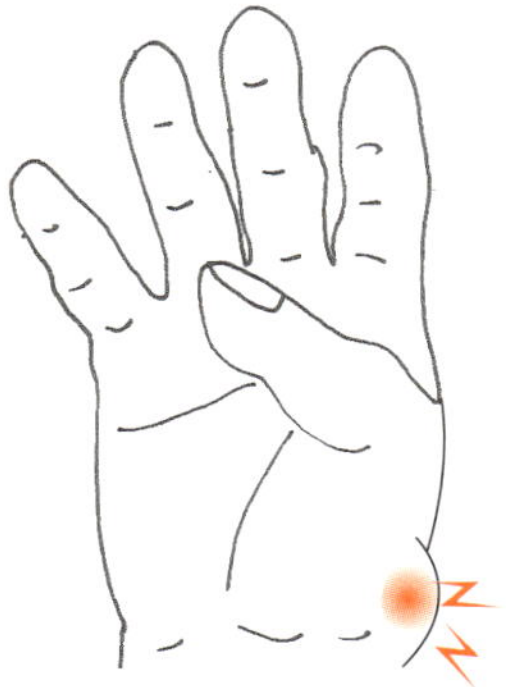

②親指の付けの根のＣＭ関節に起こる**「母指ＣＭ関節症」**

Q④ 六十一歳　女性　主婦

十年前から手の指の第一関節が変形しコブができ、再発を繰り返しているうち、全部の指が変形してきました。最近は親指の付け根の骨が出っ張り、痛みもあり、整形外科では「CM関節症」と言われました。CM関節症とはどんな病気ですか。また、自分でできる治療法はありますか？

A…症状と経過

ヘバーデン結節の典型的な症状と経過です。最初は指一本から始まり、痛みが治まると別の指に同じような痛みと変形が起きます。十年から十五年位で全部の指が同じように変形し、コブができたようになり指先も曲がってきます。

このように「ヘバーデン結節」が「CM関節（母指手根中手関節）」に発症した場合を、私は仮称「CM関節ヘバーデン」と名付けています。

「ヘバーデン結節」の人の多くが「CM関節ヘバーデン」を併発しているのが特徴です。

《原　因》

詳しい原因は不明で、確かに四十歳以降の女性に多いですが、老化現象ではないと考えます。

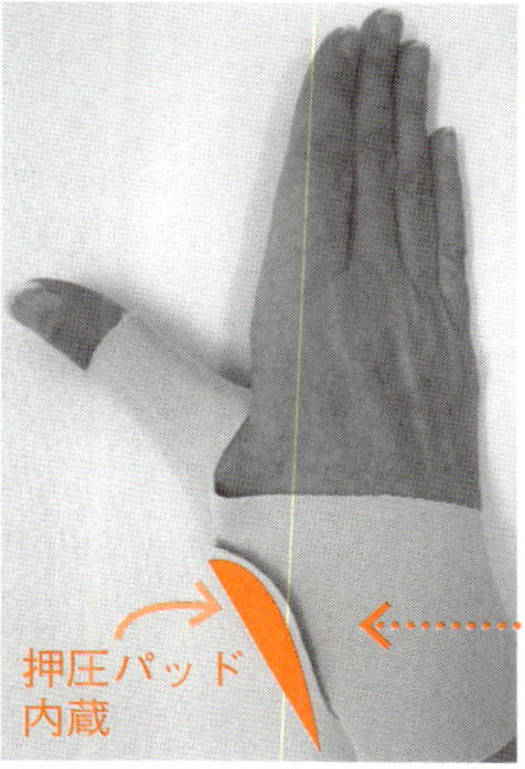

CM関節サポーター
…ヘバーデン結節によるCM関節の出っ張りや痛みをサポート

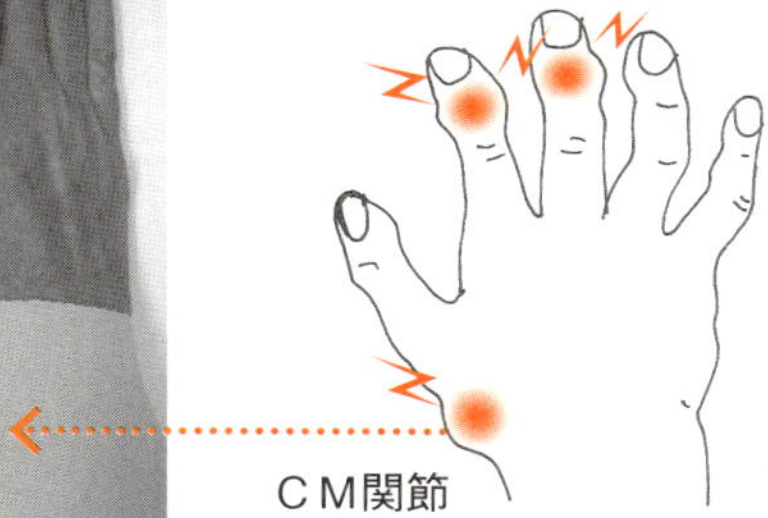

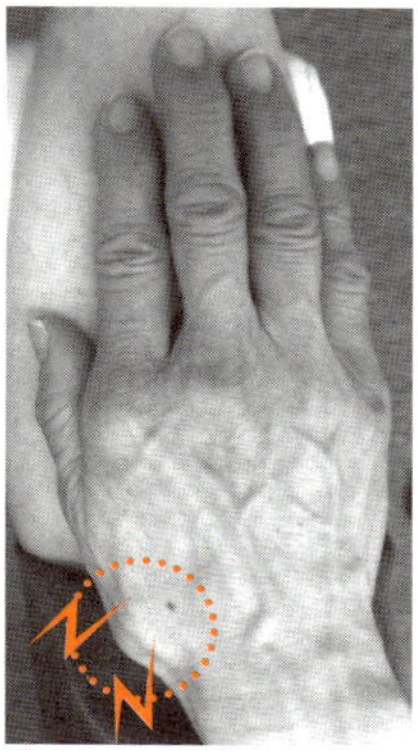

なぜなら、八十歳、九十歳、百歳でも「ヘバーデン結節」を発症していない人が多いからです。また、手の使い過ぎでもなく、発症した人の何倍使っても、すべての人に「ヘバーデン結節」は発症していないのです。

女性特有の膠原病と考え、自己免疫疾患、更年期障害のひとつが関係していると考えられます。

《自分でできる治療法》

指に発症した「ヘバーデン結節」に対しては、痛みのある指にだけテーピングや専用のテープを貼るのが便利です。同時に「CM関節ヘバーデン」を併発している場合は、指とCM関節の両方をテーピングで安静固定しておくか、または専用サポーターを使用すると三週間から一か月位で痛みが消え、炎症が治まり進行も止まり楽になります。いずれも早めの治療で進行を止めて、予防することが重要です。

《手術のリスク》

手術には骨を削って指のコブを小さくしたり、CM関節自体を動かないように固定したりする方法があります。

手術のリスクは手術後の拘縮《こうしゅく》、つまり指が曲がらないなどの運動制限や再発、周囲の痺れ、傷の化膿、日常生活への支障などが考えられます。

まずは医師とよく相談し、理解できたら焦らず自分で改善を試みることが必要と考えます。それは多くの場合、保存的療法で症状が改善する場合が珍しくないからです。

Q⑤ 七十歳　女性　主婦

右手の人差し指と中指の第一関節が赤く腫れて、大きくコブのようになり、二年前整形外科で「へバーデン結節」と診断され、指先が横に曲がるなどひどくなったら手術が必要と言われました。家事や庭の草むしりをした後、指の痛みの他に親指の甲側の手首に近いところにも痛みがあり、接骨院に行ったところ、「へバーデン結節」と「CM関節症」の両方を併発していると言われました。だんだんひどくなるようで心配なので、手術以外に自分で改善する治療法はあるのでしょうか？

A…症状と経過

へバーデン結節は最初、指の関節がこわばったように感じられます。赤く腫れ、第一関節が大きくなり、コブのようになってきたということは関節内に炎症が生じ、痛みと共に軟骨が変形し

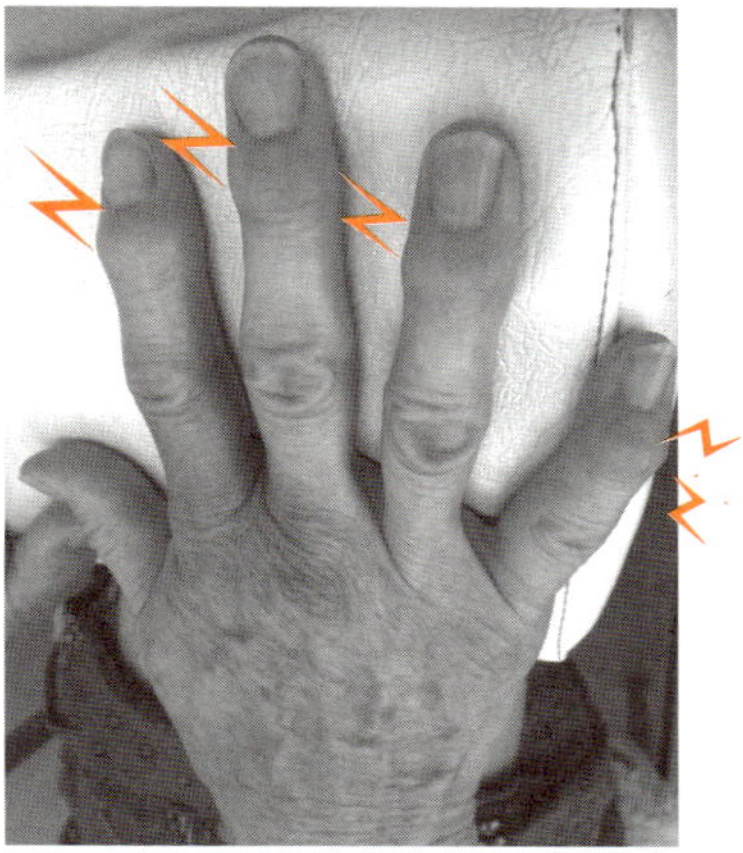

骨のトゲ（骨棘）が出てきた状態が考えられます。

症状が進行すると、指先が曲がったり指の動きが悪くなったり、指をまっすぐ伸ばせない、物をうまく掴めない、草むしりができないなどの症状へと変わってきます。

「ヘバーデン結節」は仮称「ＣＭ関節ヘバーデン」を併発する場合が多いのです。また、最初は仮称「ＣＭ関節ヘバーデン」から始まり、後から指先の第一関節の「ヘバーデン結節」を発症する人もいます。

《自分でできる治療法》

ＣＭ関節症（ＣＭ関節ヘバーデン）とわかったら、専用サポーターでＣＭ関節を圧迫固定するだけでも改善する人は多いのです。水仕事をするときは外し、それ以外の時間に装着するという利便性があるので、最初は二時間位から始めて、強すぎないか弱すぎないかをマジックベルトで調整するとよいでしょう。

《専門家による治療法》

保存的な治療法として、ヘバーデン結節を併発している場合がほとんどなので、通常のテーピングや専用の「指先ヘバテープ」で痛む第一関節（ＤＩＰ関節）を安静固定し、骨がこすれることによって起こる炎症を抑えます。炎症が治まると痛みが消え、テーピングの固定を三～六か月位続けていると、ヘバーデン結節による変形もかなり吸収されてきます。これと同じ考え方で、CM関節を安静固定するといずれも早めの治療が進行を止め、予防につながるのです。

仮称「CM関節ヘバーデン」は、綿花やカーゼを3センチ四方にカットしてCM関節を圧迫固定し、その上からテーピングを巻いておくと三週間位で痛みが消え、さらに三～六か月固定を続けていると、CM関節の出っ張りや亜脱臼も小さくなってくることが多いのです。

早めの専門医による治療が進行を防いだり、予防につながります。

関節リウマチによるCM関節症もあるので区別する

《症　状》

CM関節症はヘバーデン結節以外に関節リウマチの患者さんにも多く見られます。関節リウマチの進行に伴ってCM関節が出っ張り、浮いた状態になるのです。

急性期、炎症期には痛みが著しいですが、慢性的なものは押したときに痛んだり、手作業の後に痛んだりします。

関節リウマチの関連症状なので、私は「仮称：CM関節リウマチ」と呼んで、わかりやすく区別しています。

ヘバーデン結節も関節リウマチも女性に多いのが特徴で、ヘバーデン結節よりも関節リウマチによるCM関節症の方が変形度が大きく、進行すると親指が脱臼したように反り返る「スワンネック」という独特の変形になります。

《原　因》

ヘバーデン結節も関節リウマチも、軟骨が変形、破壊されやすい、という共通点があります。

親指に負荷をかけるとテコでいう「力点」となり、その付け根（MP関節）が「支点」となって「作用点」のCM関節に負荷が繰り返され、浮いたように出っ張ってきます。

画像診断と実際の症状が一致しない場合があるので、レントゲンだけではわからないこともあるので注意してください。

《治療法》

関節リウマチ性のCM関節症もヘバーデン結節によるCM関節症と同じ保存療法が有効です。

これらの施術を行っても改善せず、日常生活で著しい不便を感じる場合は手術が行われます。

これらの症状が思い当たる場合は、手を専門とする経験の豊かな医師の治療が必要なのはいうまでもありません。

「CM関節症」と「腱鞘炎」を区別しよう

《症　状》

ＣＭ関節のすぐ下の痛みとして、「腱鞘炎」や親指の内側に起こる「ばね指」と呼ばれる「弾発指」があるので、「ＣＭ関節症」と区別することが必要です。

◉腱鞘炎

腱鞘炎は手首に多く見られ、ＣＭ関節の下部のくぼみの部分（スナッフボックス）が痛む症状で、親指を曲げてくぼみの部分を押すと激痛がするのが特徴です。

《原　因》

赤ちゃんを手首に力を入れ抱く動作を繰り返したり、コンピューターのキーボードやゲーム機を頻繁に使用したりする人に多く発症します。また、関節リウマチやヘバーデン結節の人にも発症しやすいです。

《治療法》

手首が上下に動かないように、手の平側に支えを入れ固定する保存療法が基本です。手の平半分位までの固定なので、指先は使用できてコンピューターなどの使用に支障が少ないのです。

⦿ばね指（弾発指）

手首に近い痛みとして、親指の曲げ伸ばしの際、腱が引っかかってカクンとバネのように弾かれる症状が発生しますが、これを「ばね指」（弾発指）といいます。

症状が進行すると指が曲がったままの状態になり、伸ばせなくなることがあります。まだ体が温まっていない午前中にこの症状があり、体が温まってくる午後は比較的楽になるという現象です。ばね指（弾発指）で最も多いのが親指で、次に中指、薬指という順ですが、「ヘバーデン結節」や「関節リウマチ」などが関係している場合は、複数の指に同時に発症することがあります。

《治療法》

保存療法では指の安静を保ち、マッサージや電気療法もありますが、長期を要します。ばね指（弾発指）の場合はステロイド注射が一般的に行われています。指が曲がったまま伸びないなどの症状がある場合は、手術で早く治るので、まずは専門医の治療を受けることです。

このほかヘバーデン結節が隠れた原因となる「手根管症候群《しゅこんかんしょうこうぐん》」もまれに起こります。この場合も治りが悪いので、専門医の治療を受けることが重要です。

ヘバーデン結節は全身症状と知ると理解できる

ヘバーデン結節は手の第一関節（DIP関節）や親指の付け根の関節（CM関節）だけではなく、足の中足関節（MP関節）、足関節、ひざ関節、股関節、腰部、背骨、頚部にも発症します。例えば、股関節の変形で人工関節を入れるような人、腰では狭窄症、分離症、すべり症などがある人で、同様に背骨や首にも起こります。

このように、ヘバーデン結節は全身の関節に発症しますが、特に重力とのバランスの崩れたところに集中しています。

ヘバーデン結節や関節リウマチはどちらも軟骨を破壊するという特徴があり、それは「重力」が原因なのです。

つまり、重力の負担とその時間経過が軟骨を破壊していくので、治療法も「重力の負担」を軽減させる「部分固定」を最優先されなければならないのです。

炎症期（急性期）が三～六か月あり、その期間に骨破壊（変形）を最小限に食い止めることがすべての関節に必要なのです。

ヘバーデン結節は膠原病（自己免疫疾患）のひとつ！

膠原病は全身の関節や筋肉、血管、皮膚などに炎症が起こる病気の総称と言われていますが、発症しても見落とされていることが多いのです。

原因は本来、自分の体を守るはずの免疫機能に異常が生じ、細菌やウイルスから体を防御したり、除去したりするはずのリンパ球が誤作動して、自分の体の一部を攻撃してしまうのです。そこから膠原病は、「自己免疫疾患」とも呼ばれています。

中でもよく知られている「関節リウマチ」は、炎症期において関節内の滑膜《かつまく》や滑液《かつえき》が急激に増え、腫れと共に次第に関節の骨を変形、破壊していきます。さらに進行すると、脱臼や骨折まで伴う病気なのです。

炎症期の関節炎と関節破壊を最小限に食い止めるには、運動可動域を残して、重力の負担度（破壊力）より安静度（治癒力）が上回る「固定」を中心に考えることが必要です。

「ヘバーデン結節」も、足・ひざ・股関節・腰・背骨・首に関節リウマチと同じような炎症、腫れを伴い、重力の負担度（破壊力）が上回ることにより変形、骨破壊を進行させてしまいます。

「ヘバーデン結節」は、関節リウマチほど症状はひどくなりませんが、リンパ球が血管を通って全身に流れ、その際に関節の一部を攻撃することで滑膜に炎症が生じ、痛みや腫れを繰り返しながら関節リウマチに似た変形と骨破壊を起こします。

このことから、「ヘバーデン結節」も膠原病（自己免疫疾患）のひとつであると言われています。

また、これに女性ホルモン（エストロゲン）が関係しているとも言われています。

関節リウマチに関しては多くの人が理解していますが、「ヘバーデン結節」が同じように全身に広がり、さまざまな関節の痛みや腫れ、変形、骨破壊を起こしていることは、一般的にも、医療関係者にもあまり知られていないため、医療現場で見落とされていることが多いのです。これが、医療現場の盲点になっていると考えているのです。

加えて、膠原病（自己免疫疾患）は関節だけでなく、いろんな臓器にも悪影響を及ぼし、微熱や疲労感、関節痛、さらには目や口の渇き、倦怠感《けんたいかん》などの症状が起こります。

また、全身性エリテマトーデス（全身の炎症）、肺炎、胸膜炎など他の難病を併発するので、最初に専門医の受診が必要なのです。

第2章

ひどい外反母趾は「足へバーデン」

発見！ひどい外反母趾「足ヘバーデン」はまだ知られていない

実は中高年の「ひどい外反母趾」のほとんどは、「ヘバーデン結節」という病気が足指の付け根の骨や「中足関節」に発症したものです。

足に発症したヘバーデン結節の症例について、まだ詳しい報告や研究発表がなされていないので一般の人に知られていません。私はこれを仮称「足ヘバーデン（カサハラ外反結節）」と名付けて知ってもらうようにしています。

「ヘバーデン結節」は手の第一関節（DIP関節）が変形するのに対し、「足ヘバーデン」は足の中足関節（MP関節）に変形が大きく出るのが特徴です。

一般的に知られている外反母趾とは異なるので、ひどい外反母趾となる「足ヘバーデン」とを区別しなければなりません。なぜなら「足ヘバーデン」は進行性で、特に痛みがある急性期（炎症期）に我慢し、適切な治療がなされないと、二～三か月で急に曲がったり骨が出っ張ったり、親指の付け根の骨が厚くなったりするなど、見るからにひどい外反母趾へと進行してしまうから

ひどい外反母趾「足へバーデン」

▼70代 女性　ひどい外反母趾「足へバーデン」…足の第二指の付け根の痛みと指の背のタコの痛み

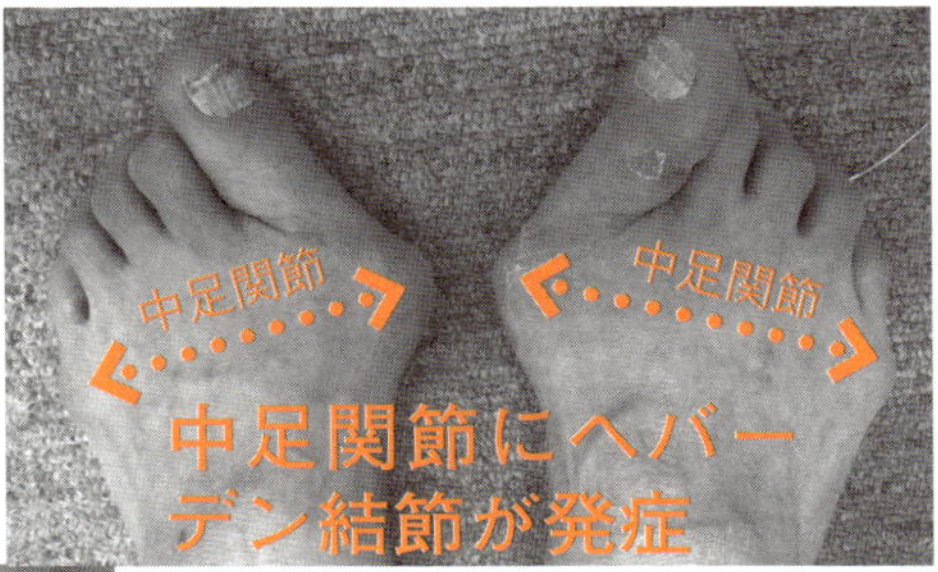

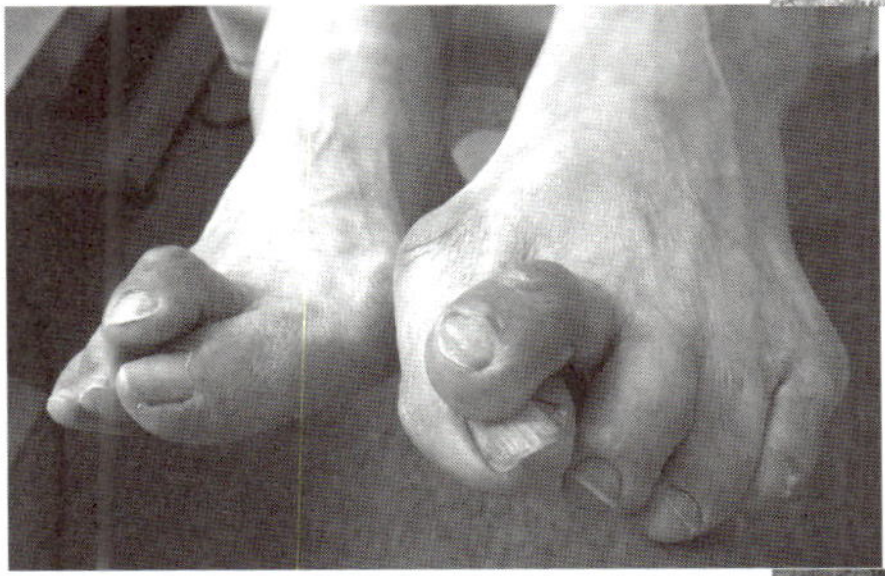

▼70代 女性　ひどい外反母趾「足へバーデン」…ひざ痛・肩こり・首こり・頭痛・耳鳴り

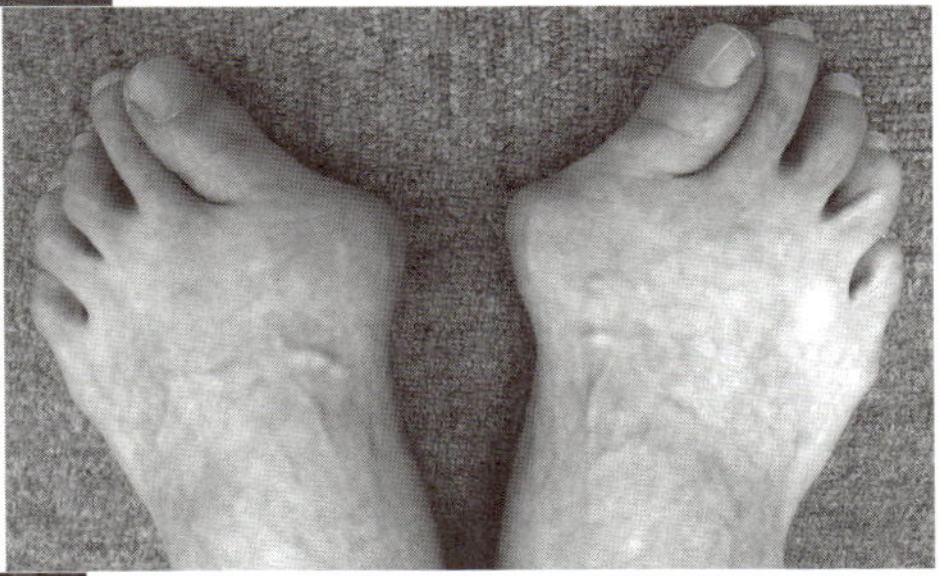

▼60代 女性　ひどい外反母趾「足へバーデン」…右足第二指の付け根の痛み、腰痛、首の痛み、首こり、肩こり

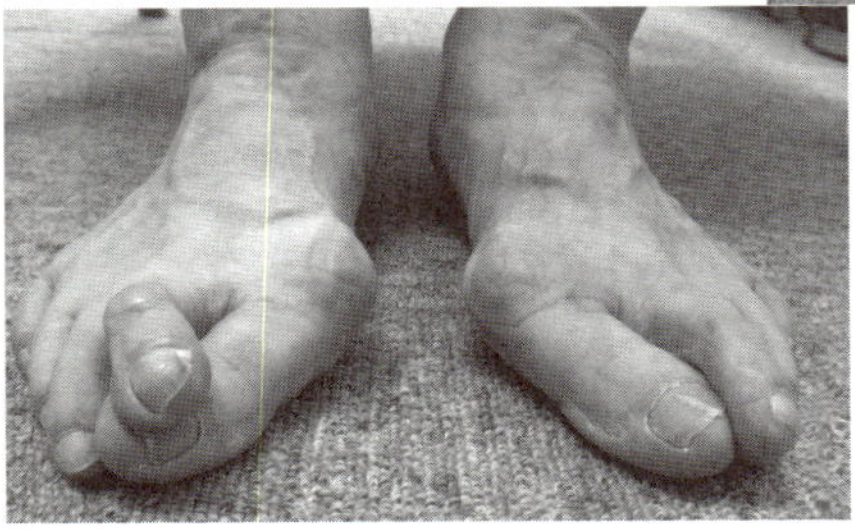

です。

さらに、足は体重が常に加わるので時間経過と共に中足関節（ＭＰ関節）の変形が進行して、足の人差し指（第二指）の付け根や足の薬指（第四指）の付け根に鋭い痛みが起こったり、甲の骨が高くなったり、歩く度にズキンズキンとした激痛がしたり、さらに足裏に分厚いタコができたりします。

「関節リウマチ」もひどい外反母趾になります。これとは異なりますが、「足へバーデン」も関節リウマチと同じようなひどい外反母趾になってしまうので区別しています。

「足へバーデン」に対する正しい知識と早めの治療で、変形を最小限に食い止めることが必要なのですが、初期の「足へバーデン」は、「関節リウマチ」に比べて治りがとてもよいのです。

国民病「足へバーデン」は「ひどい外反母趾」になってしまう

一般的な外反母趾とへバーデン結節という病気が原因となる「ひどい外反母趾」、仮称「足へバーデン（カサハラ外反結節）」とが区別されていないのが現状です。混同している場合があまりに多いので、これを区別する知識が早急に必要なのです。

私の調査では、「足ヘバーデン」に限ると、六十歳以上の場合、手のヘバーデン結節に近い割合で見られます。そして、手の「ヘバーデン結節」やＣＭ関節症と「足ヘバーデン」を合わせると驚異的な数になるので、「国民病」と言っても過言ではないと考えています。

「足ヘバーデン」がある人たちは足の変形だけでなく、他にもいくつかの痛みを訴えています。

しかし問題なのは、一般的な外反母趾と、ヘバーデン結節が原因となるひどい外反母趾「足ヘバーデン」とが区別されず混同していることです。

そのために、初期の段階で見過ごされ適切な治療が受けられず放置されて、ひどい外反母趾「足ヘバーデン」に進行させてしまって、ほとんどの人たちが手遅れになっています。

初期の段階で適切な治療をするとひどい変形は起こらず、または最小限にくい止めることができますが、このメリットに気づいていないのが現状なのです。

そうして何の治療もしてもらえず、ひどい外反母趾「足ヘバーデン」へと進行してしまうのです。多くの医療現場において、ヘバーデン結節は手の第一関節だけに起こるという先入観があり、足に起こる「足ヘバーデン（カサハラ外反結節）」に気づいていないことが治療家の大きな落ち度になっているのです。

私は手遅れの患者さんに出会う度に無念で、そして心が張り裂けるような焦りを感じてしまいます。だからこそ足に違和感を感じたら、左記の「足ヘバーデン」の特徴に照らし合わせて判断してほしいのです。

《「足ヘバーデン」の特徴》

①親指がねじれて爪が外側に向いて変形（回内位・左図①参照）

②急に痛みが出た後、三か月位で急に曲がる

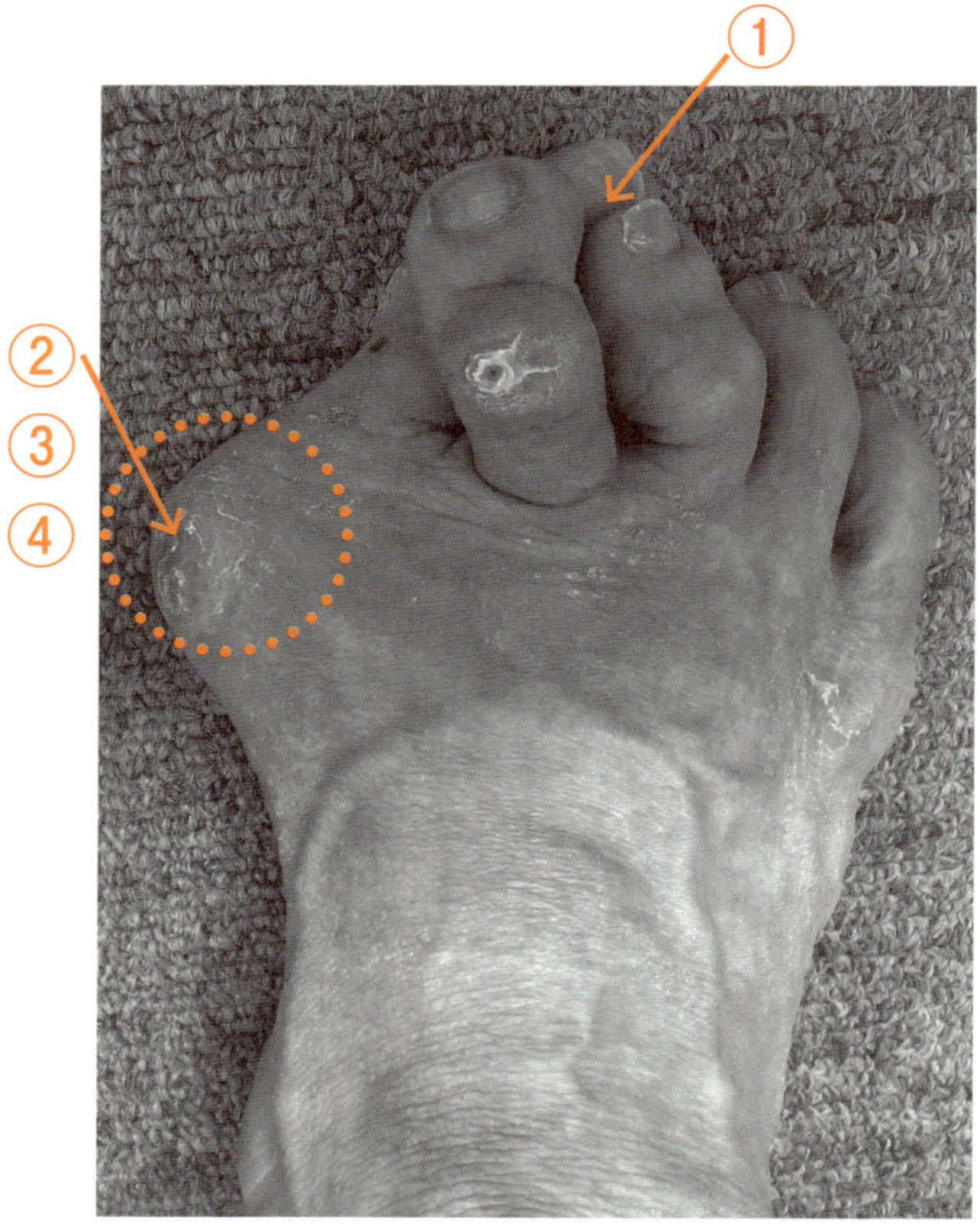

③変形の角度（外反角）が鋭角で曲がっている

④母趾球部の骨が太く肥厚していたり、拘縮して親指の動きが悪かったりする（上図④参照）

⑤急性期（炎症期）にテーピングで矯正すると痛みが出る

⑥足ヘバーデンは片方の足から発症する。特に重力の負担を多く受ける右足から発症する場合が多い

足から始まる「足へバーデン」が見落とされている

「へバーデン結節」とは手の指の第一関節（ＤＩＰ関節）に変形が起こり、骨が太くなったり、曲がったりする関節症の一種で、通常は手の指のことを指します。

ところが、手の指先に変形が現れず、先に足から変形が始まる場合もありますが、これが見落とされていることが多いのです。

私の調査では次のような結果になります。

①手から始まる「へバーデン結節」（多い）
②足から始まる仮称「足へバーデン（カサハラ外反結節）」
③手と足の両方が同時に始まる場合がある

その他これに伴って、足関節やひざ・股関節・腰・背骨・首などにもへバーデン結節が発症し、これが隠れた原因となり、中高年に多い負傷の瞬間を特定できない痛み、関節の変形や損傷・疲労骨折（いつのまにか骨折）を併発しているのです。この部分を多くの治療家が見落とし、そし

①手から始まるヘバーデン結節

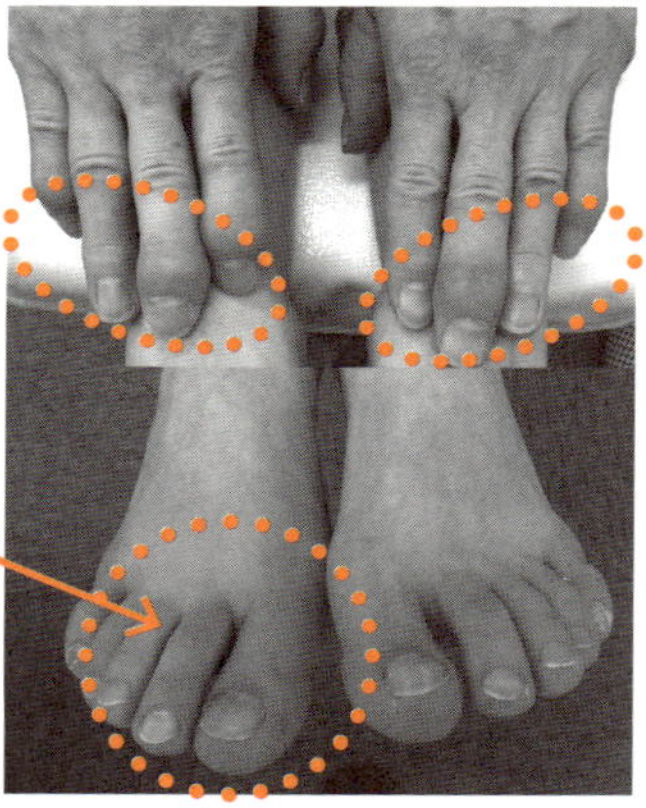
足には出ていない

②足から始まる「足ヘバーデン」

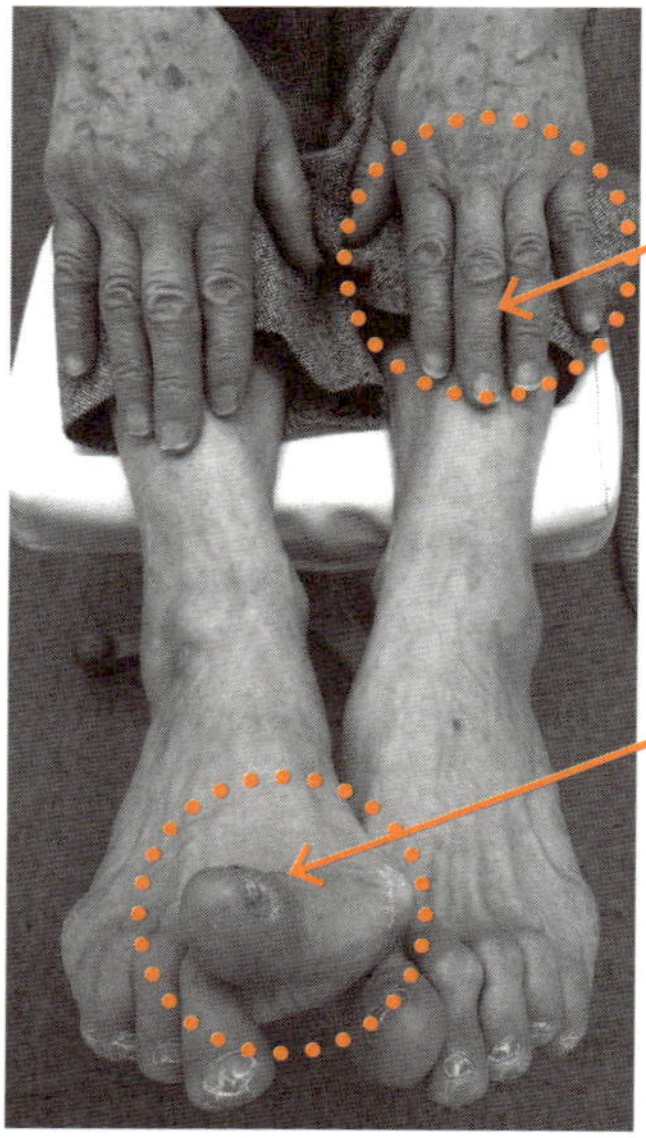
手には出ていない
親指の爪が外側に向いて変形し、亜脱臼した状態。

③手と足の両方から始まるヘバーデン結節

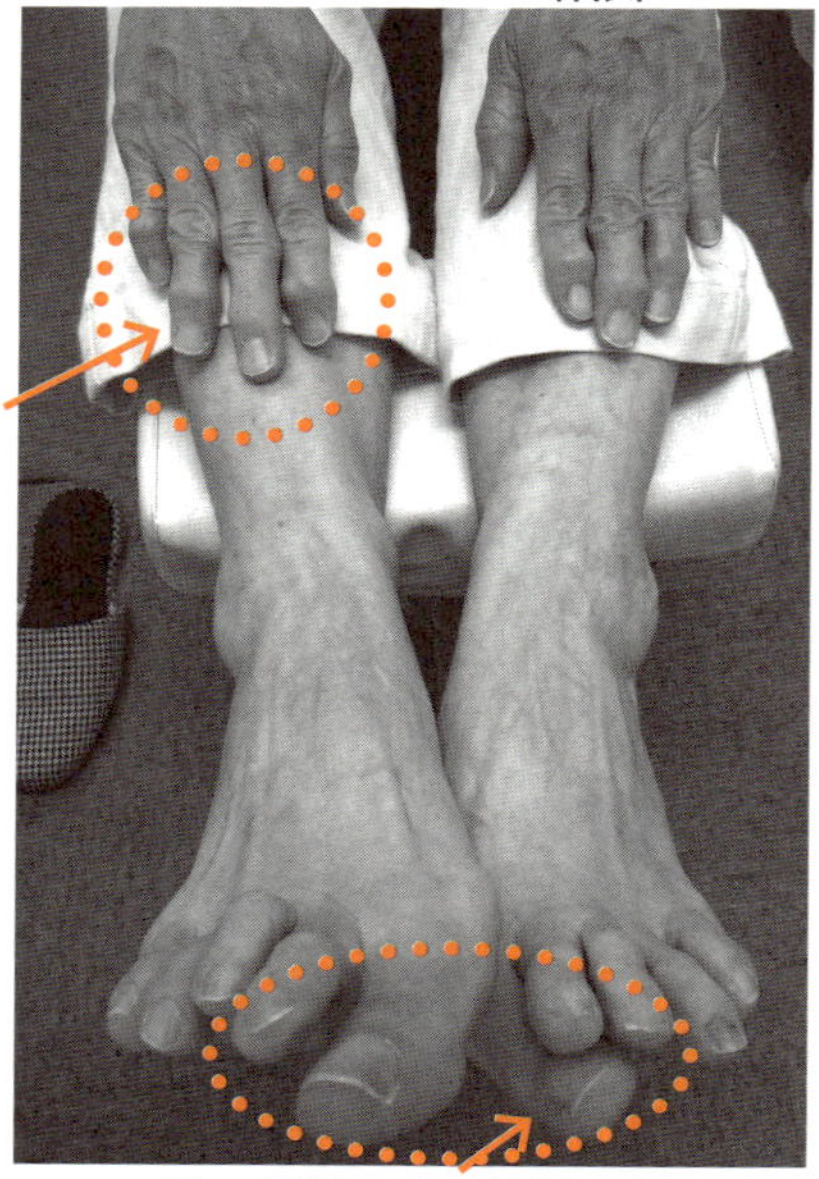
手にヘバーデン結節

足の親指の爪が外側に向いて変形するひどい外反母趾「足ヘバーデン」

男性に発症した「足ヘバーデン」

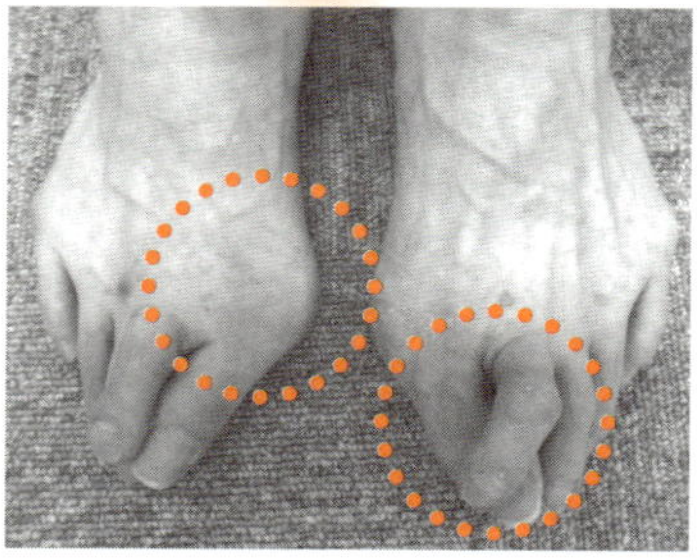

▲５０代 男性
ヘバーデン結節による「ひどい外反母趾」と腰椎分離症

てこれが現代医療の盲点にもなっています。

一方、男性にもまれに見られます（右頁・左下）。男性の場合は、手の第一関節よりも足から始まる場合が多く、親指が外側にねじれて爪も外に向いた回内位の状態で、脱臼を伴うひどい外反母趾（仮称「足ヘバーデン」）になってしまいます。しかし、これも見落とされています。

一般的な「外反母趾」と「足ヘバーデン」とを区別する方法

手の指の第一関節に起こる「ヘバーデン結節」は足にも発症します。ここで、一般的な「外反母趾」とひどい外反母趾となる「足ヘバーデン」とを区別する方法があります。

次の五つのうちひとつでも当てはまれば「足ヘバーデン」の可能性があります。実際の写真を参考に判断してください。

①ひどい外反母趾となる「足ヘバーデン」は、親指がねじれて爪が外側に向いて変形（回内位）する、という特徴があります。関節リウマチも同じように変形しますが、関節リウマチの場合は血液検

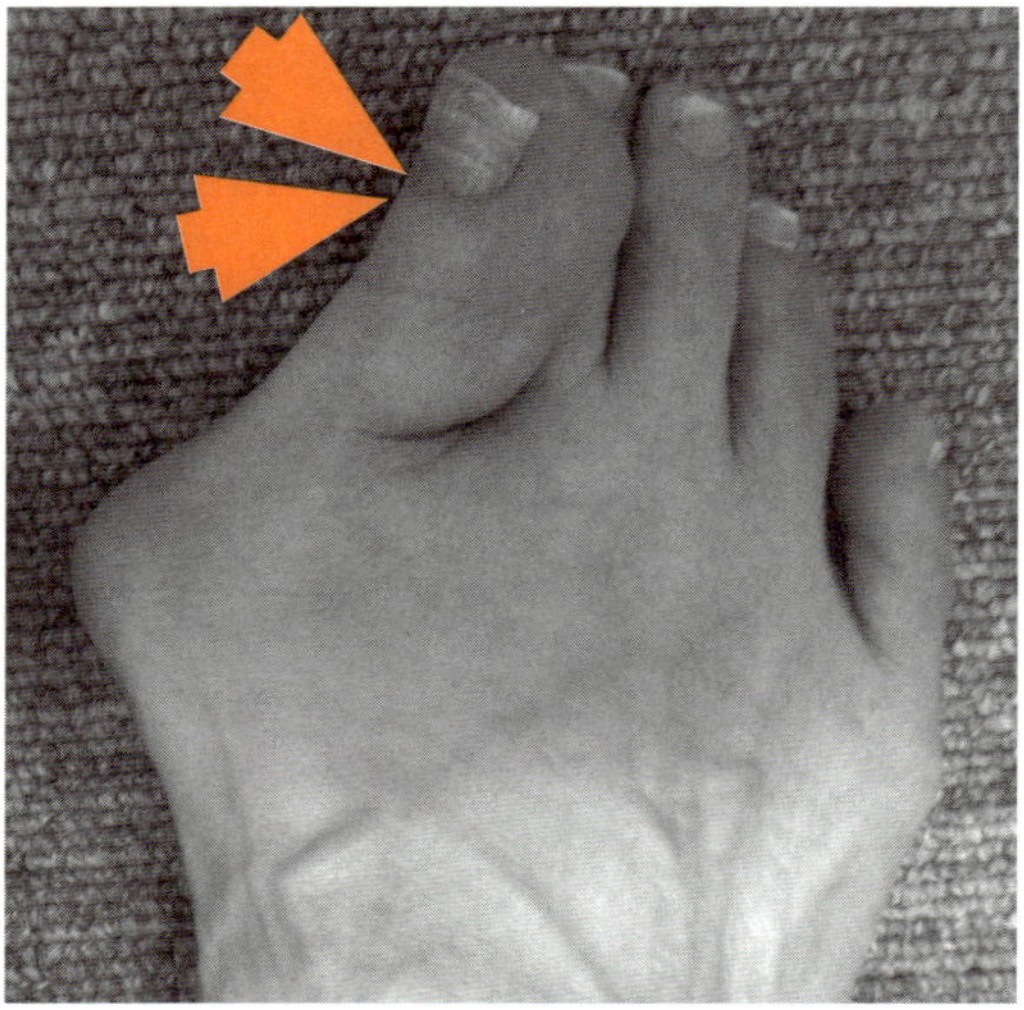

【ひどい外反母趾「足へバーデン」の特徴】

①親指がねじれて爪が外側を向いて変形（回内位）
④通常の外反母趾に比べ、親指の変形が鋭角に曲がる
⑤親指の付け根の骨「母趾球部」が極端に出っ張り分厚くなる

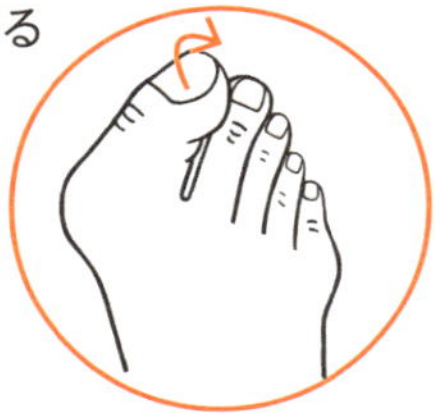

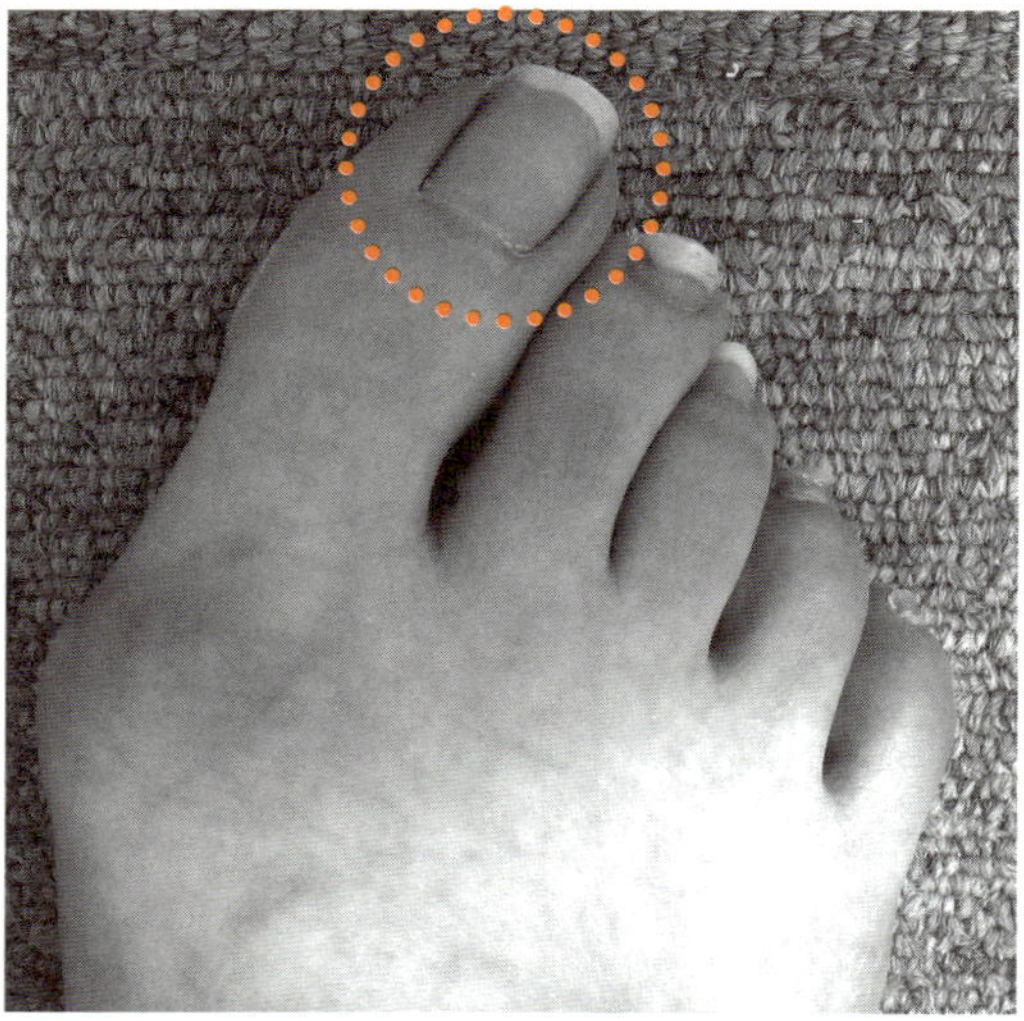

【一般的な外反母趾】

・一般的な外反母趾は、親指がねじれないため、爪は外側に向かない

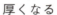

【ひどい外反母趾「足へバーデン」の特徴】

②足裏の指の付け根に分厚いタコができる

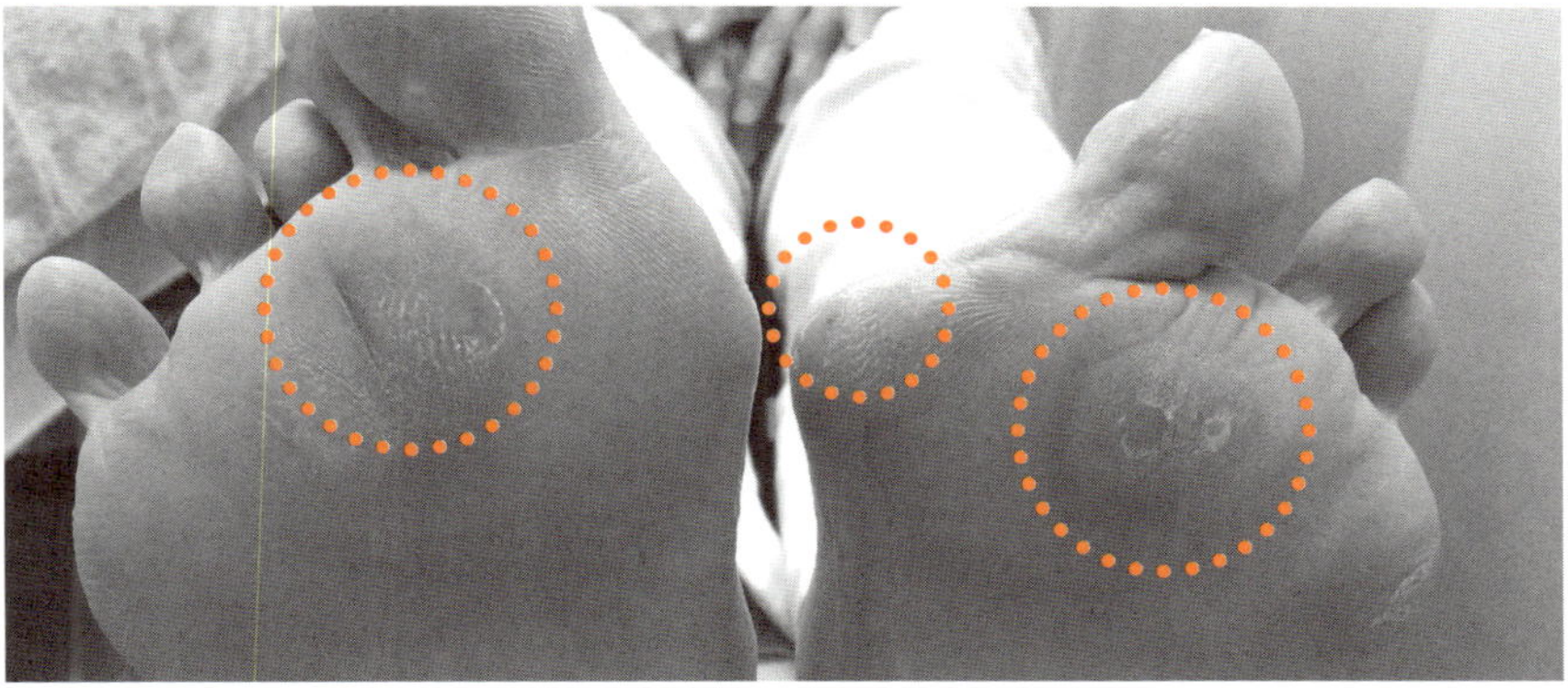

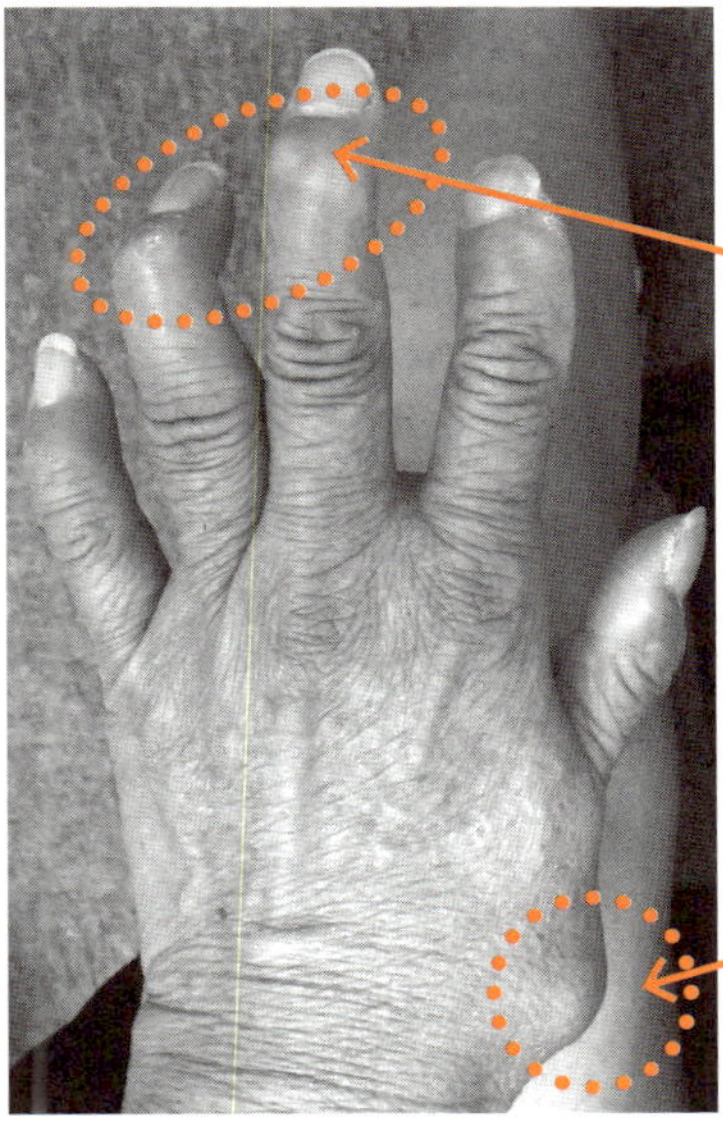

③手の指の第一関節が変形「へバーデン結節」

③手の親指の付け根「CM関節」の出っ張りや痛み

査などですでにわかっていることがほとんどで、本人も知っているので原因を特定できます。

②「足へバーデン」は、足指の付け根にある中足関節の中にある「中足骨骨頭部」に負荷重が繰り返されるために、分厚いタコ（胼胝腫《べんちしゅ》）ができています。

③「足へバーデン」の区別には、手の指の第一関節（DIP関節）が変形する「へバーデン結節」や手の親指の付け根にある関節「CM関節」の出っ張りや痛みを併発していないか確認します。

④一般的な外反母趾に比べ、親指の変形の角度が鋭角で曲がっています。

⑤「足へバーデン」の区別には、親指の変形は少ないがすでに親指が固まっていて上下に動かないなど「強剛母趾」になっているかを参考にします。関節リウマチによる「強剛母趾」とは異なります。

「足へバーデン」の症例から見たあなたの健康状態は？

ひどい外反母趾となる「足へバーデン」は多いにも関わらず、よく知られていません。初めて知る人がほとんどでしょうが、重要なことは、「足へバーデン」が隠れた原因となって、そこか

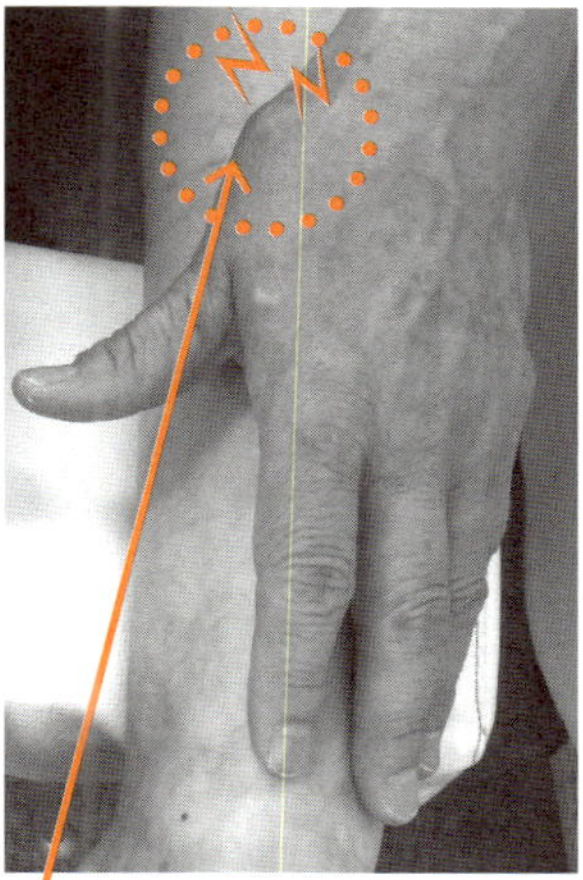

●手の親指の付け根の骨の出っ張り

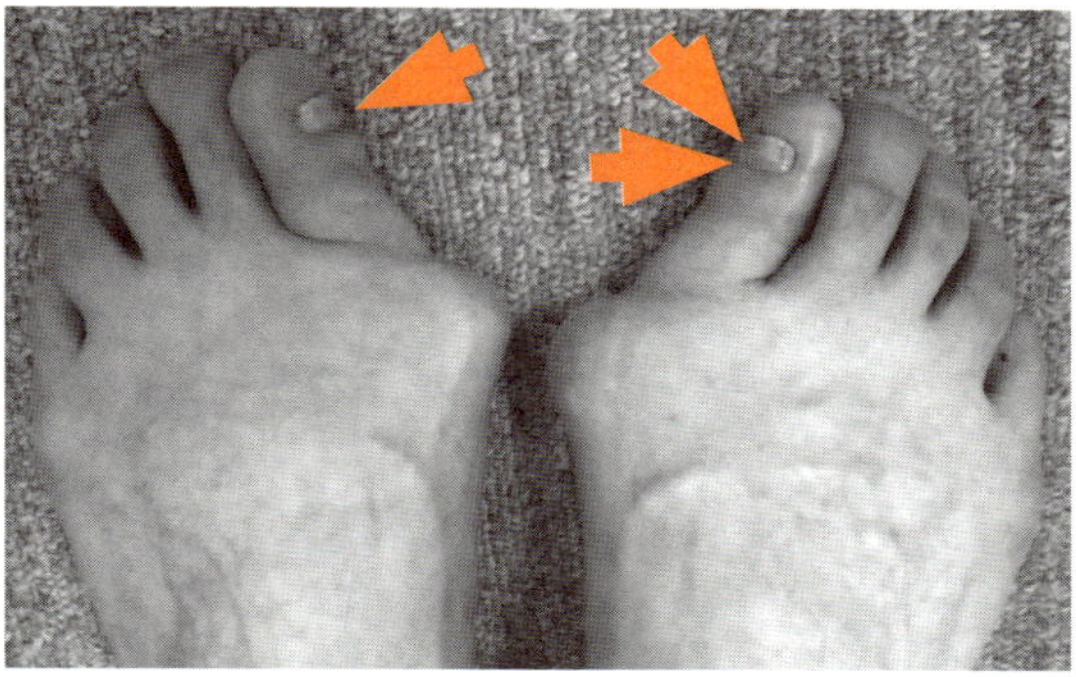

【症例１】 67 歳　女性　主婦

足はひどい外反母趾で、親指の爪が外側に向いて変形（回内位）。手には親指の付け根の骨「CM 関節」の出っ張りがあるため、「足へバーデン」と判断できる。この他、左右股関節の人工股関節、脊柱管狭窄症、肩こり、耳鳴り、不眠などで長年の不調に悩まされている。

●指の背のタコ

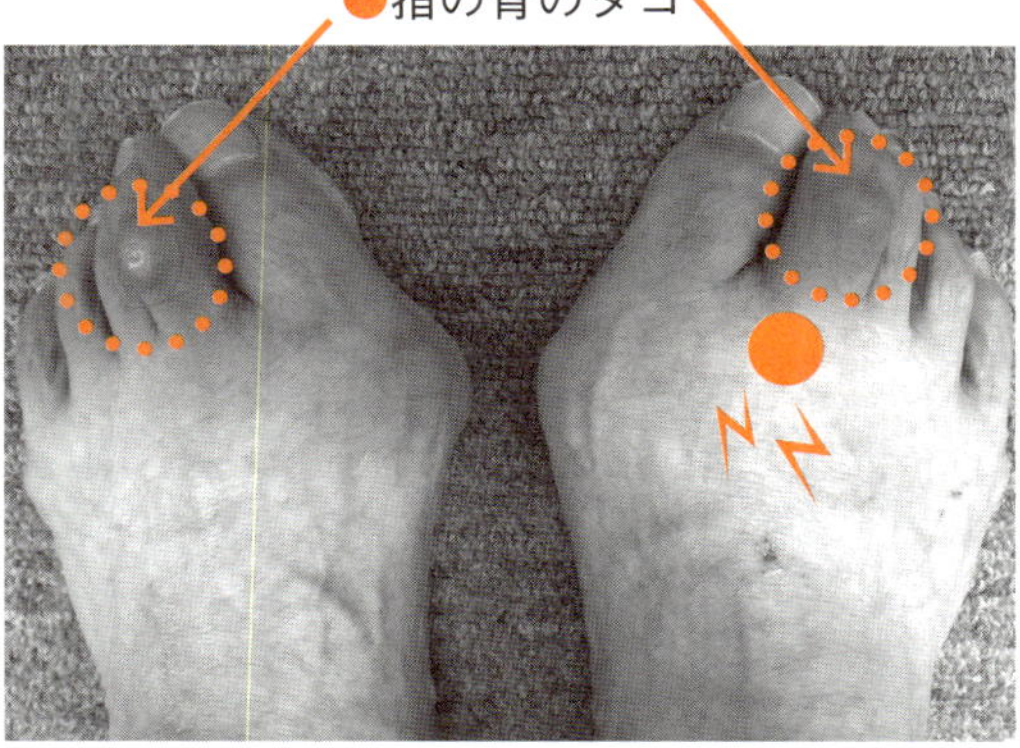

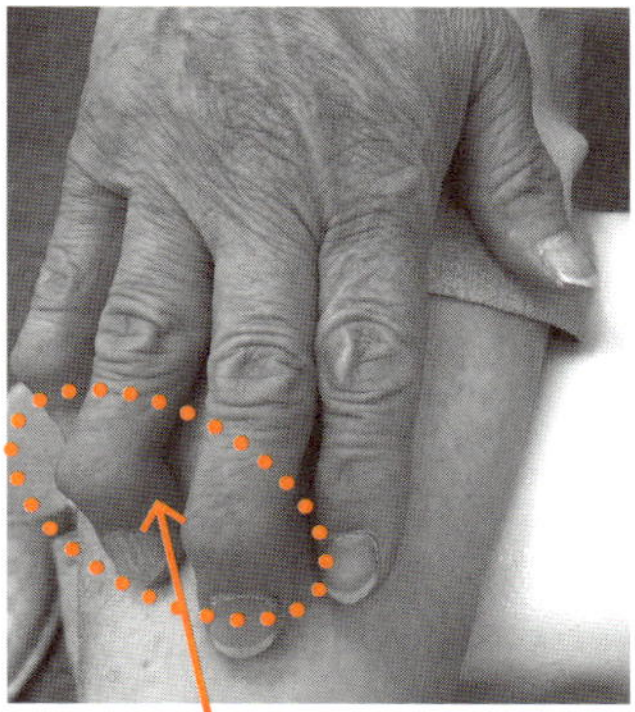

●手の指の第一関節の変形

【症例２】 71 歳　女性　主婦

ひどい外反母趾「足へバーデン」があり、足の第二指が浮いて指の背にタコがある。第二指が浮いているため、その付け根を打ち付けて歩いているため、長く歩くと熱感があり、痛みと腫れもある。足へバーデンによる疲労骨折の始まりである。足へバーデンが原因となる「第二指付け根の痛み」を仮称「第二中足骨頭へバーデン」と名付けている。これとは別に、思春期の子どもに起こる「第二指付け根の痛み」を「フライバーグ病（第二ケーラー病）」と呼んでいるが、これとは区別する。

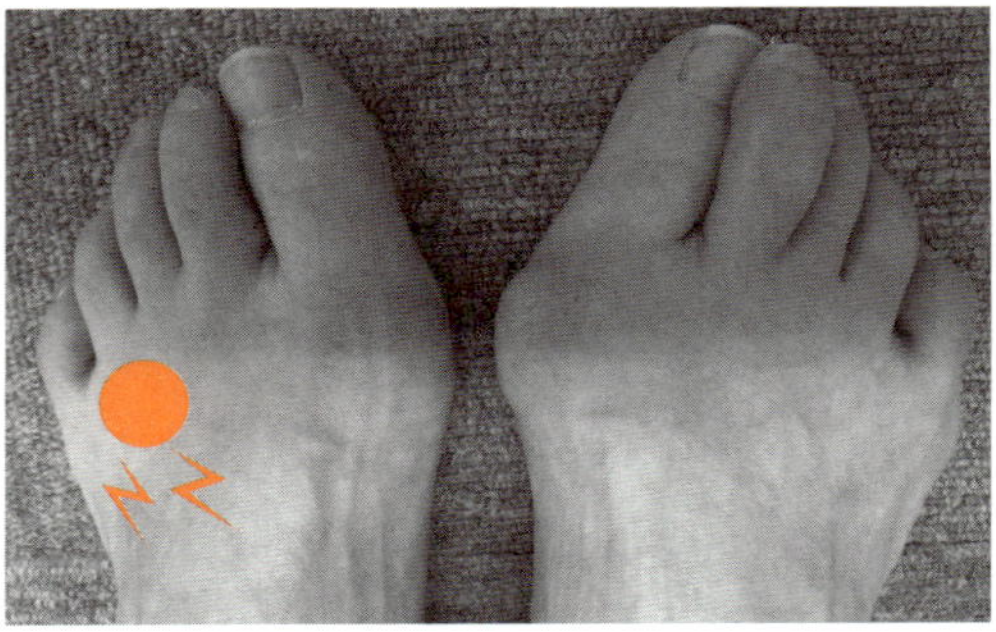

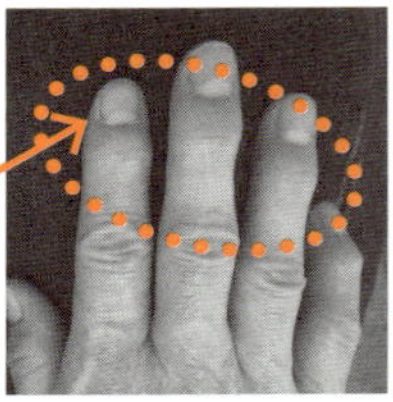

●手の指の第一関節の変形

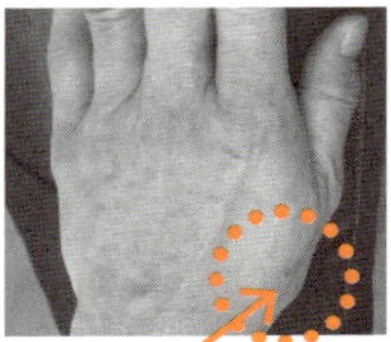

●ＣＭ関節の出っ張り

【症例３】 56歳　女性　主婦

「足へバーデン」と、手の指には「へバーデン結節」、「CM関節の出っ張り」がある。整形外科で足の第四指付け根の痛みに対して「モートン病」と診断されている。中高年の「モートン病」のほとんどは「へバーデン結節」が原因になっている。通常のモートン病と、「足へバーデン」が原因となる「モートン病」を区別し、治療しなければならない。へバーデン結節が原因となる「モートン病」を「仮称:へバモートン」と名付けている。

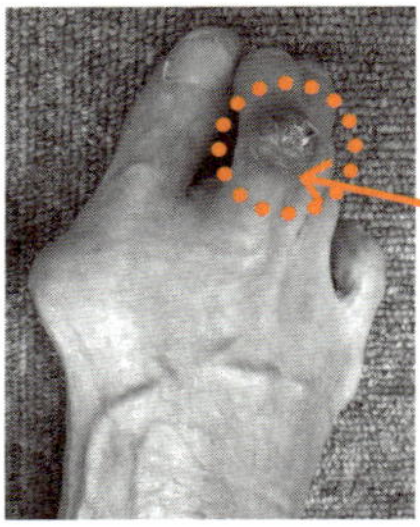

●足指の背のひどいタコ

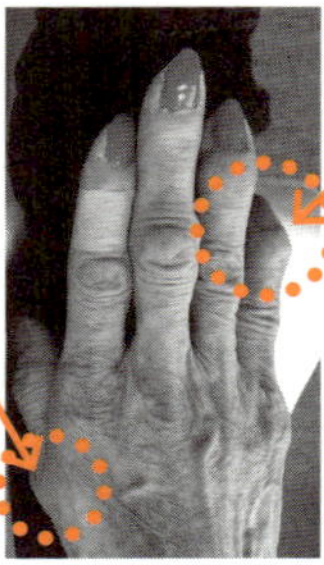

●小指の変形へバーデン結節

●ＣＭ関節の出っ張り

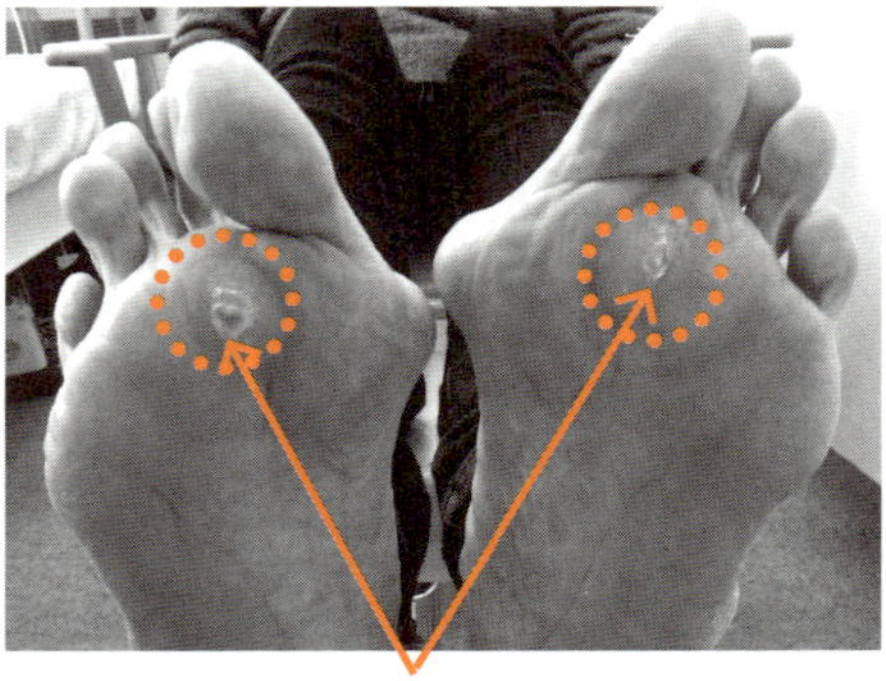

●足裏の指の付け根の分厚いタコ

【症例４】 65歳　女性　主婦

ひどい外反母趾「足へバーデン」、手の指「へバーデン結節」、手の親指の付け根の「CM関節症」がある。このほか、足裏の指の付け根に分厚いタコ（胼胝腫）ができていてときどき痛む。

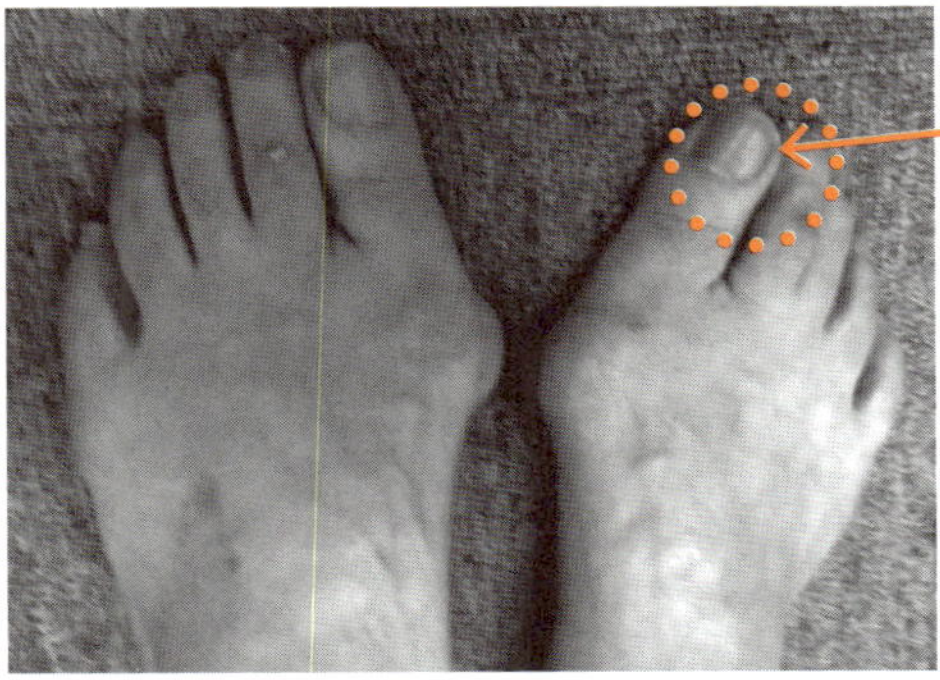

●親指の爪が外側に向いて変形

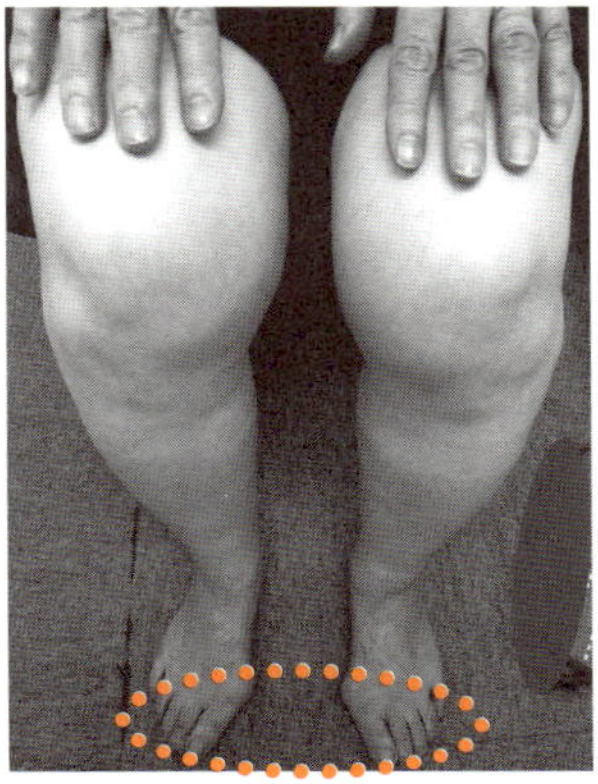

●手の指には異常は出ていないが、足に出ている

【症例5】 68歳　女性　主婦

親指がねじれて爪が外側に向いている。これは足から始まる「足へバーデン」である。手の異常はまだないが、ときどきひざが痛むので、「ひざへバーデン」の発症の初期であることが予想される。

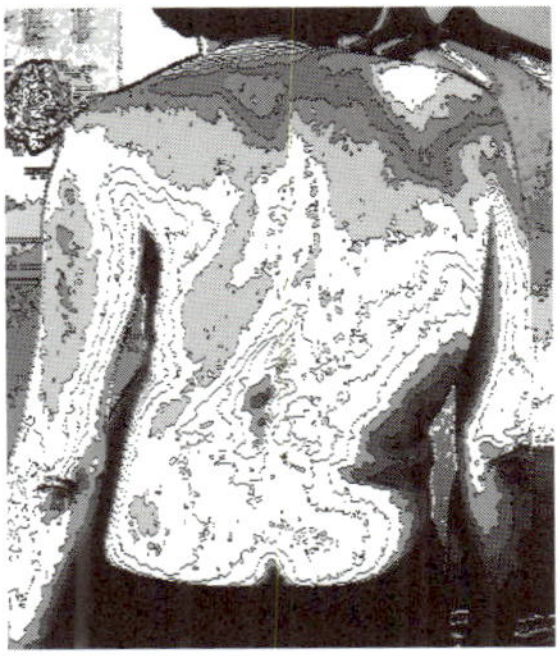

●親指の爪が外側に向いて変形

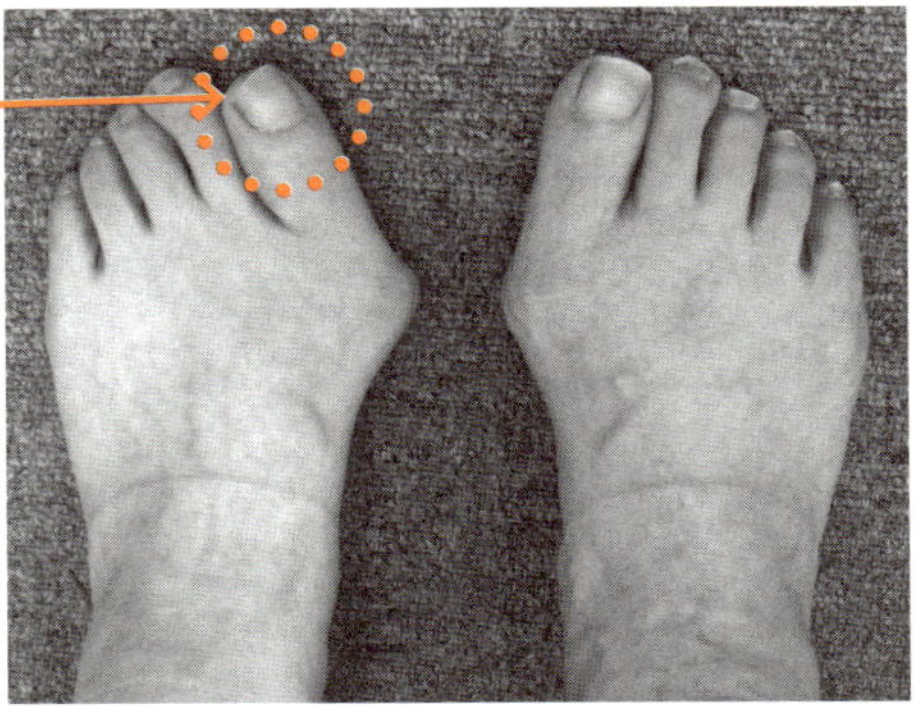

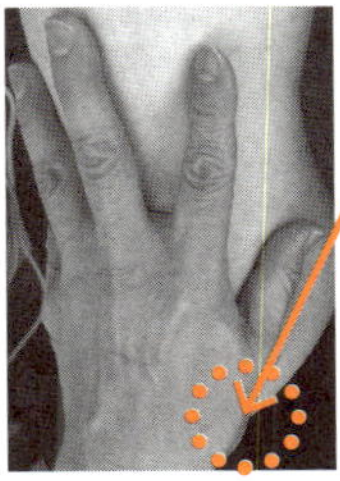

●親指の付け根の骨「CM関節」が少し出っ張り痛む

【症例6】 65歳　女性　主婦

左足の親指がねじれて変形し、爪が外側を向く（回内位）「足へバーデン」と判断。左右の足で変形差が大きい。手の親指の付け根の骨「CM関節」の出っ張りと痛みが少しある。このほか慢性的な腰痛と肩こり、背骨が曲がる側弯症がある。

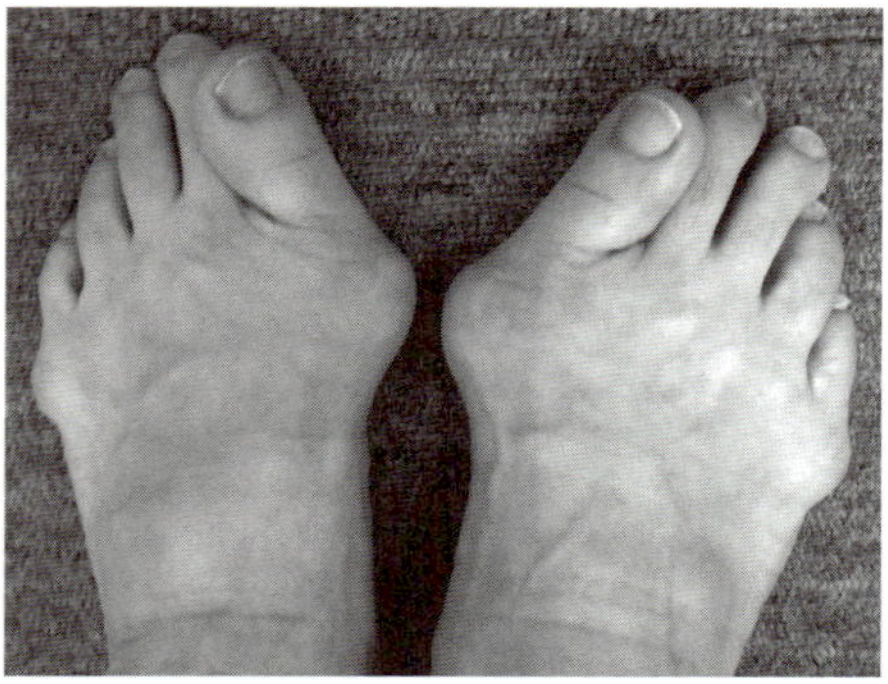

【症例７】 70歳　女性　主婦

ヘバーデン結節、ＣＭ関節症、足ヘバーデンの三つがある。このほか足首の痛み、ひざ痛、腰痛、腰部脊柱管狭窄症、耳鳴り、不眠、便秘、Ｏ脚、猫背などがある。

ヘバーデン結節がある

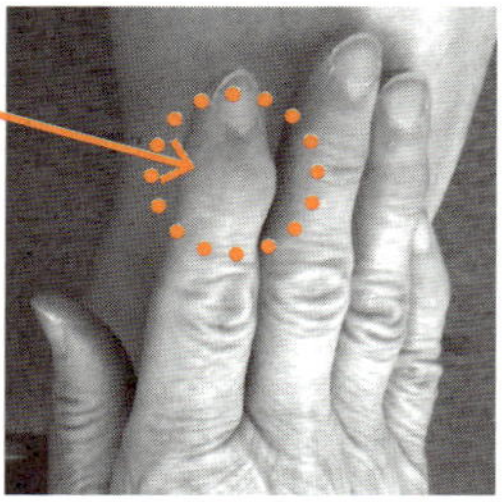

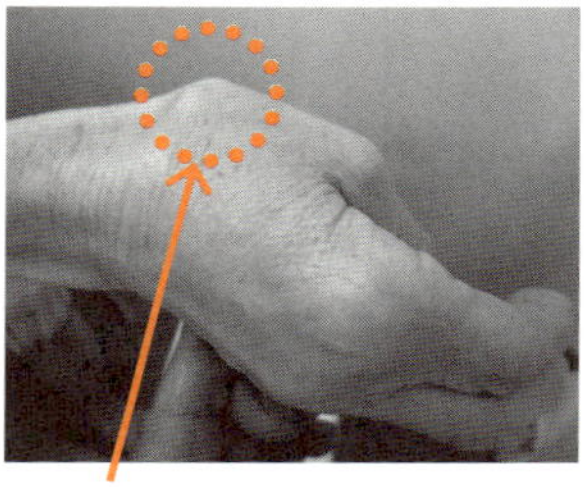

ＣＭ関節の出っ張りと痛み

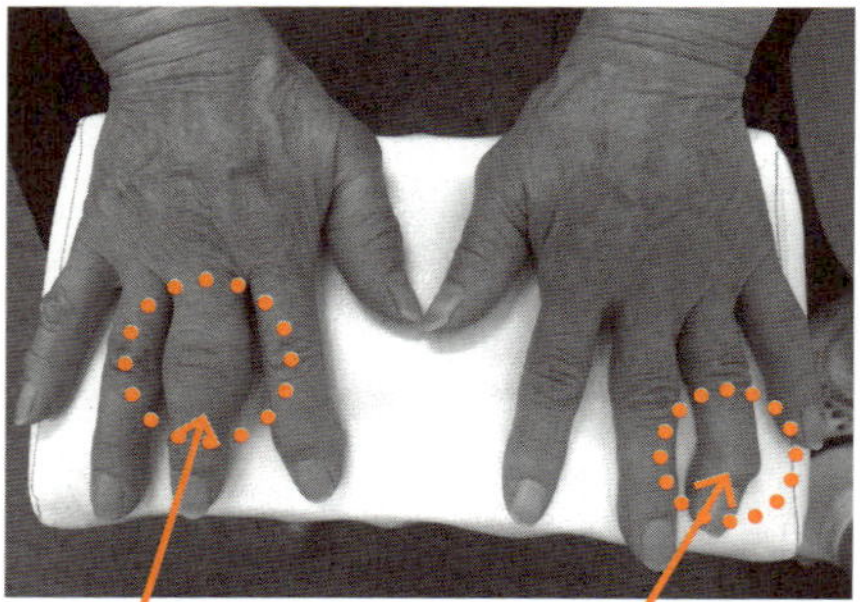

ブシャール結節　ヘバーデン結節

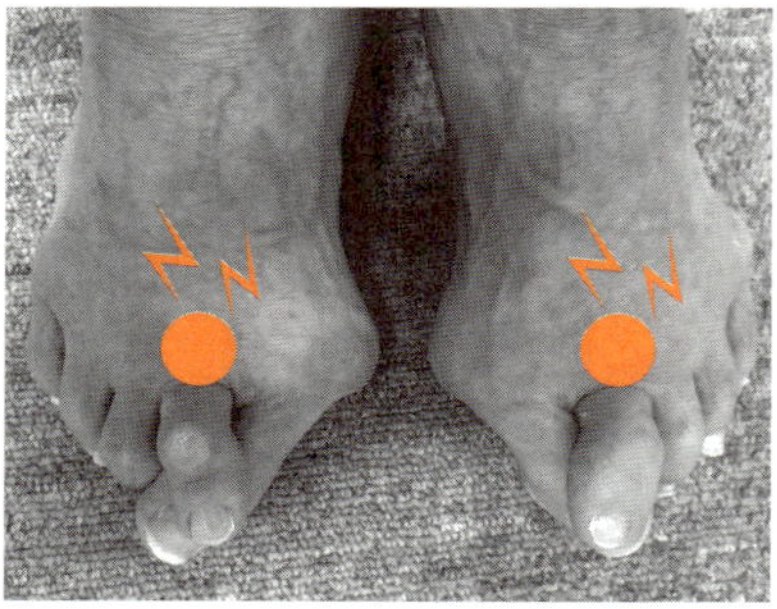

【症例８】 76歳　女性　主婦

足ヘバーデンがあり、足の第二指付け根の痛みが左右共にある。手には、右手の中指に第二関節の変形「ブシャール結節」がある。左手の薬指にヘバーデン結節がある。これに伴い、ひざ、股関節、腰、首などに慢性痛。長く歩けない。旅行にも行けない。

ら二次的に多くの痛みが起こっているという事実なのです。もしかしたら自分かもしれないので、前頁で紹介する八つの症例写真や年齢を参考に照らし合わせて判断してほしいのです。

痛んだ後、急に曲がるひどい外反母趾「足へバーデン」

「足へバーデン」は関節リウマチと同じように軟骨が変形・破壊されやすい特徴があります。軟骨が変形したり、破壊される最も大きな原因は「重力」の負担なのです。

足には体重が集中し、親指の付け根にあたる母趾球部やその他の指の付け根に負荷重となって繰り返され、急性期（炎症期）には激しく痛みます。

この急性期（炎症期）に適切な治療をしておくと、変形や骨破壊を防いだり、また変形を最小限にくい止めたりできるのですが、残念なことにこの治療法が一般的に確立されておらず放置されているのが現状なのです。

炎症状態の時期には「重力の負担」から足を守ろうとする防御反応が起こり、痛みを伴いながら変形や骨破壊以外にも余分な骨（過剰仮骨）が形成されて、出っ張ったり太くなったり分厚く

【痛いときが曲がるとき！】

痛いときは早めの
対応が必要！

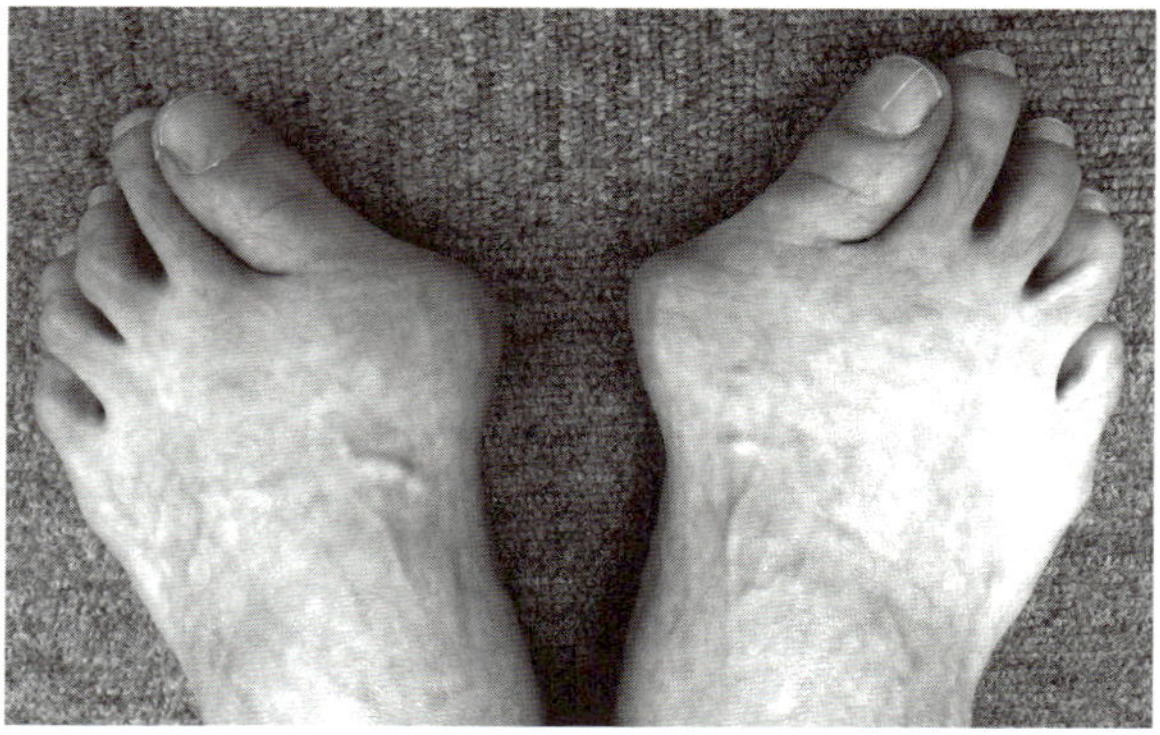

・「激痛の後、１～２か月で急に曲がった」
・親指を動かすと、激痛がしたり、熱感がある。
・テープで矯正すると、逆にその日の夜に痛みが出てテープを外す人は、この「急性期（炎症期）」にある人。

なったりして、母趾球部の形も大きく変形してしまいます。まさに、「痛い時が変形する時」なのです。

個人差はありますが、痛みの後一～二か月位で急に骨が出っ張ったり、太くなったり、曲がったり、固まって動かなくなったりして初めて深刻な異常に気づき慌てる人が多いのです。こういう時こそ、早めの治療が必要なのです。

しかしながら、実際には何もなされていないのが現状で、私はこれが残念、そして無念でならないのです。

これとは別に、長年に渡り少しずつ変形する「足へバーデン」は痛みを感じないままで、ひどい外反母趾へと進行させてしまっている人も半数はいます。

痛みを感じない人は、治療を忘れがちにな

り、さらにひどい外反母趾「足へバーデン」へと進行させてしまっているのです。

いずれも、足裏が不安定になり、歩く度に足裏からの「過剰な衝撃波やねじれ波」という介達外力が足・ひざ・股関節・腰・背骨・首に繰り返され、ゆがみの大きいところから二次的に関節の痛みや変形・骨破壊が進行していきます。

四十歳以降の女性は、これにへバーデン結節が加わることで、さらに悪化し重症化していきます。

「へバーデン結節」は全身に発症する

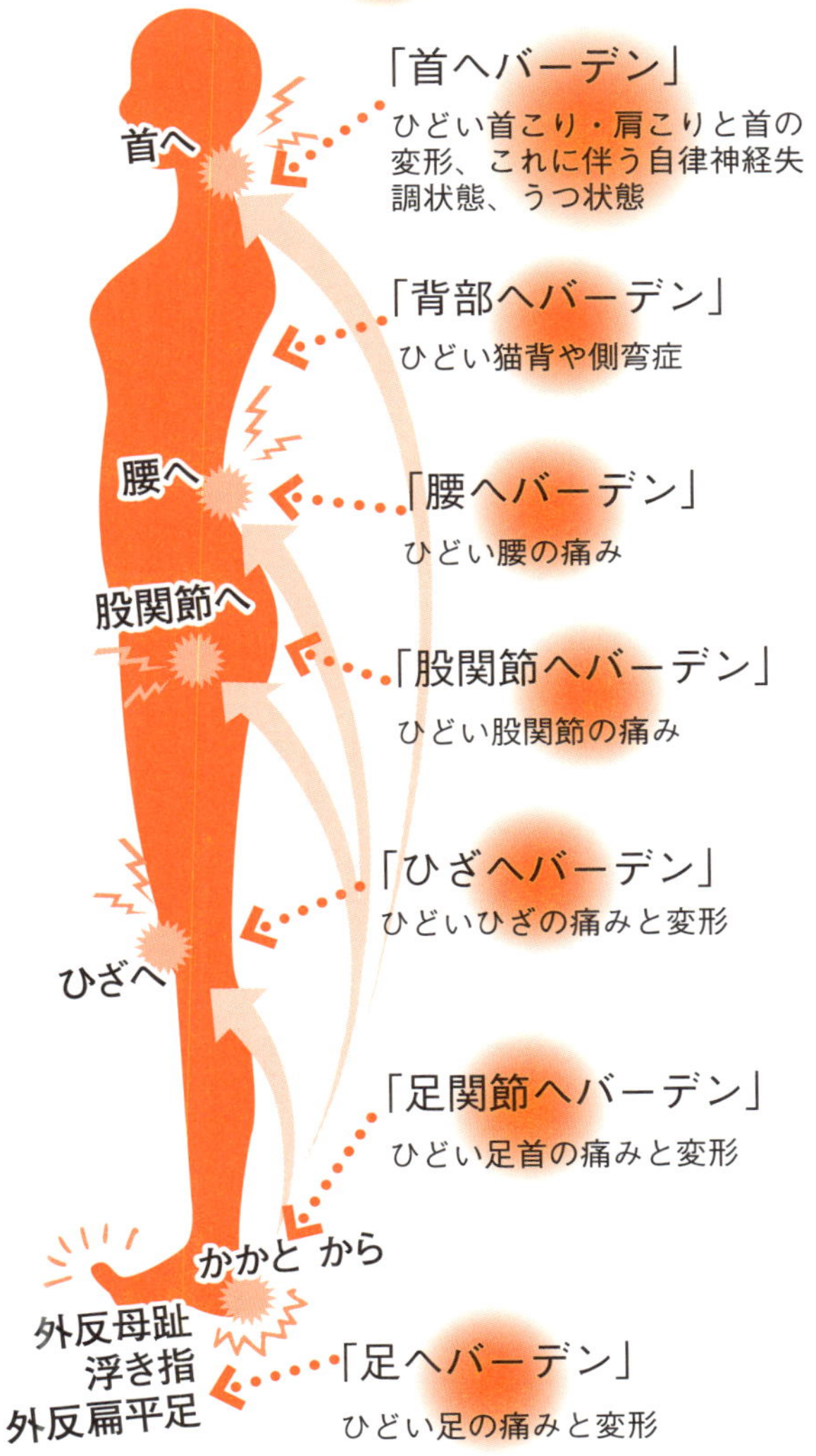

これが頸椎と頭蓋骨の接続部に起こると、中高年の自律神経失調状態や高齢者のうつ状態が発症してしまうこともあるのです。

「足ヘバーデン」の保存的療法はすでに確立されている

ひどい外反母趾となる「足ヘバーデン」の治療法は、私の著書「外反母趾は今すぐ治す」（自由国民社刊）の中で解説した「痛みのある場合のテーピング法」と同じですが、改めて解説しておきましょう。

この治療法は、この後に説明する足にも起こる「ヘバーデン結節」にわずかな外力（捻挫）が加わった「足の第二指付け根の痛み」や「足の第四指の付け根の痛み」「足の甲の痛み」にも共通であり、最適なテーピング法（カサハラ式足裏バランステーピング法）なのです。

治療の期間は個人差があり、半年から一年を要する場合もありますが、このテーピング法以外に自分で簡単にできる「三本指テーピング靴下」と「専用サポーター」との併用方法や、また外出する時には「包帯」と「三本指テーピング靴下」との併用法で無理なく続けることが大切です。

カサハラ式足裏バランステーピング法の原理

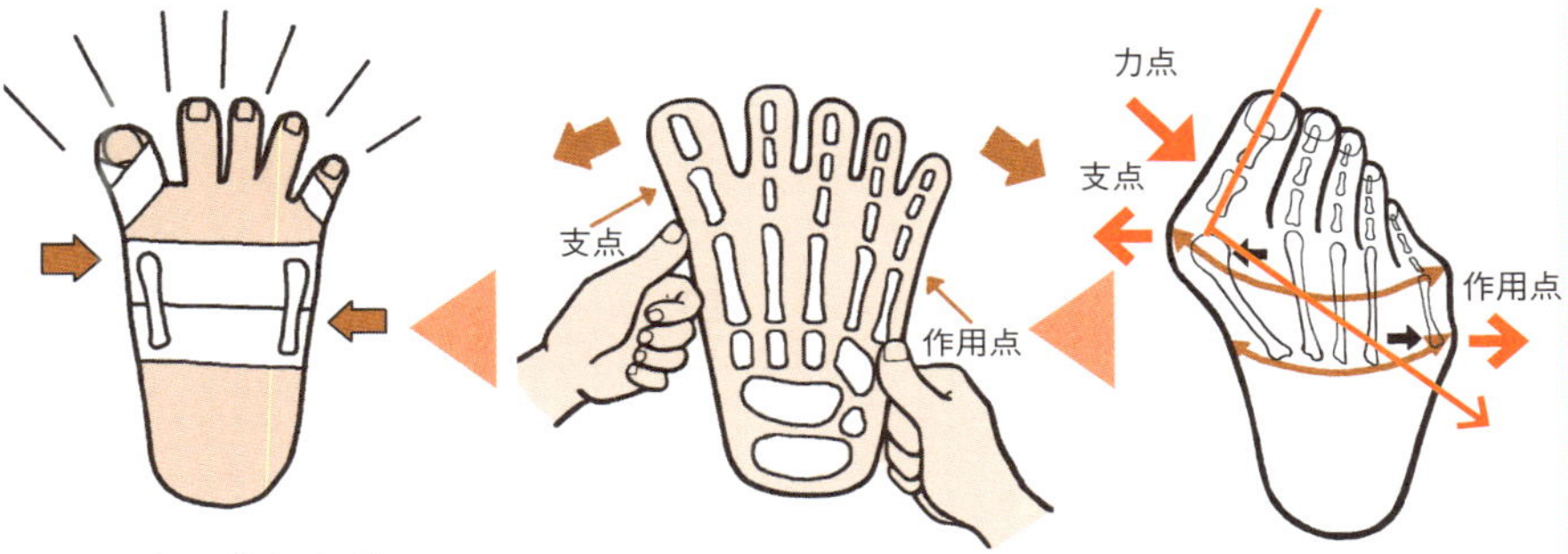

テーピングやサポーターで整った足裏

支点と作用点を押すと指が開く

外反母趾・浮き指・扁平足など不安定な足裏

テーピング後

テーピング前

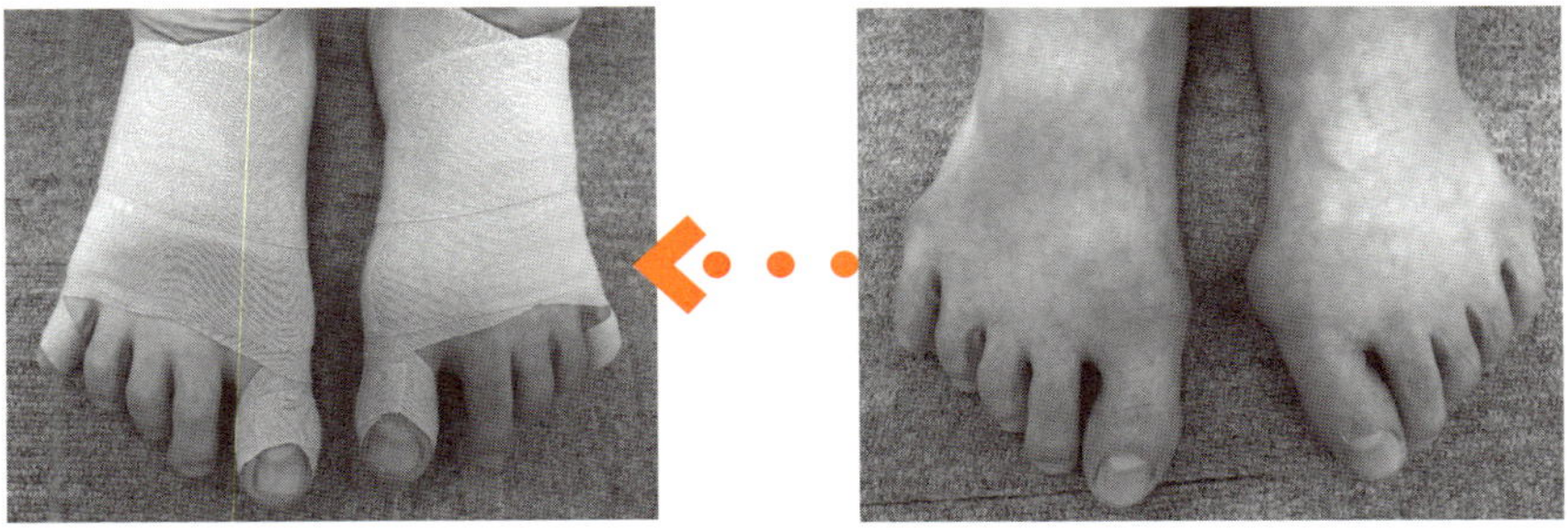

このテーピングの上にサラシ包帯で、足関節を固定し、甲と足首への負担量を軽減させる。その日から痛みもなく楽に歩くことができる。

【65歳　女性】
足へバーデンと甲と足首の痛み
ひどい外反母趾「足へバーデン」と足の甲の出っ張り・痛み、足首にも慢性的な痛みがある。何年も足の痛みで悩み、長時間の歩行ができない。

カサハラ式テーピング法と三本指テーピング靴下や専用サポーターをそれぞれ交互に使用することで、治療の苦しさがなく、長期間の治療が可能となり、治癒に至ることができるのです。

さらに「足へバーデン」の人は関節内の軟骨がもろく、重力の負担によって変形や骨破壊が発生しやすいという特徴があるので、過剰な衝撃（地震の縦揺れ）とねじれ（地震の横揺れ）を吸収無害化させる人工筋肉素材の免震インソールを靴の中に敷くことも効果的です。

今すぐできる保存的療法の図解と手順

《用意するもの》

1 5センチ幅の伸縮性のあるテーピング用テープ。できるだけ薄く、伸縮力があり、かぶれにくい素材を選ぶ。

2 五裂の綿包帯。約6センチ幅で、伸びない綿素材を選ぶ。

《テープの作り方（片足分）》

1 23センチの長さにカットした基本テープを四枚用意する。「かかとテープ」一枚、「基本アーチテープ」二枚、「包帯ズレ防止テープ」一枚の計四枚として使用。

2 15センチの長さにカットしたテープを一枚用意する。片隅3センチを残し、図のように二本の切り込みを均等に入れた「親指テープ」一枚として使用。

【カサハラ式】足裏バランステーピング法原型

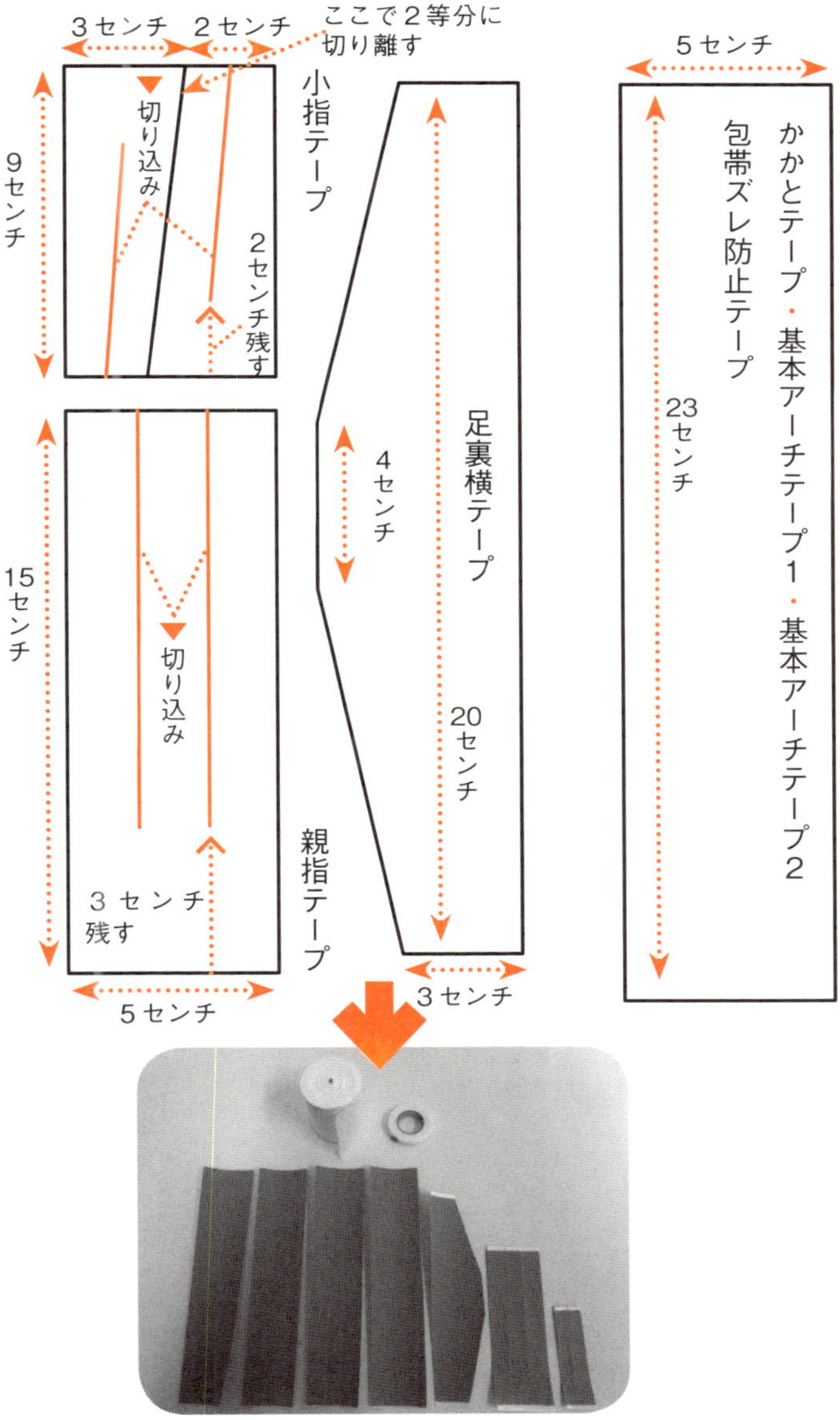

【カサハラ式足裏バランステーピング法】

①包帯を巻く

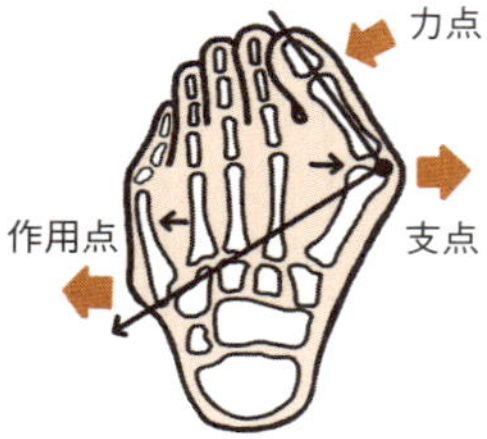

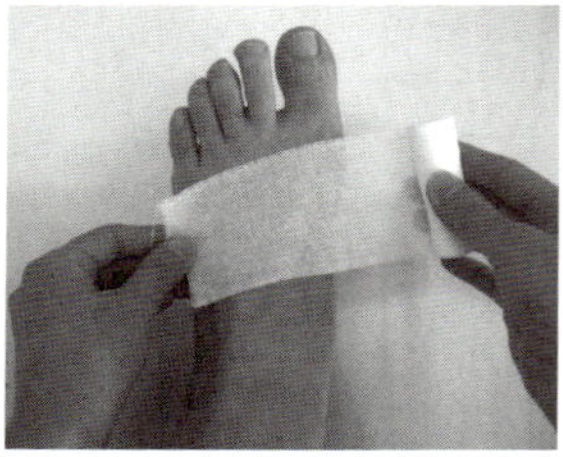

▲伸びない綿包帯を、母趾球部（支点）から第五中足骨基底部（作用点）まで覆い、引っ張らず5～6周巻く。

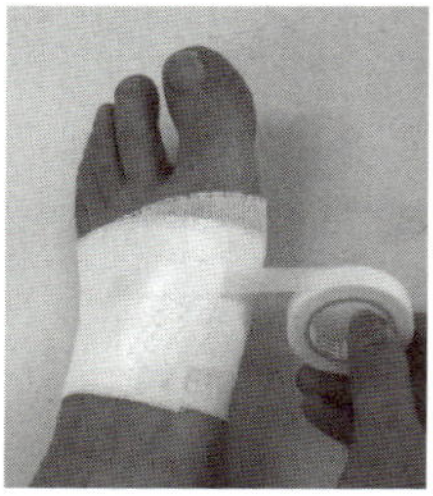

▲包帯の最後を紙テープで止める。

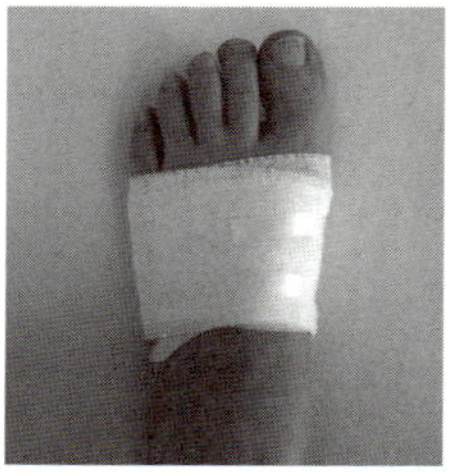

▲包帯バンデージの完成。

②かかとテープ

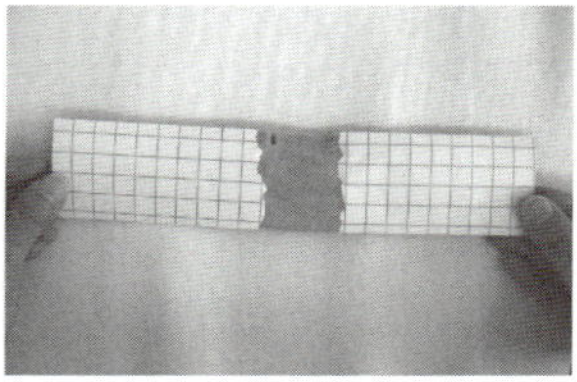

▲テープの中央の紙をちぎる。

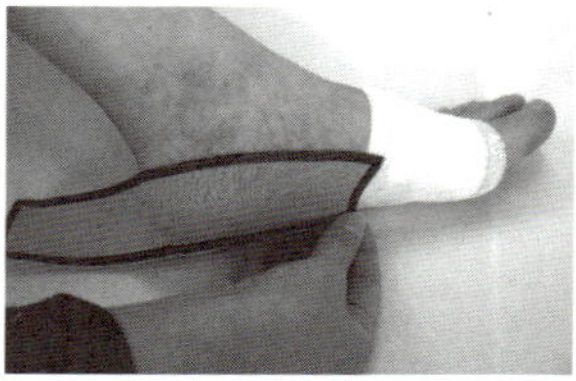

▲親指側を短めにして、かかとから足裏に向かって貼る。

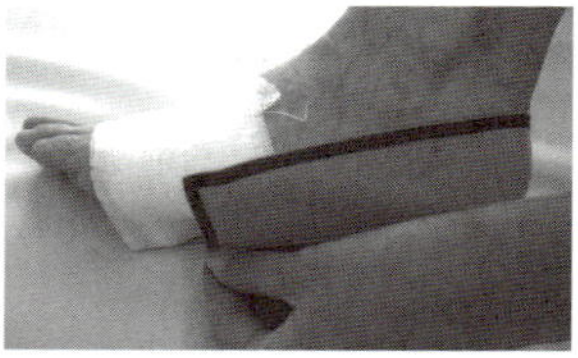

▲小指側を長めにして、かかとから足裏に向かって貼る。

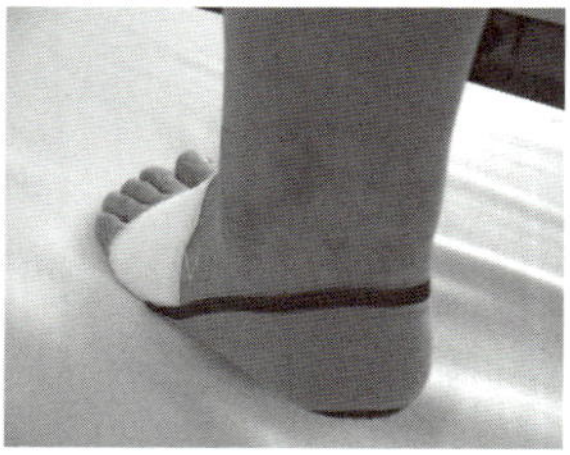

③親指テープ

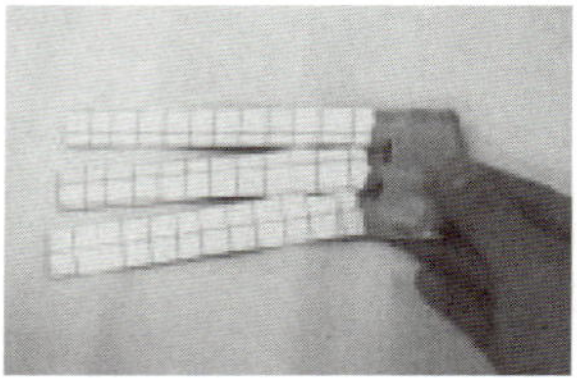

▲3本の切れ目から端の紙をちぎる。

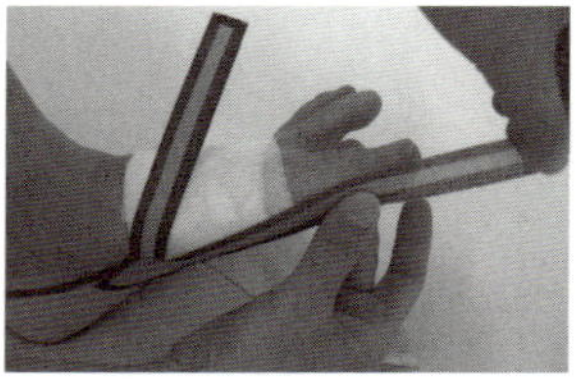

▲ややかかと寄りから貼り始め、真ん中のテープを貼り始めから第一関節までを引っ張り、親指の下を通して指先は引っ張らずに軽く巻く。爪にかからないようにする。

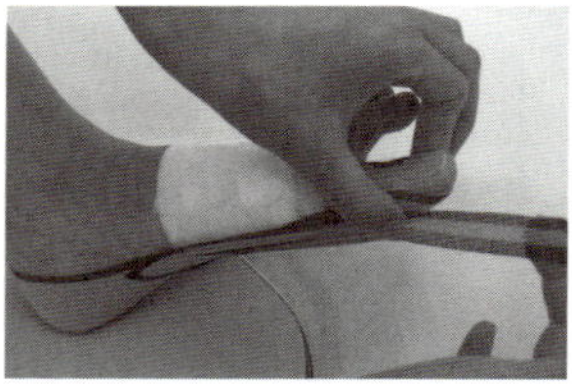

▲上のテープも同様に巻く。爪にかけない。

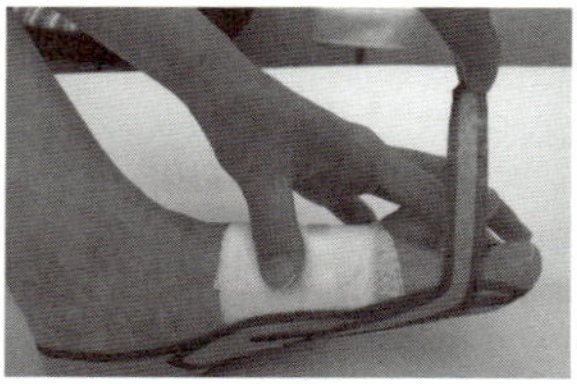

▲下のテープは貼りはじめから親指の付け根まで引っ張り、親指の上を通して指先は引っ張らずに軽く巻く。

【カサハラ式足裏バランステーピング法】

④小指テープ

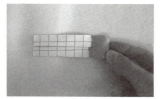

▲２本の切れ目から端の紙をちぎる

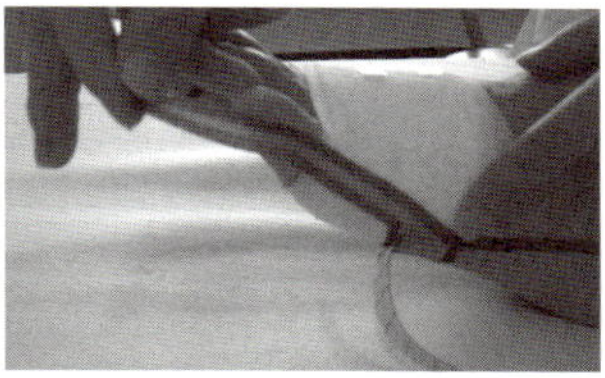

▲小指側の半分位の位置で、やや足裏から斜めに張り始める。

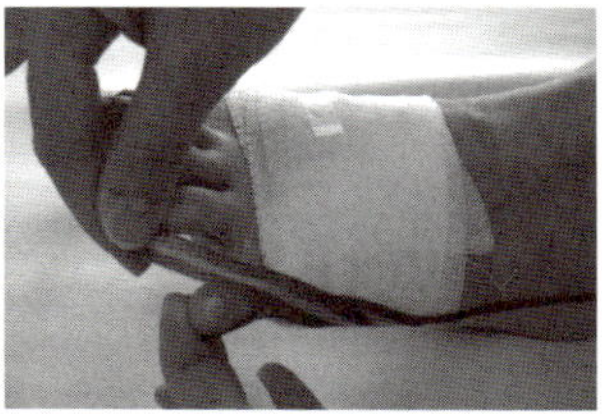

▲上のテープを小指の下から上に貼る。爪にかからないようにする。

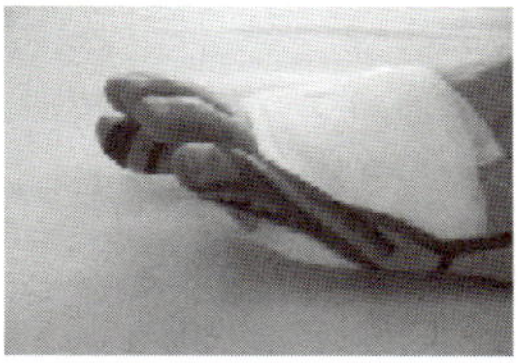

▲下のテープを、小指の上を通して爪にかからないように貼る。

⑤包帯カット

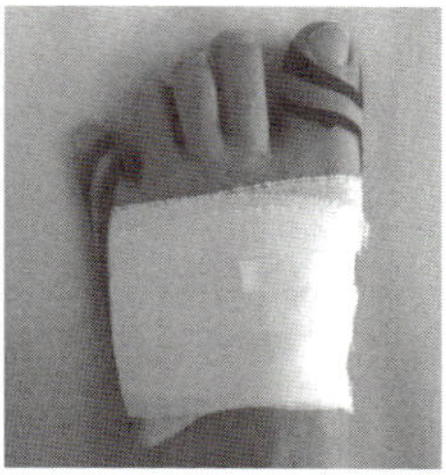

▲足の甲の部分と足裏に三日月形のカットを入れる

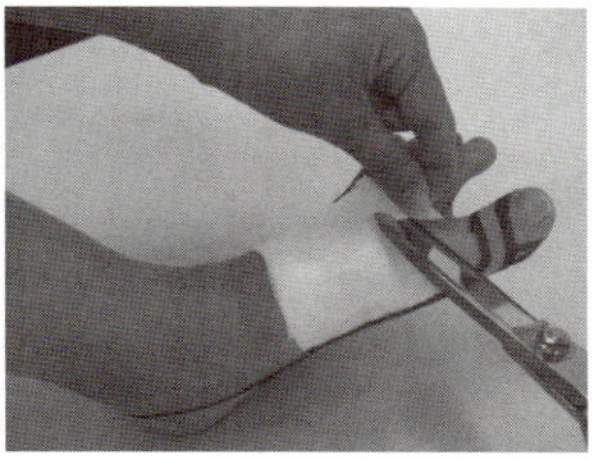

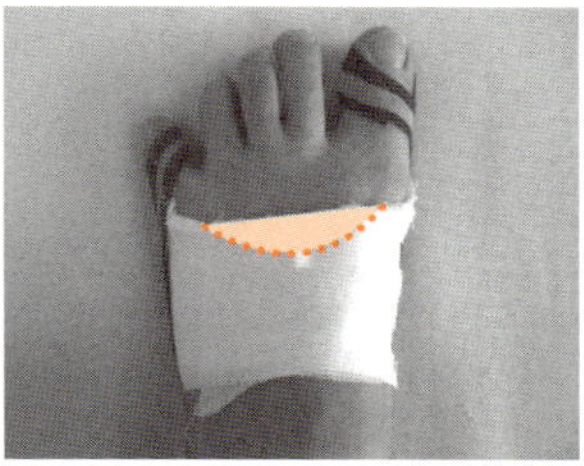

▲カット（ピンク部分）した状態。

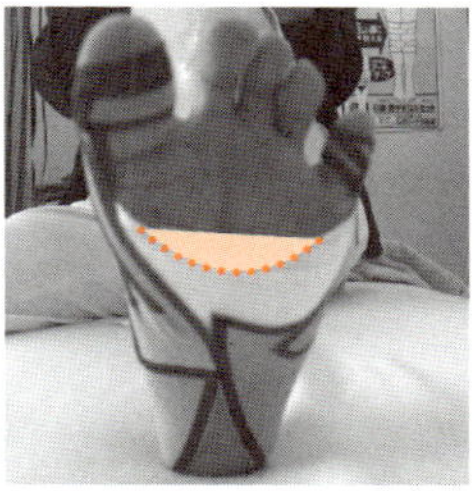

▲同様に足裏にも三日月形のカット（ピンク部分）を入れる。

⑥足裏横テープ

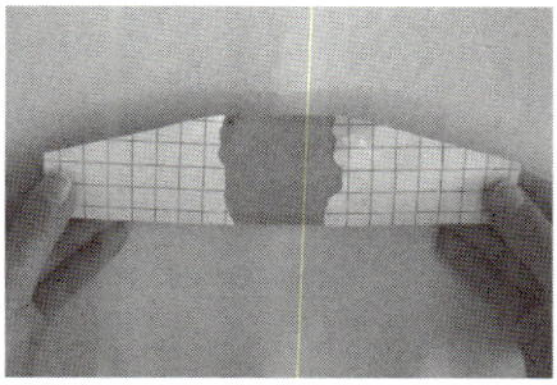

▲中央部分の裏紙をちぎる。

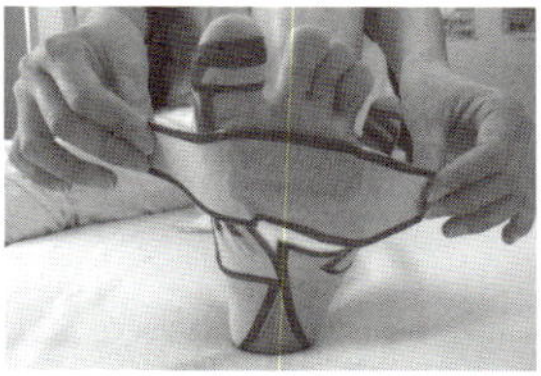

▲山型の上が、指の付け根にあたるように貼る。

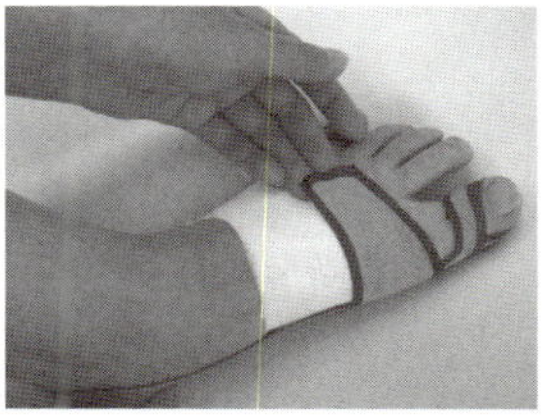

▲親指側のテープを、足裏だけ引っ張って貼り、甲側は軽く貼るだけ。

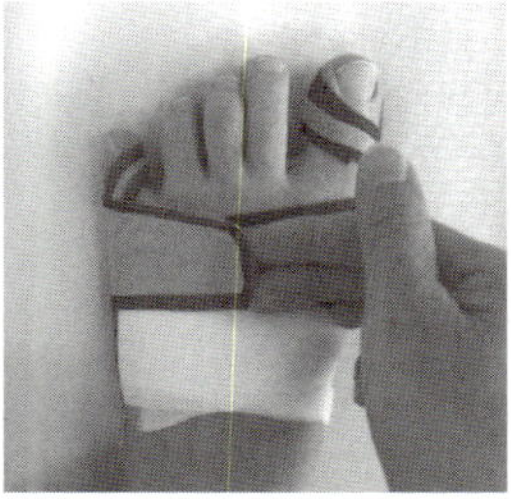

▲小指側のテープも同様に足裏だけ引っ張って、甲側は軽く貼るだけ。

【カサハラ式足裏バランステーピング法】

⑦基本アーチテープ1

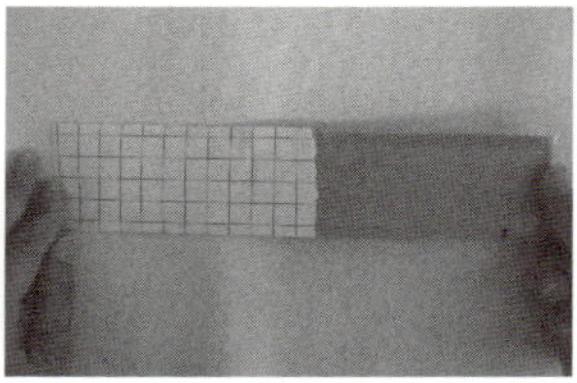

▲テープの裏紙を半分ちぎる。

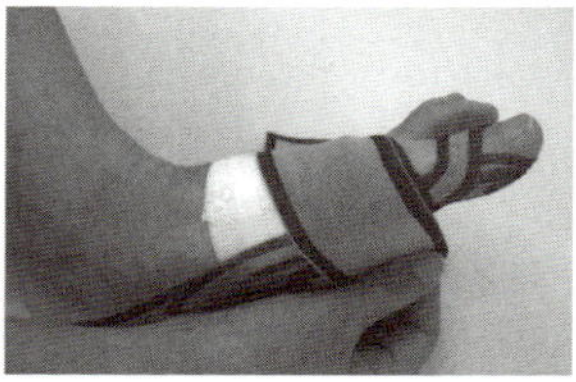

▲ちぎった部分を親指付け根にあて、足裏へ軽く引っ張って貼る。甲は引っ張らない。

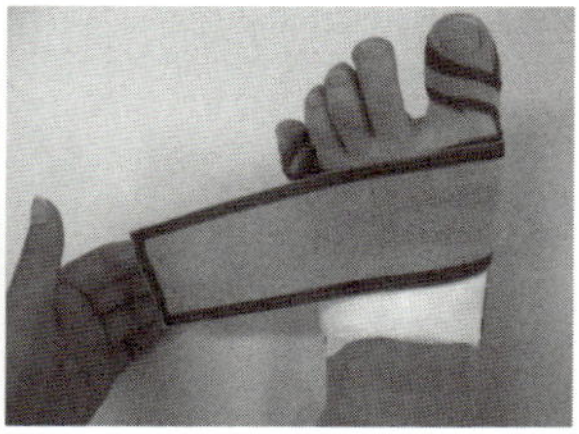

▲小指側も同様に、足裏を軽く引っ張り、甲は引っ張らず貼り合わせる。

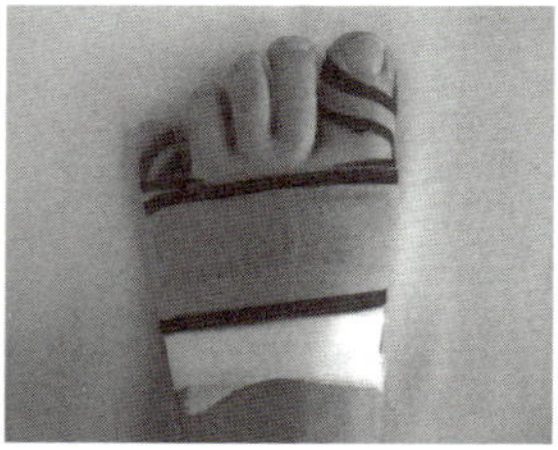

▲基本アーチテープ1の完成。

⑧包帯ズレ防止テープ

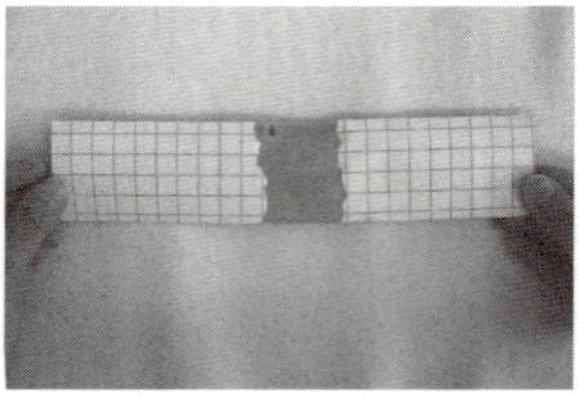

▲テープの中央部分の裏紙をちぎる

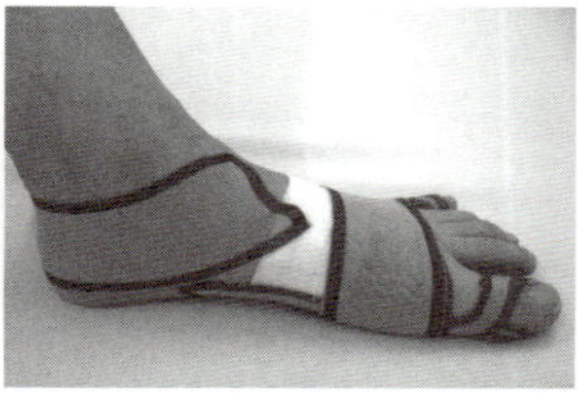

▲左右均等の長さで、かかとから甲へ少し重ねて軽く貼る（親指側）。

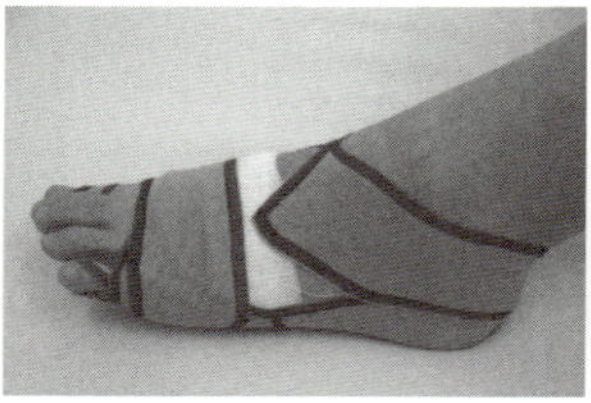

▲左右均等の長さで、かかとから甲へ少し重ねて軽く貼る（小指側）。

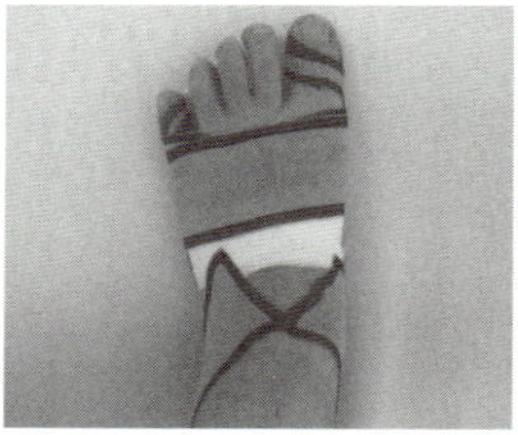

▲包帯ズレ防止テープの完成。

⑨基本アーチテープ2

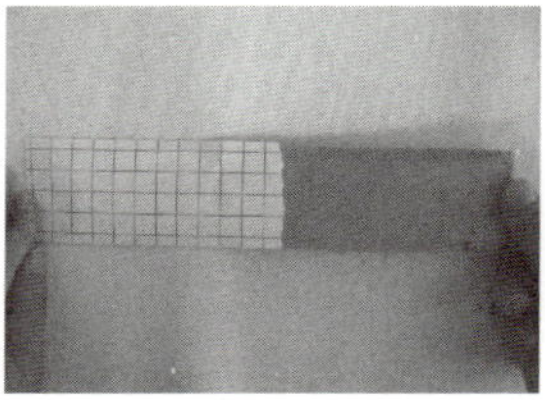

▲テープの裏紙を半分ちぎる。

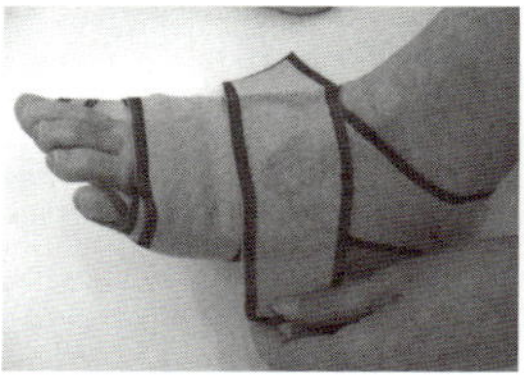

▲基本アーチテープ1に1／3程重ねて甲に貼り、小指側より貼り始め、足裏だけ軽く引っ張る。

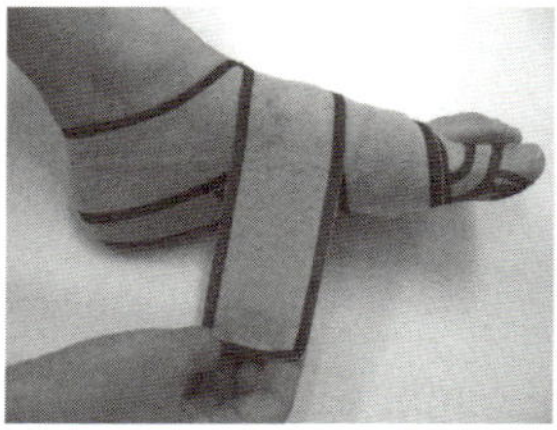

▲親指側も甲は引っ張らず、足裏だけ軽く引っ張る。

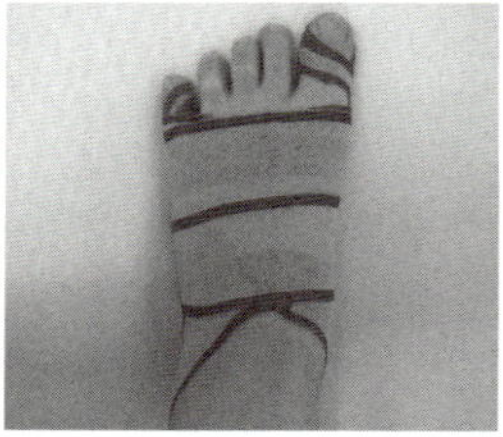

▲基本アーチテープ2の完成。

【痛みがひどい場合は足関節も固定】

【自分で簡単に行う場合は三本指テーピング靴下と足首包帯の代わりに専用サポーター（ヒールロック）との併用】

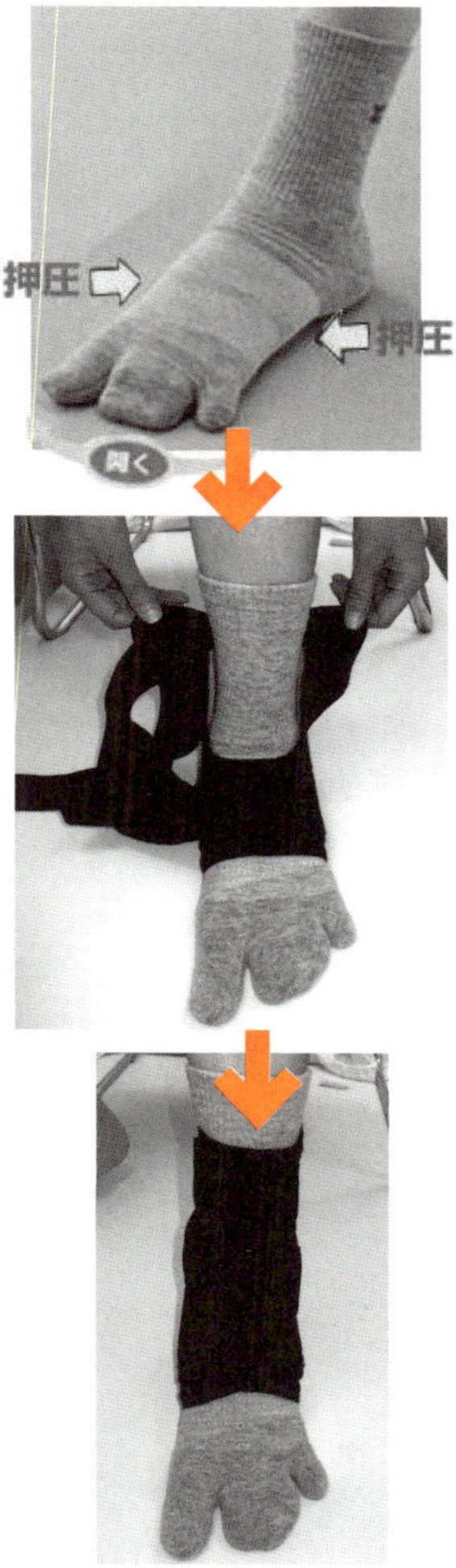

①足首の前部分のこすれ防止でガーゼや綿花を当てる。

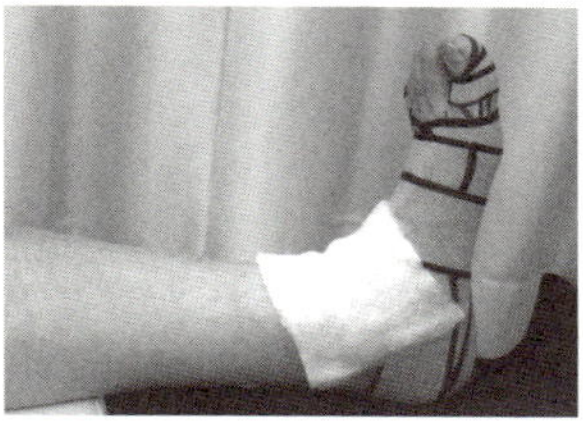

②足首を90度に背屈させて約11センチ幅のサラシ包帯を巻く（約3メートル）。

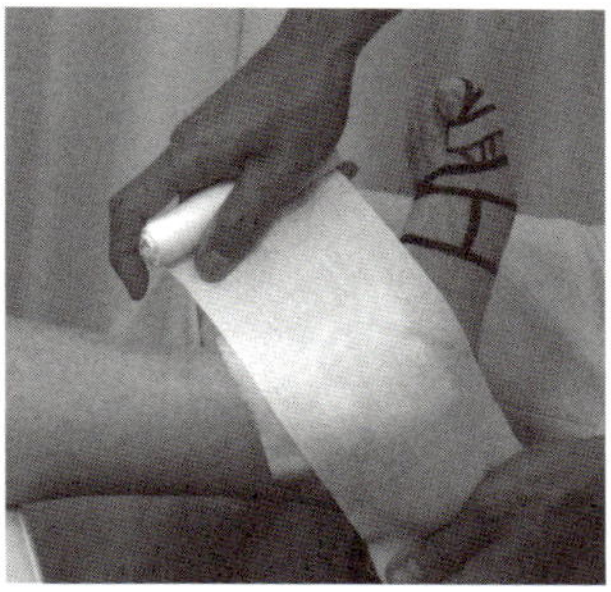

③三裂のサラシ包帯の上からさらに四裂幅の綿包帯を足首を90度に曲げて巻く。

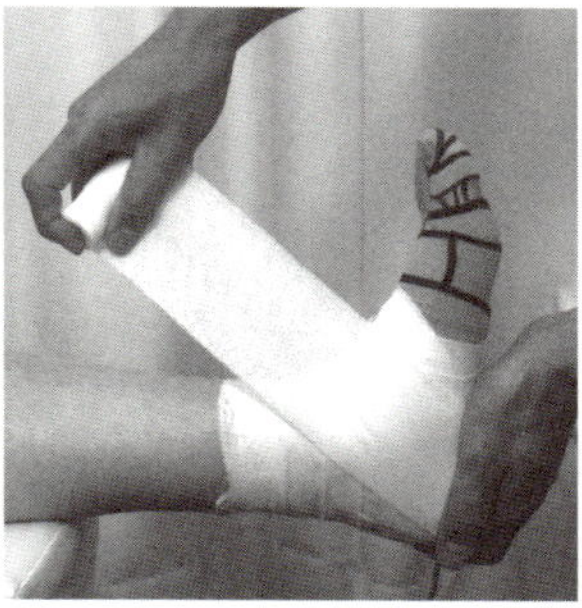

④完成。

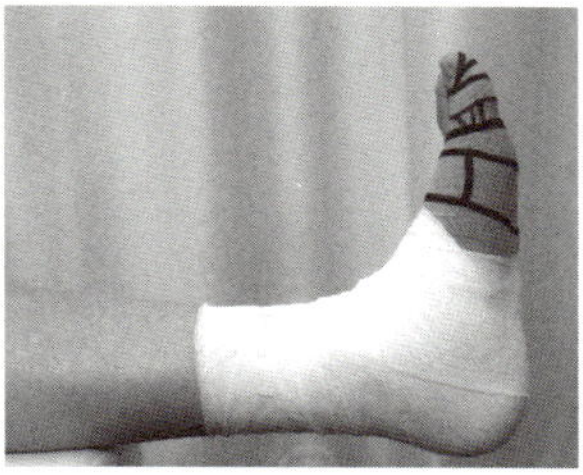

3 9センチの長さにカットした「小指テープ」を一枚用意する（一枚で両足分取れる）。一辺を3センチ、反対側の一辺を2センチの幅にカットする。2センチ幅の先端より左右均等幅で切り込みを入れ、「小指テープ」一枚として使用。

4 20センチの長さで図（P79参照）のように台形にカットした「足裏横テープ」一枚として使用。

「カットするのが面倒臭い」、「忙しくて時間が取れない」という人はカット済みのテープを使用すると便利です。

治療後のケアと注意点を知っておくと安心

テーピング法の手順は前頁の通りです。痛みがひどい場合には足首にも包帯を巻いてください。カサハラ式テーピング法を行った後のケアと注意してほしい点が三つあります。

まず、足へバーデンや関節リウマチで急性期（炎症期）の人は、巻いた直後や夜間に痛くなる場合があります。テープで親指を少し矯正しただけでも痛む場合があるので、痛んだら親指テープの指先部分だけを外してください。ただしこの場合、足関節の包帯固定は必ず行います。三週

【急性期（炎症期）の注意点】

①テープを巻いた後、夜間に痛みが出る場合がある
②その場合には、親指の指先だけをカットする
③足首の固定は必ず行う

＊足首の固定は必須

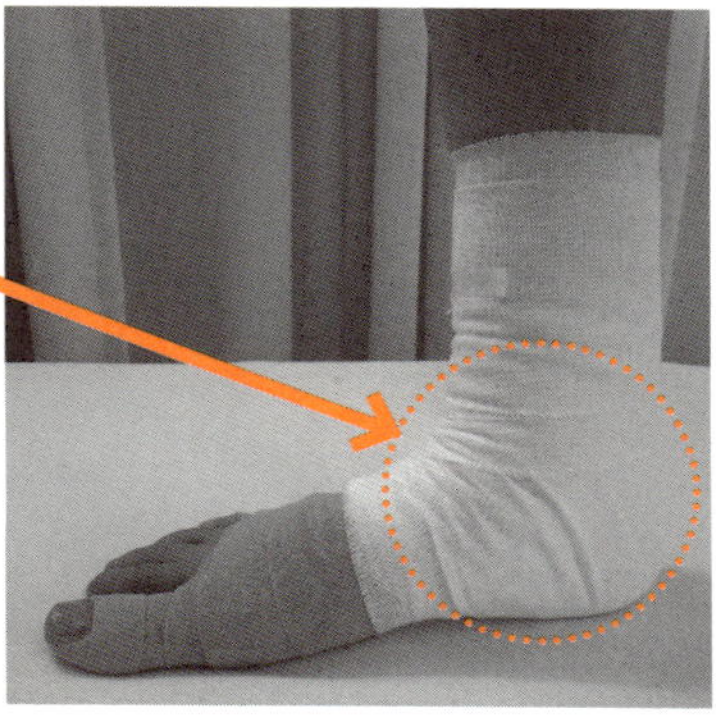

テーピングの替わりにサポーターで対応

②その上から専用テーピング靴下を履く

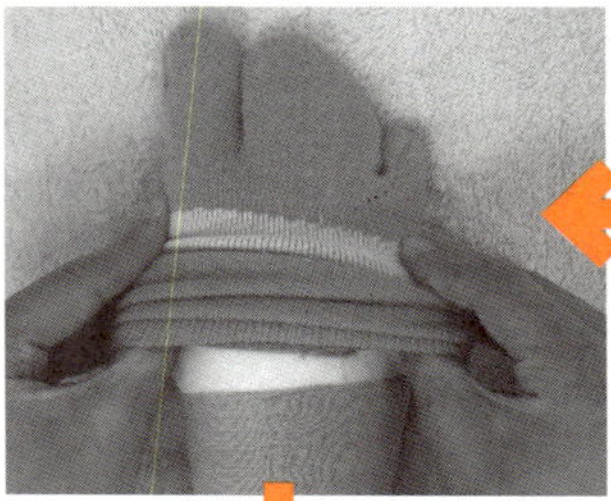

①伸びない綿包帯を巻く

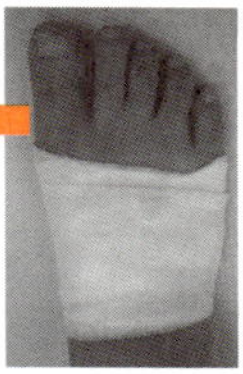

③三本指テーピング靴下と専用サポーターとの併用

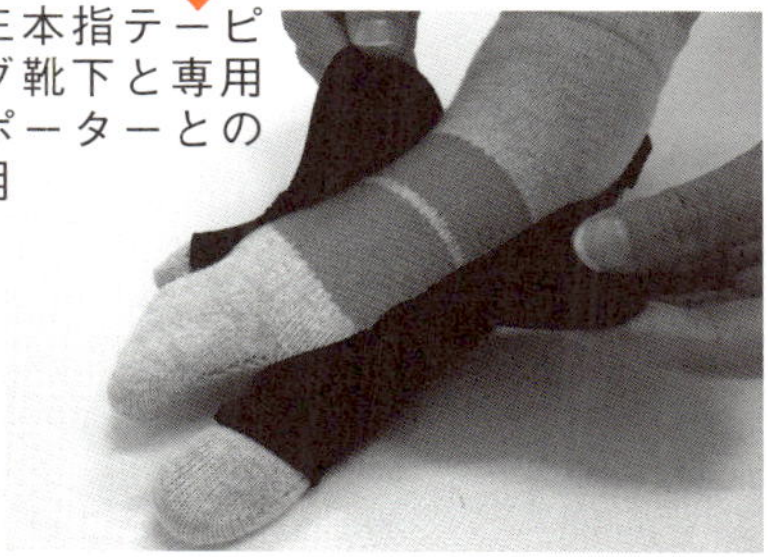

風呂で濡れないように

●足にビニールなどをかぶせて包帯が濡れないようにする。
●個人差はあるが、テーピングは３日間位もたせる目安。
●テープを外すときはゆっくりはがす。
●かぶれやすい人はサポーターなどで対応。

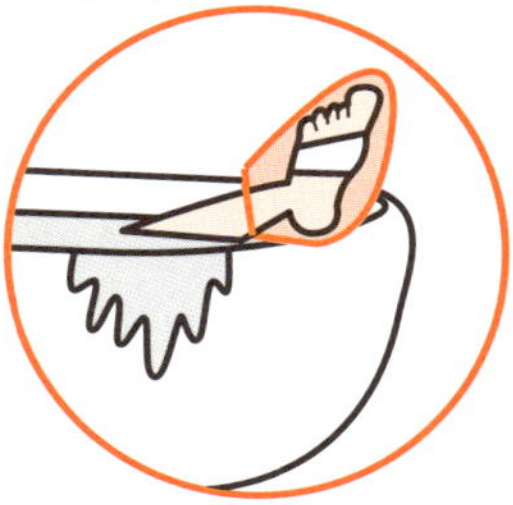

間位で炎症が止まり、痛みが治まってから、再び親指テープを弱く貼ることから始めます。

次に包帯を用いたテーピング法を行った場合、風呂で濡らすことができないので、ビニールなどをかぶせて、浴槽の縁に足を出して濡れないようにするか、シャワーを中心にしてください。

三つめはテーピングは通常二～三日で貼り替えるということです。また、それ以外の日は専用テーピング靴下とサポーターとの併用か、あるいは「包帯と専用テーピング靴下との併用法」を、テーピングと交互に使い分けると手間が省けるので継続して行えます。

例えば三日間テーピングを貼ったら、あとの一週間は前に説明したように、三本指テーピング靴下とサポーターとを併用する、または、「包帯と三本指テーピング靴下」との併用で簡単に使用を続けて、治癒に導いてください。尚、痛みがひどい場合には、足関節を包帯固定して足への負担を軽減させてください。その場から楽に歩けるようになります。

自分で簡単にできる保存的療法だから継続できる

「包帯」と「三本指テーピング靴下」との併用や、また「三本指テーピング靴下」と「専用サ

自宅にいる時の専用靴下と専用サポーターとの併用法

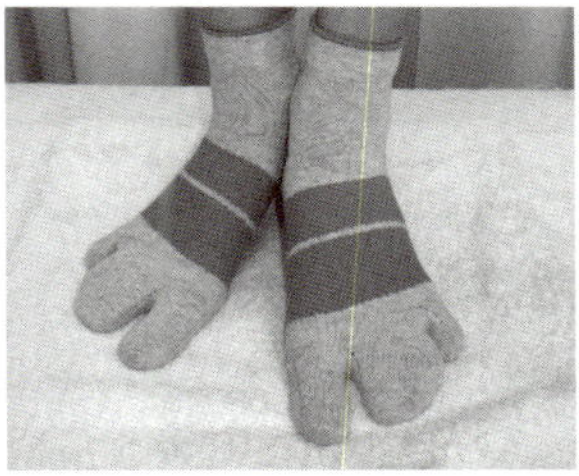

①テーピングの代わりに「3本指テーピング靴下」を履く

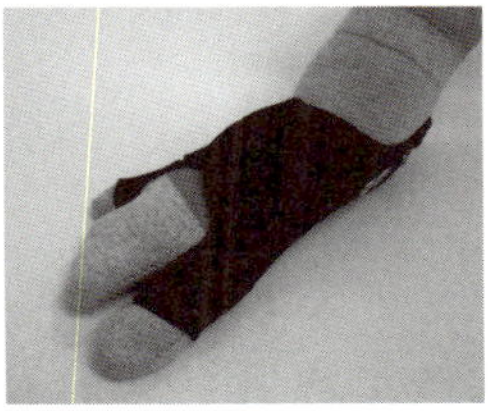

②その上から専用「外反内反Wサポーター」（室内用）を付ける

免震インソールで足・ひざ・腰・首を守る

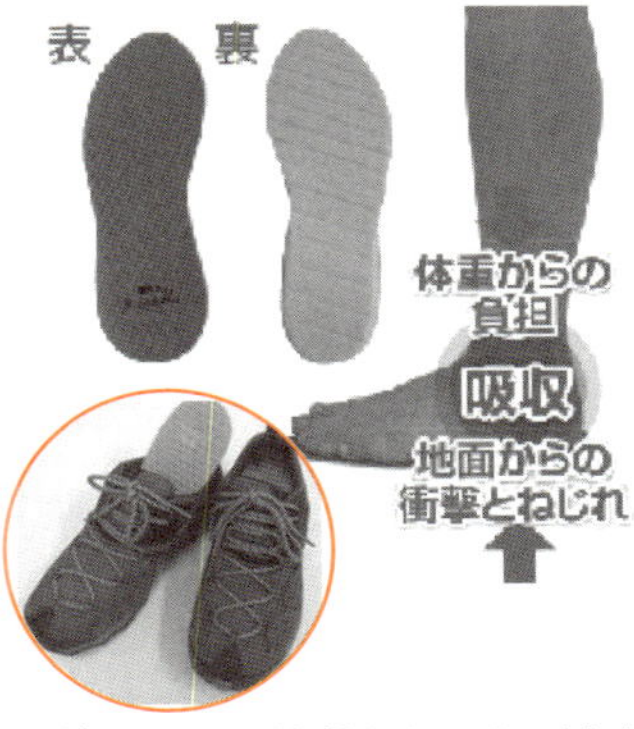

▲地面からの衝撃とねじれが上部に伝わらないように人工筋肉素材の免震インソールを使用

外出時の包帯と専用靴下との併用法

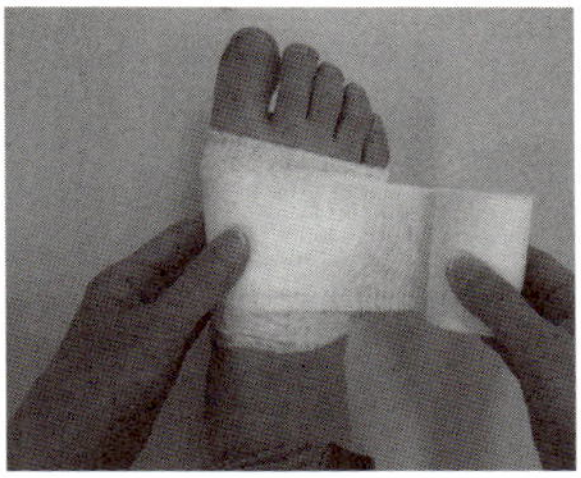

①伸びない綿包帯を五周位弱めに巻く。

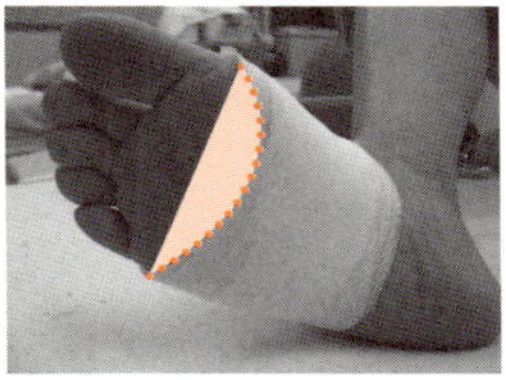

②甲部分と足裏部分を三日月型にカット。

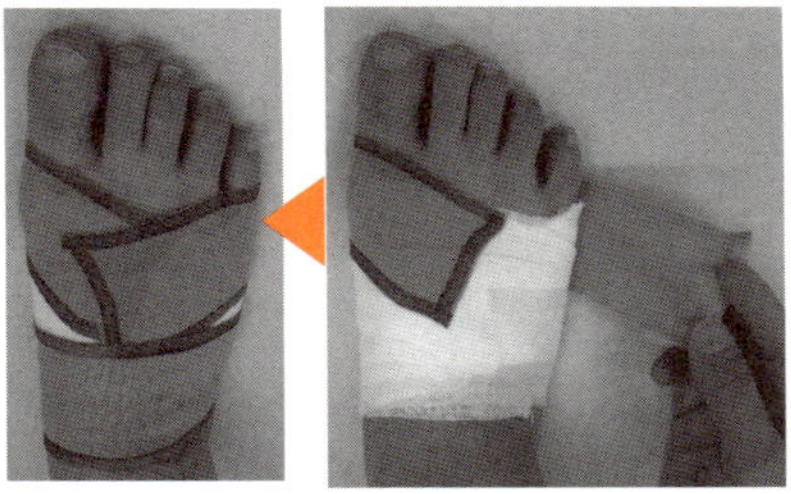

③包帯がずれないように、指先側と足首側を、基本アーチテープで包帯と肌を半分ずつ留める。テープは引っ張らないで貼るだけ。

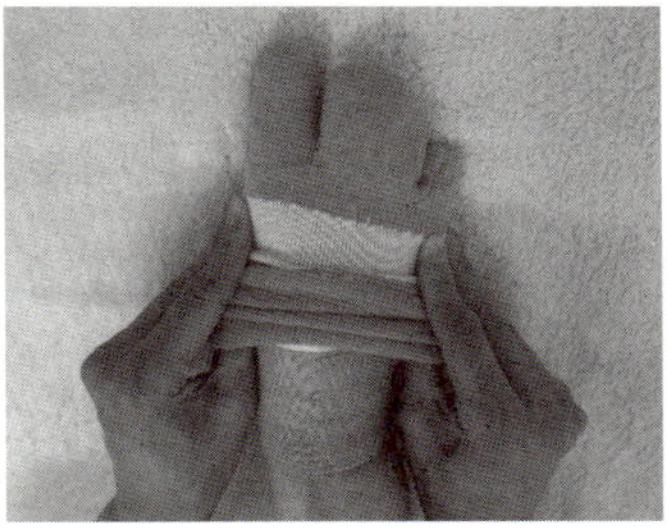

④その上からテーピング靴下を履いて完成

ポーター」との併用で、自分でも簡単に改善することができます。それにはまず、「三本指テーピング靴下」や「専用サポーター」の機能性をよく知ることが必要です。機能性を理解すると、だれでも真剣に治そうという気持ちが起こり、継続できるからです。

《三本指テーピング靴下の特徴と機能性》

1二本のテーピング機能が編み込まれており、これがゆるんだ足裏の横アーチ「中足関節」と、縦アーチ「リスフラン関節」を押圧し、足裏のバランスを整え、指が広がる。犬や猫の足を両側から押すと、指が開くことと同じ機能。

2三本指タイプの機能は、親指と小指を別々に分けると、残りの三本の指に力が入り踏ん張れるようになる。犬や猫の足は、親指はかかと、小指は反対側にあり、離れているので残りの三本の指に力が入り、追いかけたり、逃げたりするのに役立っている。

《専用サポーターの特徴と機能性》

1三本指テーピング靴下の上に装着するので違和感が少ない。

2ゆるんでいる「中足関節」と「リスフラン関節」を強力にサポートできるので、足裏のアーチを再生しやすい。

3指先が筒型タイプなので、ひどい外反母趾「足へバーデン」にもフィット感があり、かかとにベルトが付いているのでズレにくい。

4室内では「三本指テーピング靴下」と専用サポーターとの併用。外出で靴を履くときは、先に「6センチ幅の綿包帯」を弱めに四～五周位巻いて、その上から「三本指テーピング靴下」を使用すると、日常生活の中で楽に継続することができる。

関節リウマチによる「ひどい外反母趾」も同じ治療法でOK

「関節リウマチ」も「足へバーデン」も膠原病のひとつで、本来体を守るべき免疫機能が誤作動して自分の体を攻撃してしまう異常状態ですが、これといった決め手となる治療法がないのが現状です。関節リウマチによる外反母趾も「足へバーデンの治療法」と同じで、急性期（炎症期）に早めのカサハラ式足裏バランステーピング法で形を整え、包帯固定しておくとひどい外反母趾にならないで済むのです。たとえ変形していたとしても、進行を最小限で止めることができるので、この知識を理解しておくことが何よりも重要です。

関節リウマチ性の外反母趾は、「足へバーデン」と同じように急性期（炎症期）の二～三か月の間に、体重の負担により「中足関節」と「指」が急に変形し、この負荷重が繰り返されることでさらにひどい外反母趾となり、脱臼まで起こしてしまうのです。

ひどい外反母趾となって固まり、拘縮してしまうと、歩行困難になる場合がかなり出てきます。「関節リウマチ」によるひどい外反母趾と、「足へバーデン」によるひどい外反母趾は転倒する割合が高くなり、そのどちらも介護される割合が飛躍的に高くなるので、早めの適切な治療が必要なのは言うまでもありません。

このように、関節リウマチのある人は「足へバーデン」と同じひどい変形や脱臼をしてしまうので、気づいたらすぐに足裏のバランスを整えておくと予後の経過が極端によくなり、支障の少ない日常生活を送れるということが重要です。

関節リウマチもヘバーデン結節も重力の負荷重が、中足関節や指関節を変形させる最大の原因になっています。関節リウマチだから仕方ない、適切な治療をしないであきらめて何もしないのでは取り返しがつかなくなるのです。

すでに関節リウマチによるひどい外反母趾になってしまった場合であっても、足へバーデンと同じ治療法をすることで、痛みは100パーセント、形は30パーセント位の改善が見込めます。

形が30パーセント位改善するだけでも、踏ん張れるので重心が正常になり、バランス機能（姿勢）や免震機能、歩行機能も回復し、生活の質（ＱＯＬ）がかなり上がります。以前の生活を取り戻すこともできるのですから、この知識と治療法が必要なのです。

関節リウマチによるひどい症例

【症例1】50代 女性

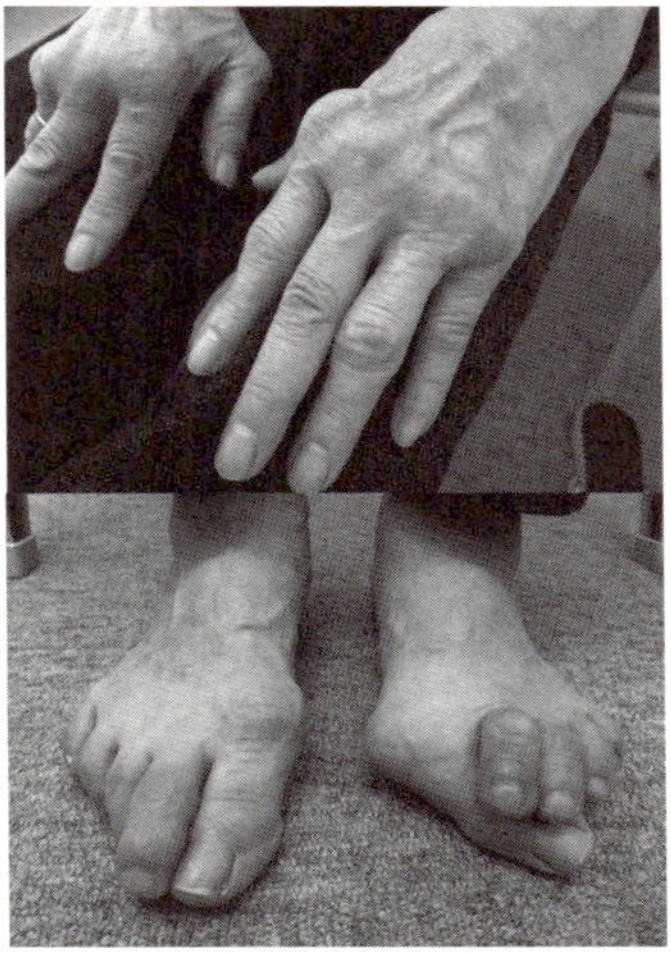

【症例2】60代 女性

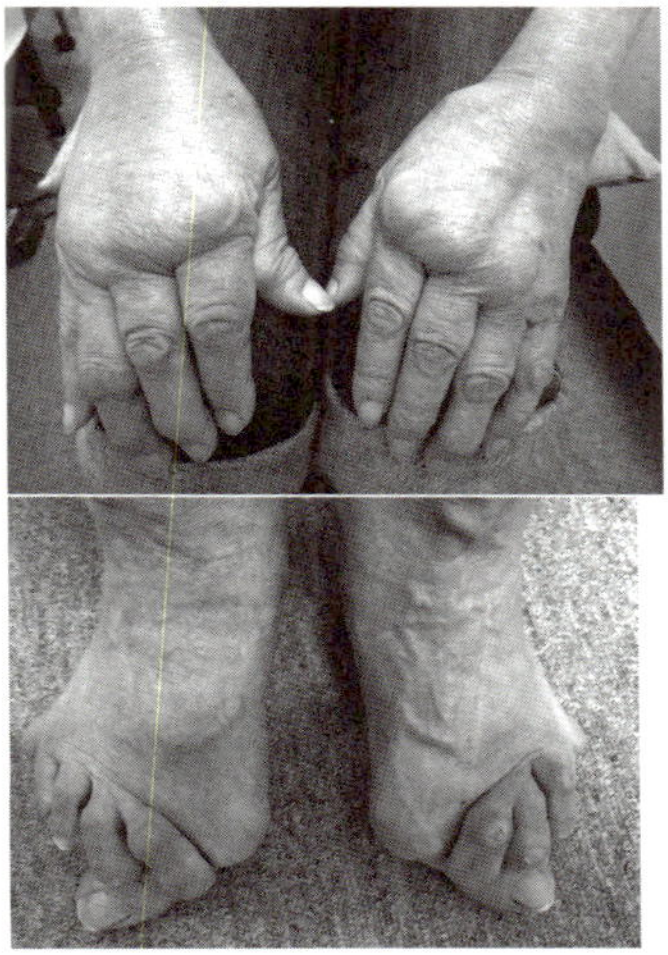

【関節リウマチであっても足裏のバランスを整え、重力の負担を軽減することが重要】

【テーピング前】

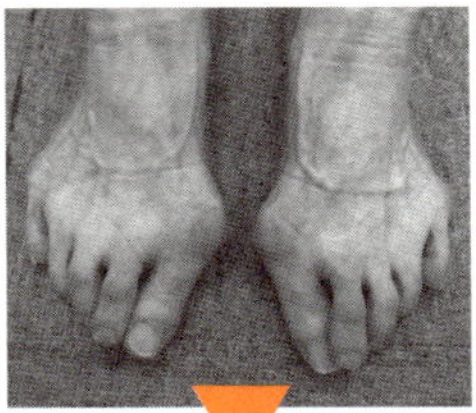

【テーピング後】

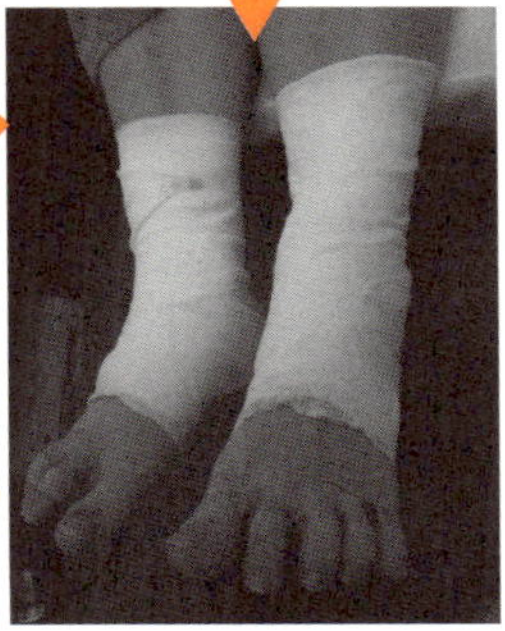

【症例3】60代 女性
関節リウマチ

【テーピング前】

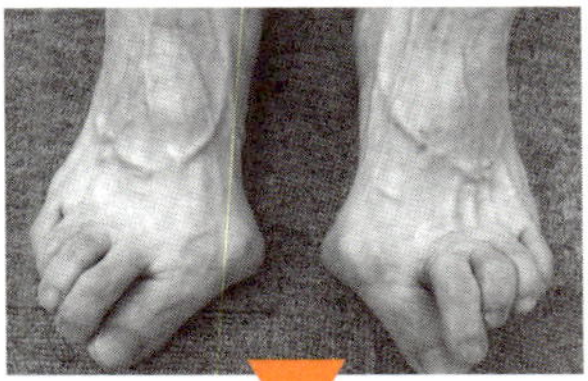

【テーピング後】

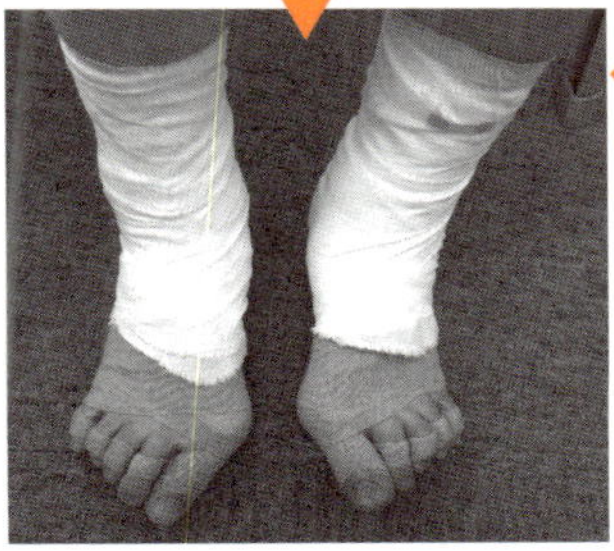

【症例4】60代 女性
関節リウマチ

「足のリウマチ」も「足へバーデン」も指の付け根に体重による過剰な衝撃波が繰り返されてしまい、関節内の軟骨が損傷したり、破壊が進行し変形したりして足先がバラバラになったようなひどい外反母趾になる症状です。

ここでこれまで誰も気づかなかった重要なことがあります。それは、「関節リウマチ」や「ヘバーデン結節」だけで軟骨損傷や骨破壊が進行するのではなく、繰り返される「重力の負担」が最大原因となっていることです。

ゆえに、「関節リウマチ」と「ヘバーデン結節」の治療法は、包帯固定・カサハラ式テーピング・免震インソール（人工筋肉素材）などで重力の負担度（破壊力）より安静度（治癒力）が上回る固定を目的とした治療でなければなりません。

関節リウマチだけでも約百万人、ヘバーデン結節はそれより数倍多く、全身的に見ると膨大な数になるので、私は「国民病」と言っているのです。

足指の付け根が痛んだり腫れたりする場合、中足関節を包帯で固定しテーピングで形を整え、さらに足関節への包帯固定により、重力の負担度（破壊力）より安静度（治癒力）が上回る治療を行うと、三週間位で誰でも治り始めるのが実感できて、さらに三か月続けると劇的によくなってきます。

「関節リウマチ」や「ヘバーデン結節」そのものが治りきるわけではありませんが、自己治癒力・自然治癒力が最大限に発揮され炎症や腫れが治まり、痛みと共に変形も止まるという事実を理解してください。この事実から、「関節リウマチ」や「ヘバーデン結節」には固定が欠かせないものであるということをご理解ください。

本来、「関節リウマチ」も「ヘバーデン結節」も病気であり、柔整師やその他、治療家の施術範囲ではありませんが、関節が弱くなっているので二次的に捻挫をして接骨院を訪れる患者さんも多く見られます。

医師の治療を長年受けていても、潜在的に骨のもろさや変形、破壊、軟部組織の損傷が90パーセント蓄積していて、これに残りの10パーセントが新鮮な外力となって、新たな捻挫や痛み・変形・軟骨損傷が発生しています。私はこれを10パーセントの「新鮮な捻挫」と呼んでいます。

第3章

「足へバーデン」が隠れた原因となる足の痛み

足の「第二指付け根の痛み」のほとんどは「足ヘバーデン」が原因

ヘバーデン結節が足に発症した「足ヘバーデン」の関連症状として一番多いのが、第二指付け根（第二中足骨骨頭部）の痛みや疲労骨折、それに脱臼骨折です。

痛みはありますが、初期にはX線に異常が現れないことが多いので明確な診断ができず、不安になります。進行して疲労骨折や脱臼まで起こった時点で初めて、X線に異常が現れることがほとんどなのです。

医学的には第二中足骨骨頭部に多く見られ、フライバーグ病（Freiberg病）、または第二ケーラー病と言われています。

フライバーグ病や第二ケーラー病は一般的には思春期の女性に多く発症する症状を指しますが、これとは別に中年以降の女性に「ヘバーデン結節」や「足ヘバーデン」と共に発症する損傷を仮称「第二中足骨頭ヘバーデン」と呼び、新しい判断法として柔整師界に警鐘を鳴らしています。

中年以降の女性に発症する「足の第二指付け根の痛み」のほとんどがこの「第二中足骨頭ヘ

「ヘバーデン結節」が原因となる『第二指付け根の痛み』
（仮称：第二中足骨頭ヘバーデン）

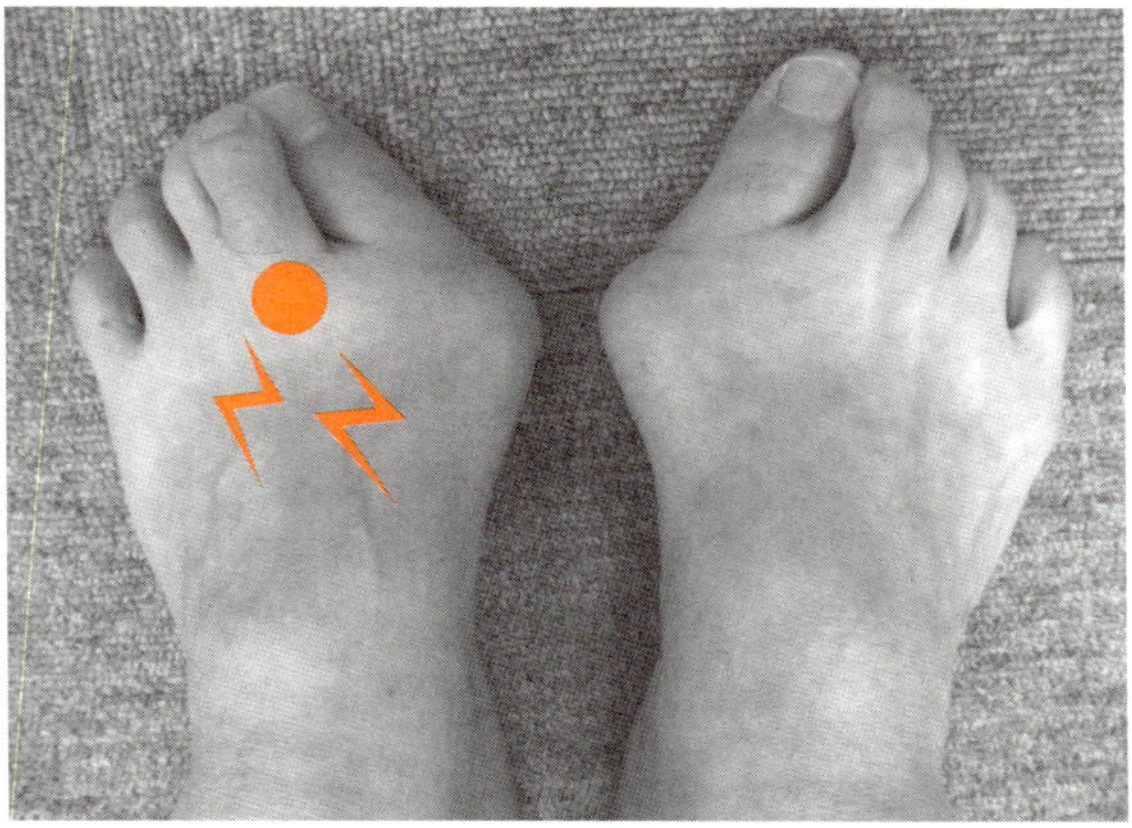

・最初はチクチクした痛み
・こじらせると、歩く度にズキンズキンとした強い痛みに
・歩く度に激痛がして歩くのが怖くなる

バーデン」で、すでに90パーセントの損傷が蓄積しており、さらに硬い靴や長時間の歩行などで二次的に新たな10パーセントの捻挫や損傷が加わり、100パーセントの損傷が発症しているのです。

《症　状》

最初はチクチクとした軽い痛みから始まり、何もしないで様子を見ていると、歩く度にズキンズキンとした強い痛みに変わってきます。

この時、初めて不安感を覚えますが、さらにこじらせると第二指の付け根の部分が熱っぽく腫れ、歩く度に激痛がして歩くことが怖くなります。

ヘバーデン結節が足に起こり、その「足ヘバーデン」が隠れた原因となって発症する症状を仮称「第二中足骨頭ヘバーデン」と呼んでいるのです。

発症する部位は第三中足骨骨頭部にも見られますが、第四中足骨骨頭部に発症した場合、「モートン病」と誤診されることが多いようです。ここまでくると、「足へバーデン」による微細な骨破壊や変形・疲労骨折を起こしている場合がほとんどなのです。

第二指の付け根（第二中足骨骨頭部）部を上下から強めにつまんでみると、この部分に骨の肥厚と激痛があるのですぐにわかります。また、反対の痛みのない足の骨と比べてみても太く肥厚し、仮骨形成されて変形や疲労骨折があるのを確認できます。しかし、この時点ではまだX線像には異常が現れにくく、見逃されやすいのです。

さらに悪化させ、脱臼骨折や時間経過につれ、石灰沈着が起こった場合に初めて疲労骨折や脱臼骨折としてX線像で確認できるようになります。まれに、骨頭部に壊死が起こることもあるので注意が必要です。

このように、「第二中足骨頭へバーデン」は、痛みがあってもX線像に異常が現れないので初期の場合、変形や疲労骨折が見落とされている場合がほとんどなのです。

しかし、この事実の詳しい研究発表や報告がないため、原因がわからず歩けなくなるのではという不安になる人が多いようです。何より重要なのは、専門家による経験的判断や触診による確認です。本当の原因がわかってこそ、初めて正しい治療法につながるからです。

《判断法》

「足の第二指付け根」の骨を上下から強くつまんでみると激痛がしたり、この部分の骨が太く

【判断法】

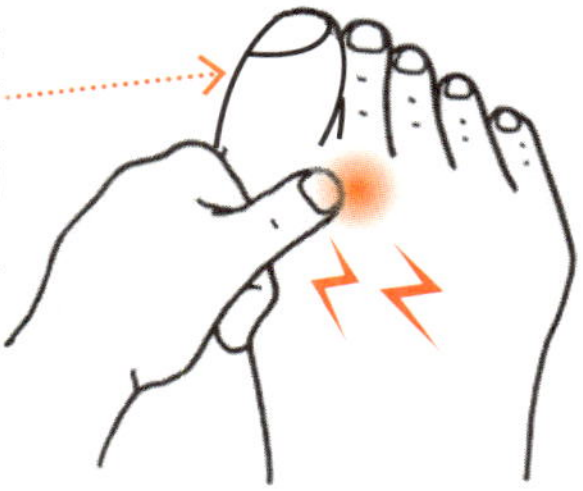
親指が外側にねじれて爪が外側を向く
歩き始めにズキズキ痛む

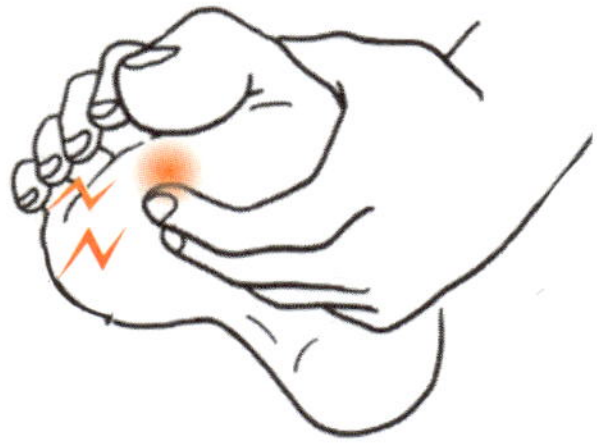
第二指の付け根を上下から強くつまむと激痛がある

【原　因】

中高年に発症する「第二指付け根の痛み」は
「ヘバーデン結節」が関係している場合が多い！

▼「足ヘバーデン」はひどい外反母趾となり親指が第二指の下に入るので、第二指が浮いてしまう。船底形の逆アーチとなり、第二指の付け根を繰り返し打ち付けてしまう

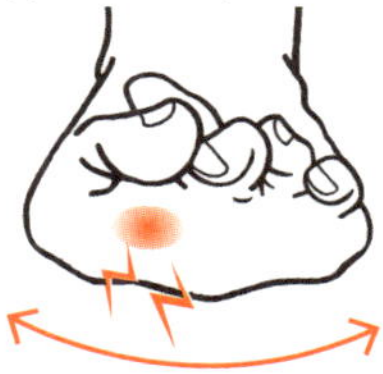

▼「ヘハーデン結節」で手の第一関節やＣＭ関節の変形や痛みがある

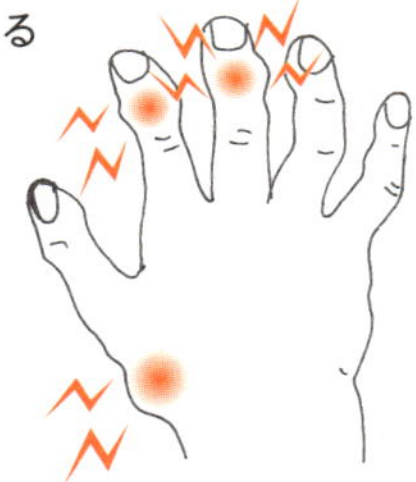

経験的判断ではヘバーデン結節は骨がもろくなり変形や疲労骨折が起こりやすい

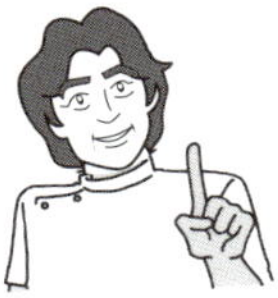

▼基節骨が立って、指の付け根を繰り返し打ち付けてしまう

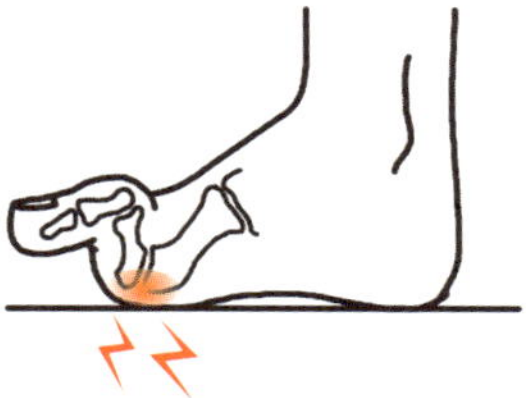

【治療法】

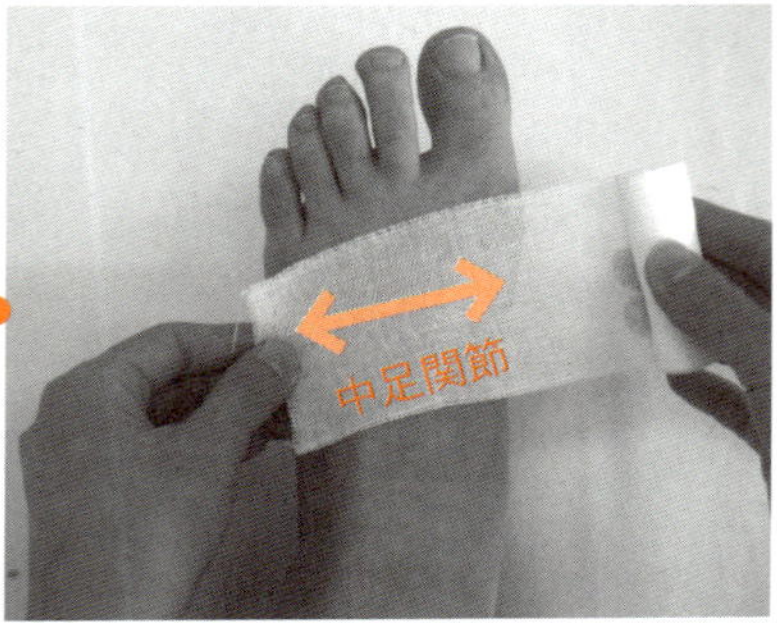

①「中足関節」に伸びない綿包帯を軽く巻く

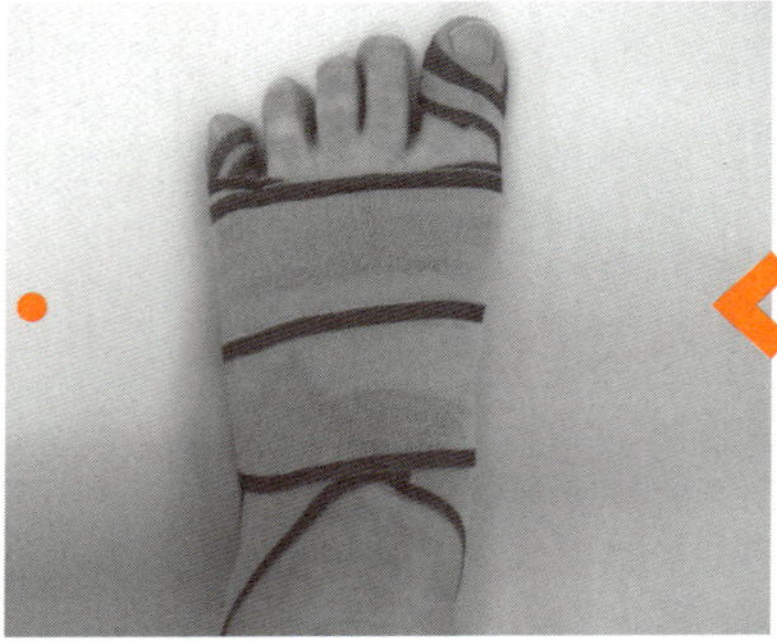

②包帯を巻いてから、カサハラ式テーピングを行う

肥厚しているので、変形や疲労骨折がわかります。「足ヘバーデン」により、足の親指が外側にねじれて爪が外側を向いている（回内位）ことを確認してください。

《原　因》

中高齢者に発症する「足の第二指付け根の痛み」の原因を一般的には解明していませんが、実は本当の原因は「手の第一関節（DIP関節）」に発症したヘバーデン結節にあるのです。

これが足に発症した「足ヘバーデン」は、中足関節にある中足骨骨頭部と足指を著しく変形させ、ひどい外反母趾やひどい浮き指状態となって拘縮させてしまいます。この時、親指は第二指（人差し指）の下に入り、第二指を押し上げます。中足関節は船底型の逆アーチとなるため、歩く時、親指よりも第二中足骨骨頭部をより強く地面に打ち付けてしまいます。これに、骨がもろく、変形・破壊されやすいという「ヘバーデン結

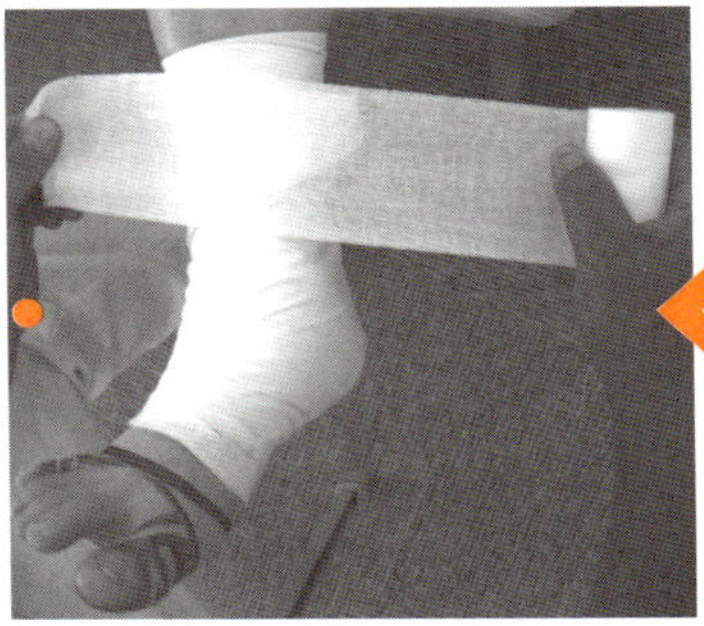

③足首にも包帯固定を行い、体重の負担を軽減

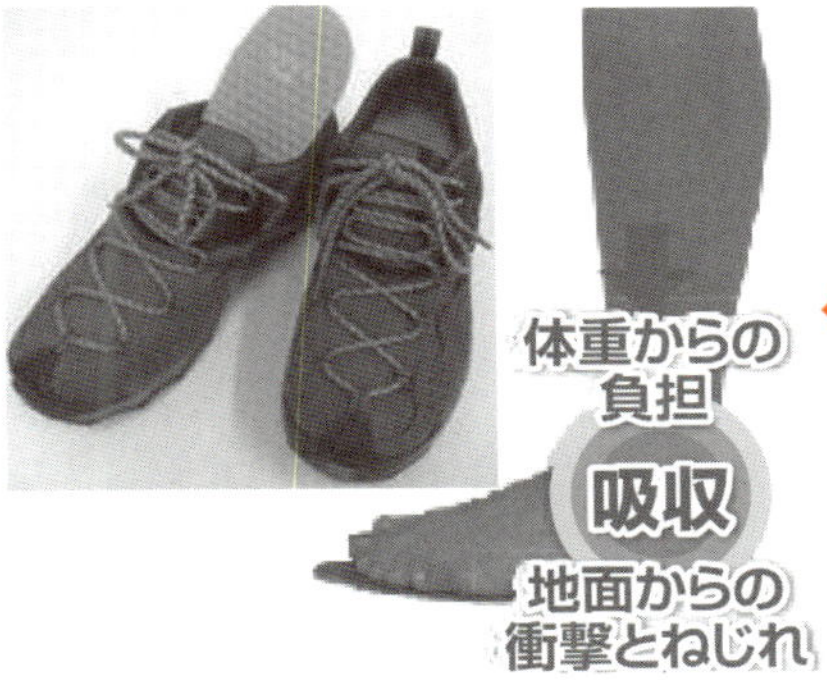

④人工筋肉素材の免震インソールを入れ、衝撃とねじれを吸収

節」の特徴が加わり、発症するのです。

《治療法》

「第二中足骨頭ヘバーデン」の治療法は、前章で紹介した「足ヘバーデン」と同じです。ポイントは中足関節と足首（足関節）の両方を包帯固定することで負担度（破壊力）より安静度（治癒力）が上回るので、変形や骨破壊を防いで改善するための環境条件を整えます。

治療期間は程度により約六か月〜一年を要します。長く固定をすることで、「過剰仮骨の吸収と付加骨の添加」という自己治癒力を最大限に発揮させることにあります。あくまで「固定で治す」という考えを徹底するのです。固定しても普通に歩くことができます。

もうひとつスニーカーなどの紐靴の中に人工筋肉素材の免震インソールを入れることで、過剰な衝撃とねじれを吸収無害化すると、さらに効果が高くなります。

こんなに多い！足の「第二指付け根の痛み」

❖足へバーデンによる「第二指付け根」の痛みに関するQ&A

Q①　東京都　四十二歳　主婦

最近は歩く度に右足の第二指の付け根が痛み、整形外科で「第二ケーラー病」と診断されました。特別な治療がなく、安静にしているようにと言われましたが、とても不安です。この症状について詳しく教えてください。

A…第二指付け根の第二中足骨骨頭部の痛みを「第二ケーラー病」や「フライバーグ病」とも呼ばれています。発生部位の多くが第二指（人差し指）の付け根ですが、第三指（中指）や第四指（薬指）の付け根に痛みが出ることもあります。

《原　因》

「足へバーデン」により、「第二中足骨骨頭部」の骨が変形したり、疲労骨折をしたりしているためです。足へバーデンにより親指の機能が低下し、第二指の付け根で歩くため、ここに重力の負担が集中したことが原因です。

中学生や高校生の女子にも見られますが、これは外反母趾や浮き指により親指に力が入らず第二指の付け根に重力の負担が集中したためで、ときどき男性にも見られます。

これとは別に、質問者のように四十歳以上の女性に多いのが、へバーデン結節が足に起こった「足へバーデン」が隠れた原因となる「第二中足骨骨頭部痛」です。

このように原因が異なるので、私はこれを仮称「第二中足骨頭へバーデン」と名付け、古くから言われてきた「第二ケーラー病」や「フライバーグ病」と区別しています。

いずれも初期の段階では、X線などの画像診断で骨の異常は写らないので放置されやすく、初期のうちにこれを深く理解している専門医に受診して、納得のいく説明や治療を受けることにつきます。もし納得がいかないで不安になった場合は、緊急性がないので自分で「伸びない包帯とカサハラ式テーピング」で足裏のバランスを整えて固定する方法を試してみるのもひとつの方法です。

テーピングで足裏のバランスを整え、中足関節と足首（足関節）を包帯で固定しておくと、重力の負担度（破壊力）より安静度（治癒力）が上回るので改善していきます。普通に歩けるので日常生活に支障をきたすようなことはありません。

脱臼骨折などで症状が悪化した場合でも脱臼は残りますが、痛みは完全になくなるので日常生活への支障も極めて少なくなります。

モートン病と診断された人のほとんどは「足へバーデン」

「足の第四指付け根の痛み」で「モートン病」と診断された人の多くが、実は「足へバーデン」が隠れた原因になっている場合がほとんどです。

中年以降の女性で「第四指（薬指）の付け根の痛み」やしびれ感があったら、「足へバーデン」による「モートン病」が考えられます。

私はこれを仮称「カサハラへバモートン」と名付け、「本来のモートン病」と区別しています。

一般的に「本来のモートン病」は治りにくいので、まず自分で正確な知識と治療法を知ることが大切です。

「モートン病」とは、ウィーン（オーストリア）のＭＯＲＴＯＮ医師によって報告されたのが

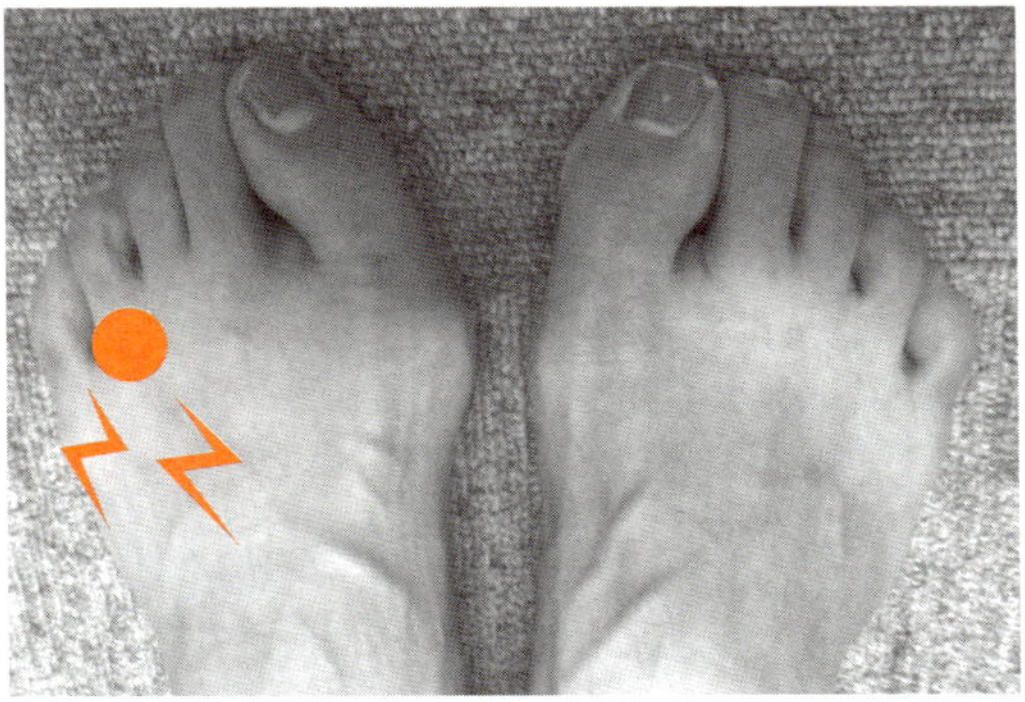

▲中年以上の第四指付け根の痛み「モートン病」の多くは「足へバーデン」が隠れた原因

始まりで、この医師の名をとって「モートン病」と名付けられています。

しかし、最初に「モートン病」と名付けられた病状とは別に、「ヘバーデン結節」や「関節リウマチ」が原因となる骨頭部痛と「本来のモートン病」とが混同されているようです。

正しい発生原因を区別しておくことは、その後の経過や治療法と治癒機転もわかり易くなるので重要なのです。

「足へバーデン」が隠れた原因になっている「モートン病」、仮称「カサハラ ヘバモートン」は、四十歳以降の女性に集中しています。

整形外科で「モートン病」と診断され、その後、当院へ転療してきた患者さんの症状を調査すると、そのほとんどに手の第一関節が変形する「ヘバーデン結節」と共に、足の親指や中足関節が変形するひどい外反母趾「足へバーデン」が見られます。

四十歳以降の女性に発生する「足の第四指付け根」骨頭部の痛みやしびれ感を区別すると、次の三つのタイプに分かれますが、これをまとめて「モートン病」と診断されているのが現状です。「関節リウマチ」でも発生しますが、これを除いた発生原因のパターンを次の三つに区別して説明します。

《モートン病の区別》「モートン病」は三つのタイプに区別される。

◉1のタイプ：神経が圧迫されたことによる「神経腫」が原因となる「本来のモートン病」

◉2のタイプ：歩行などにより過剰な衝撃が繰り返されたことが原因となるモートン病

◉3のタイプ：「ヘバーデン結節」や「足ヘバーデン」が原因となるモートン病「仮称：カサハラ ヘバモートン」

このように三つに区別されますが、中年以降の女性で「モートン病」と診断された患者さんのほとんどが「3のタイプ」にあたります。これが手のヘバーデン結節や足ヘバーデンが原因となる「モートン病」、仮称「カサハラ ヘバモートン」なのです。

次に多いのが、若い人に見られる「2のタイプ」で、第四中足骨骨頭部の変形が原因となる「モートン病」です。

「1のタイプ」の神経腫（神経のこぶ）が原因となる本来のモートン病はかなり少ないのが現

状です。

モートン病とは本来この神経腫が原因となるものを指しますが、この神経腫が小さい場合、MRIなどの画像診断では区別しにくいのです。

しかしいずれも症状が似ているので、まとめて「モートン病」と診断しているようです。

まずは、自分がどのタイプの「モートン病」なのかを知ることが重要なのです。

次に、それぞれをわかり易く説明していきます。

⦿1のタイプ：「神経腫」が原因となる本来のモートン病

足指の付け根の関節にある第三・四中足骨間に起こる痛みやしびれ、ほてり、灼熱感などの神経症状を訴えます。第三・四中足骨間に入り込んでいる神経が圧迫されたり、締めつけられ続けて「神経腫」（神経のコブ）が発生します。

《症　状》

神経症状は人によって多少異なりますが、感覚がにぶくなったり、なにか薄いゴムが一枚あるような感じを訴えたり、また神経支配領域となる指先にかけて知覚障害を訴えることがあります。

横になるなど休憩している時は痛みがなく、動き出すと再び痛むということを繰り返します。

初期の頃は、歩きはじめに痛く、慣れて身体が温まる午後などは痛みが和らいだり、治まった

●モートン病には大きく三つのタイプがある

【1のタイプ：神経腫が原因】

▼両脇から強く押すと、第三・四指に痛みやしびれ、ぴりぴりとした放散痛がある

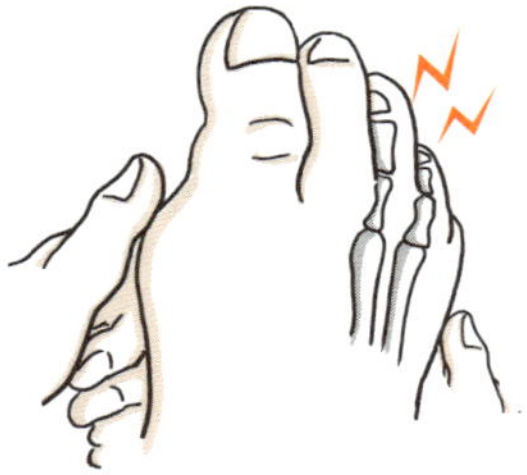

▼第三・四中足骨間の神経が圧迫され、「神経腫」（神経のこぶ）が発生

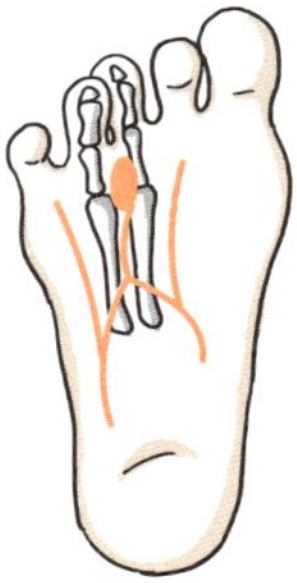

▼さらに、ヒール・パンプスなど先の細い靴で両脇から圧迫されて、第三指から第四中足骨間の神経を痛めて、神経腫となる

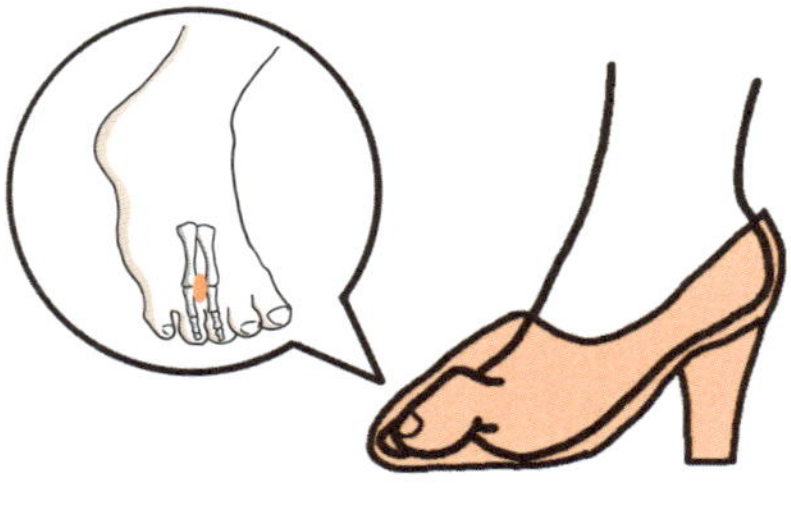

▼外反母趾や浮き指、扁平足で足裏のーチが消失し、逆アーチで指の付け根を打ち付けて歩く

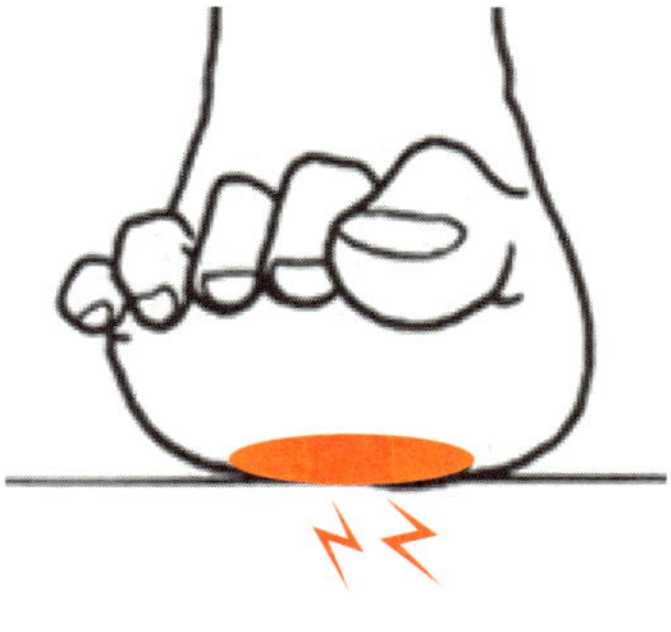

りを繰り返します。適切な治療がなされないと次第に歩いている間中、ずっと痛みやしびれ感があり、さらに進行すると足をかばう跛行《はこう》などの症状が出てきます。

第三・四中足骨趾間を上下から強くつまむと、激痛やびりびりとしびれるような症状が神経支配領域となる指先にかけて起こります。また、親指と小指の付け根（中足関節）を両側から押すと、同じような痛みやしびれが指先の神経支配領域にかけて感覚異常が起こる特徴があります。

《原　因》

外反母趾や浮き指、扁平足により「中足関節」が横にゆるむことで、横アーチが消失し、船底型の逆アーチになってしまいます。これにヒールやパンプスなど足先の細い靴により親指や小指側からの圧迫が繰り返され、第三・四中足骨間に入り込んでいる神経を傷つけてしまい、炎症を起こし、次第に神経腫となる「こぶ」ができてきます。まれに、第二・三中足骨間にも発生することもあります。

《判断の目安》

神経腫（神経のこぶ）が原因となる本来のモートン病は中足関節を手で左右から強く押したり、はさんだり圧迫すると、痛みやしびれ感と共に指先までの感覚異常（知覚障害）を再現できるという大きな特徴があるのでわかりやすいです。

⊙2のタイプ：「中足骨骨頭部の変形」が原因となるモートン病

《症　状》

歩きはじめに「チクチク」「ビリビリ」とした痛みやズキーンとした痛みがあり、人によっては棘《とげ》か針でも刺さっているような感じと訴える人もいます。

主に、第四指の付け根にあたる「中足骨骨頭部」に発生するが第三指（中指）の付け根にも発生します。中足骨骨頭部だけの限局性の疾患ですが、これも「モートン病」と診断されていることが多くあります。

初期の頃は歩きはじめに痛く、慣れて身体が温まってくると痛みが和らいだり治まったりしますが、次第に歩く度にズキーンとした痛みになり、慌てて医療機関を訪ねる場合が多いのです。

画像診断には異常が現れず、治療法が曖昧になり、なかなか治らず、不安になる人が多いです。

《原　因》

外反母趾や浮き指、扁平足により指の付け根にある中足関節がゆるみ、船底型の逆アーチとなるため、歩く時に足先が外方向へ流れる「ねじれ歩行」をしてしまい、一番底の部分となる第四中足骨骨頭部を地面に繰り返し打ちつけてしまいます。

これに、クッション性の弱い固い靴底から過剰な衝撃波が繰り返され、第四中足骨骨頭部の

●モートン病には三つのタイプがある

【2のタイプ：中足骨骨頭部の変形が原因】

▼針や棘がささっているようなチクチクする痛みや違和感があり、人によっては灼熱感やほてりもある

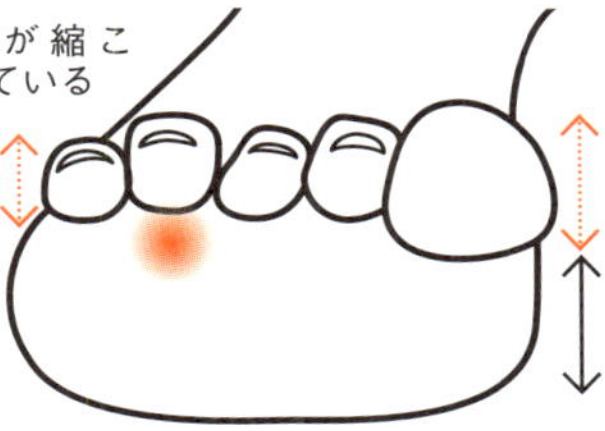

▼第四指付け根の中足骨骨頭部の変形による痛み

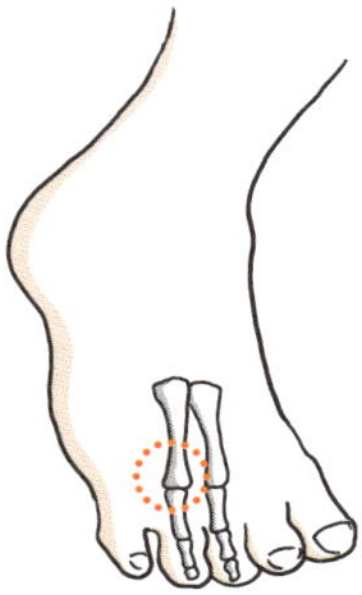

▼第四指の付け根を上下に強くつまむと痛みがあるのが特徴

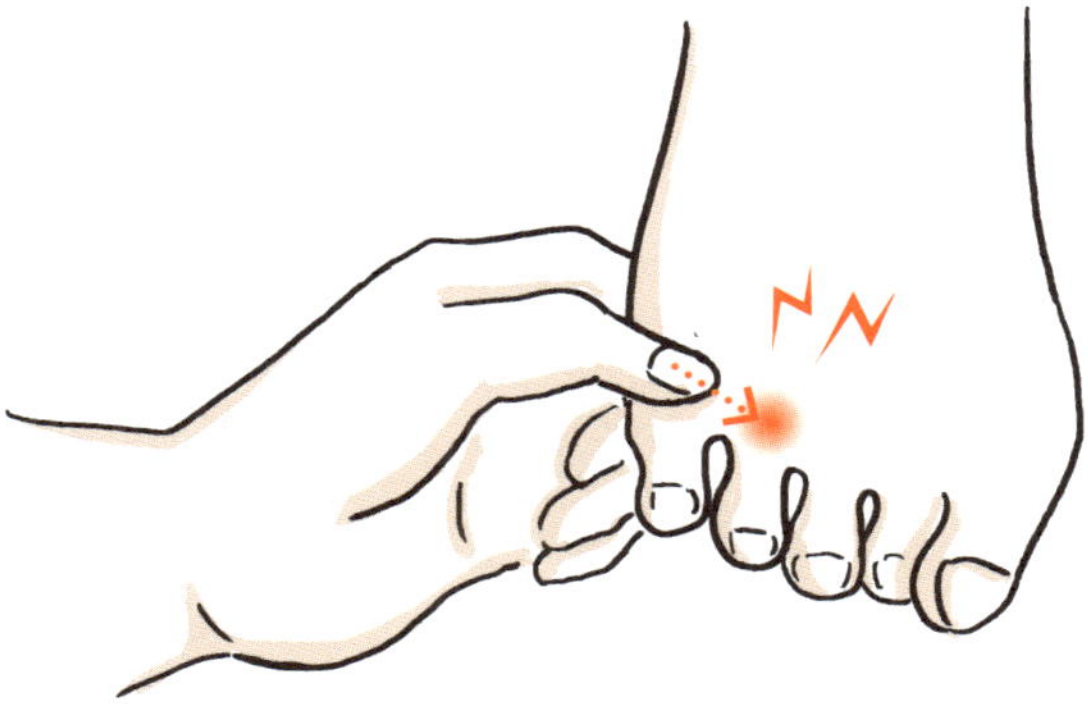

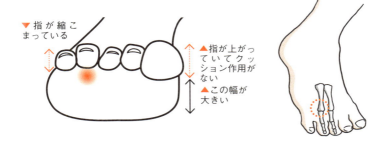

骨を変形・破壊させてしまい、これが周りの神経を刺激して痛みやしびれ感が発生するのです。

これもX線やMRIなどの画像診断では確認できない場合が多く、「モートン病」とされていて、ときどき第三中足骨骨頭部にも発生します。

《判断の目安》

第四指の付け根にある「中足骨骨頭部」だけの限局性の痛みがあり、上下から強くつまんだ時、この部分だけに痛みがあるのが特徴です。左右から強くはさんでも「1のタイプ」のような神経症状は現れません。治療方法は足へバーデンや第二中足骨骨頭部痛と同じです。

⦿3のタイプ：「足へバーデン」が隠れた原因となるモートン病

四十歳以降の女性でモートン病と診断される人のほとんどが、実は足に発症した「足へバーデン」が隠れた原因となっているのです。

「関節リウマチ」とは区別し、「へバーデン結節」や「足へバーデン」が原因でモートン病と似た症状を、私は仮称「カサハラ へバモートン」と呼び、「通常のモートン病」と区別しています。

これに関する詳しい報告がないので、私のオリジナルの呼び方をしているのです。

《症 状》

第四指の付け根にある第四中足骨骨頭部を上下から強くつまむと限局性の激痛があり、ときど

●モートン病には三つのタイプがある

【3のタイプ：ヘバーデン結節が原因】

▼歩き始めにズキーンとする激痛があり、「歩くのが怖い」

▼手にヘバーデン結節がある

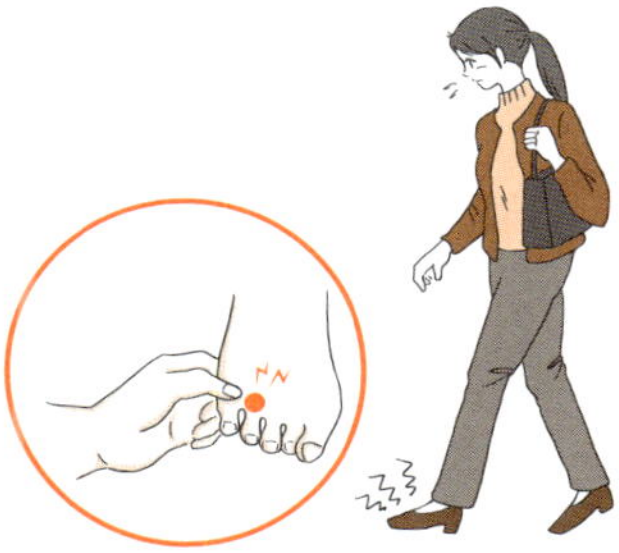

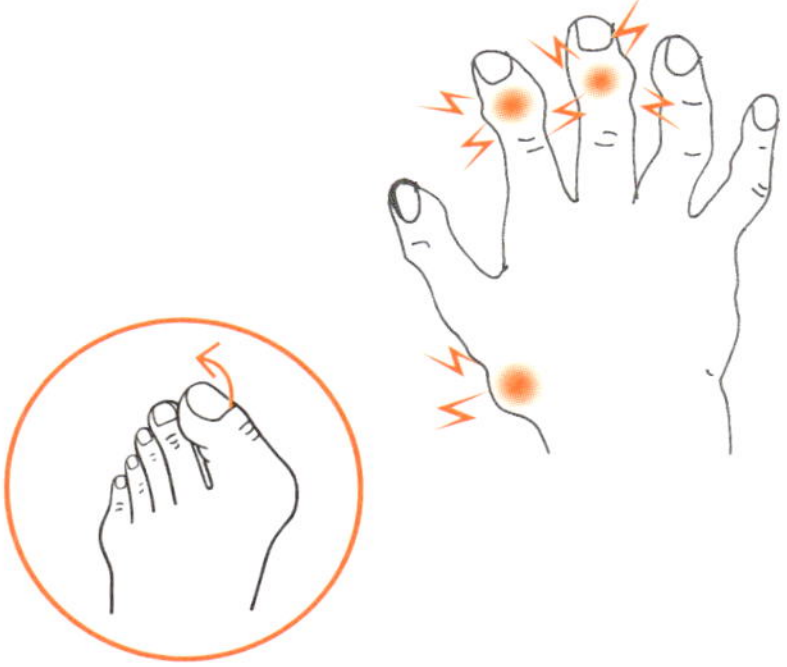

▲第四指の付け根を上下に強くつまむと痛みがあるのが特徴

▲「足ヘバーデン」が隠れている。足の親指の爪が外側に向いて変形

▼50代　女性　タコ、ウオノメ、ひざの痛み、肩こりの不調も訴えている

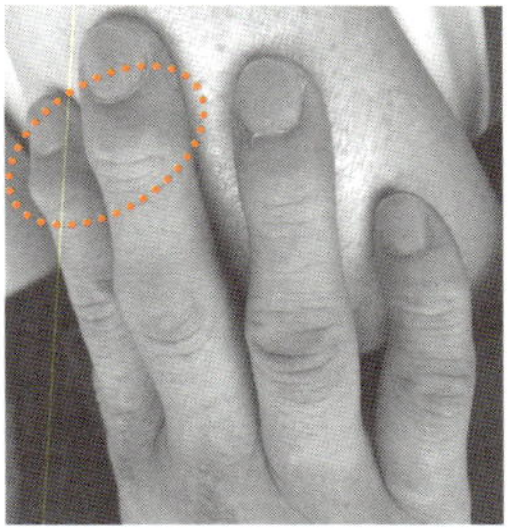

▲「手のヘバーデン結節」で人差し指と中指に変形の始まりがある

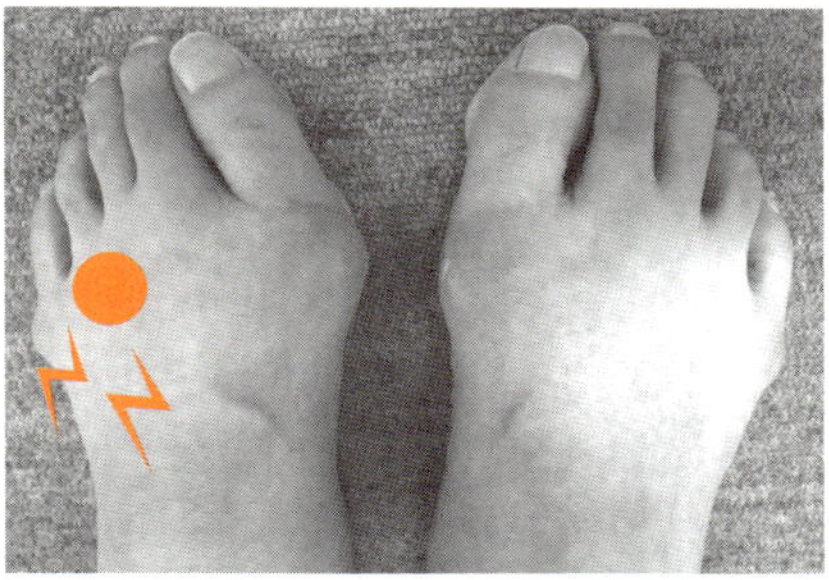

▲「足ヘバーデン」による外反母趾で第四指の付け根が痛む

き激痛と共に骨の肥骨（骨が大きくなっている状態）も確認できます。

いずれも「神経腫」が原因となるモートン病の症状と似ていて、歩きはじめにズキーンとした激痛が急に現れ、「歩くのが怖い」「このままでは歩けなくなるかも」という心配や不安感が起こるのが特徴です。

《原　因》

「足へバーデン」による外反母趾や浮き指により本来のアーチが崩れ、逆アーチ（船底形）になります。歩行時、「第四中足骨骨頭部」を地面に打ち付けてしまい、これが過剰な衝撃波となってこの部分の軟骨が変形・破壊されることで発生します。

「へバーデン結節」は「関節リウマチ」とは異なりますが、負荷重により「関節リウマチ」と同じように骨を変形、破壊させてしまうという特徴があります。「第四中足骨骨頭部」に発生するへバーデン結節は、関節炎を起こし、骨頭部の変形と共に「カサハラ へバモートン」の隠れた原因になっているのです。

《判断の目安》

まず、手のへバーデン結節やCM関節の出っ張り、それに足へバーデンの有無を調べます。

「へバーデン結節」は、最初に

1 「手だけ」に発症する場合

2 「足だけ」に発生する場合

3 「手と足の両方に同時」に発症する場合

が見られ、これらのへバーデン結節を伴って、ひざや股関節、腰、首などにも発生します。

足へバーデンが隠れた原因となる「カサハラ へバモートン」は骨頭部を大きく変形、破壊するため、これが神経を圧迫し神経腫（神経のこぶ）を合併している場合もありますが、これもまとめて「モートン病」と診断されています。

「足へバーデン」が隠れた原因となる足の痛みは想像以上に多いにも関わらず、これに気づかず、見落とされています。たとえ医療機関であっても、これらの認識を持っていない場合があるので、自分で理解を深めることが重要なのです。

《自分で治すモートン病》

治療法は、前に述べた1・2・3のそれぞれのタイプに共通です。

モートン病に対する知識が少ないと治療法も曖昧になり、思ったように治らず長期を要する場合が多いので不安感が増してきます。今行っている治療法で改善が思わしくなく迷っていたら、「固定」で治すという原点に戻ることです。

包帯とテーピング法＋足関節の包帯固定

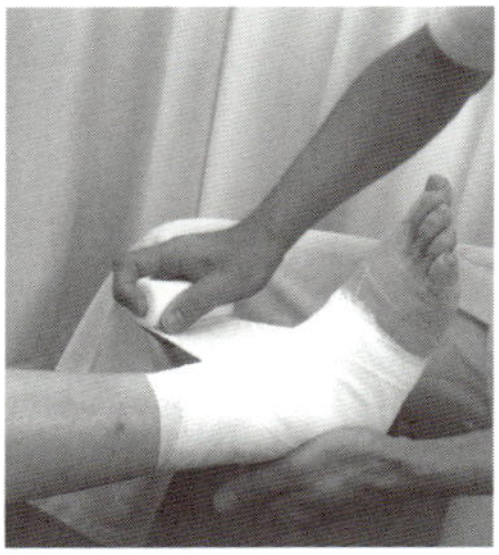

③足首（足関節）を固定する

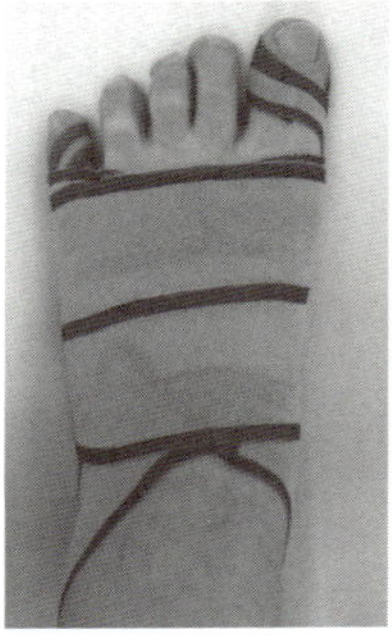

②その上からカサハラ式テーピングをする

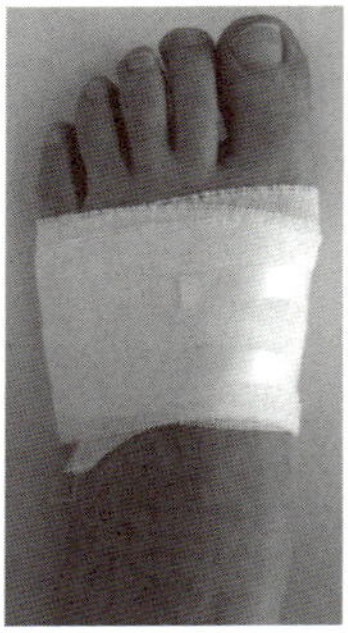

①甲に伸びない綿包帯を巻く

自分で改善する場合

【包帯の代わりに専用３本指靴下と専用サポーターとの併用法】

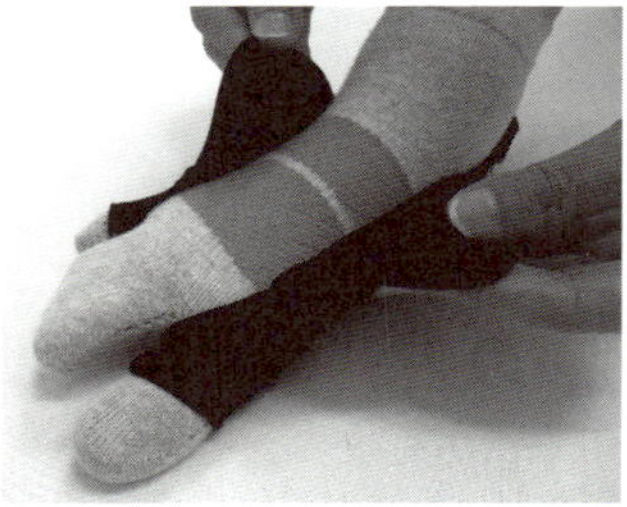

【免震インソールを靴に入れる】

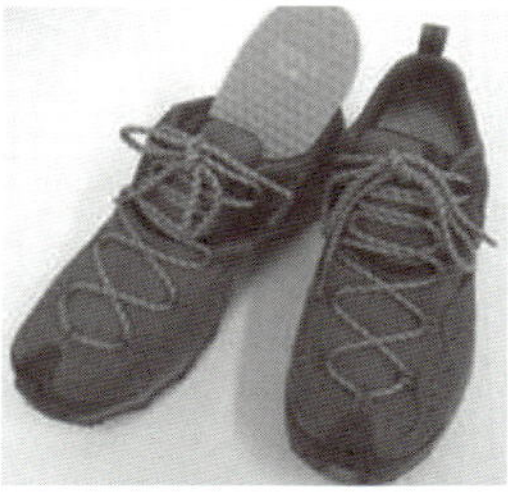

【包帯と専用靴下との併用法】

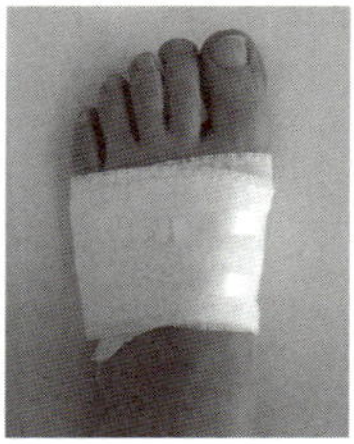

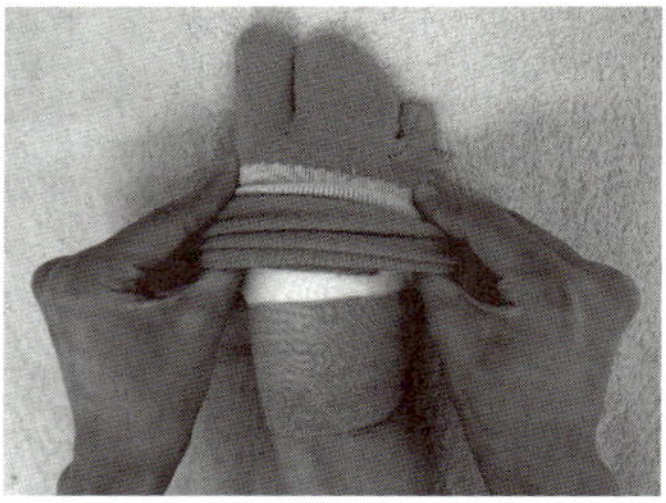

モートン病は改善まで早くても約三、四か月を要し、こじらせた場合は約六か月から一年を要します。迷ったら、ここで紹介する保存的療法を試してみることです。保存的療法とは、歩ける「固定」をすることで痛みや変形、疲労骨折を自然と修復させる治療法です。

人間には「固定」をすると「過剰仮骨の吸収と付加骨の添加」という自己治癒力の能力が備わっているのです。これを応用した「包帯とテーピングで固定」する治療法と、自分でできるサポーターとの併用法を紹介します。

「包帯とテーピングの固定法」と、専用三本指テーピング靴下や専用サポーターで固定する方法を交互に使用すると、日常生活に支障が少なく、継続できるので治癒に至ることができます。

❖「モートン病」に関するQ&A

Q① 五十七歳　女性

十年位前からウオーキングを始め、積極的に出かけたり歩くようにしています。一年ほど前、朝、歩き始めにチクッとした痛みを、右足第四指（薬指）の付け根に感じました。最近は歩く度に痛みがあり、家の廊下や台所の床の上を歩いただけでも、強い痛みがあります。整形外科でモートン病と診断され、注射を三回受けましたが、一週間位経つと、再び同じような痛みが出ます。また、手の指先が太くなり、ときどき痛みます。これはヘバーデン結節と診断されています。どちらも今まで聞いたことがないので、治るのか心配です。

A…一般的に言われているモートン病は、足の第三指（中指）と第四指間にある神経が圧迫され続けることにより、神経腫（神経のコブ）ができ、痛みやしびれが出て、感覚も鈍くなる症状です。第三、第四指間神経にある神経を上下から圧迫を加えたり、指の付け根にある中足関節の親指側と小指側から強くはさむと、同じような痛みがあり、指先までしびれたり、感覚異常が再現されます。

これに対し質問者は、ヘバーデン結節と診断されているので、ヘバーデンが隠れた原因となる仮称「カサハラ ヘバモートン」を疑わなければなりません。「カサハラ ヘバモートン」は第三、第四指間を上下から圧迫しても、左右から強くはさんでも、痛みやしびれはありません。第四指の付け根の骨（中足骨骨頭部）を圧迫した時だけ限局性の圧痛があるのが特徴です。

《治療法》

一般的なモートン病なら、局所麻酔や炎症を止める注射を五、六回受けると半数以上の人は治りますが、注射の効果が切れると再発したり、軽くはなったが完全に良くならないという人も多く聞かれます。

その場合は手術で神経のコブを切除する方法があり、たとえ違和感が残ったとしても、二、三年で完全に治癒すると言われています。

これとは別にヘバーデン結節が足に起きた「足へバーデン」の人は、第四指の付け根（中足骨骨頭部）に同じような痛みを感じます。これを仮称「カサハラ ヘバモートン」と呼んで区別しています。この部分を直圧すると限局性の圧痛が著しいので、患部と原因を特定できます。多くは第四指の付け根に起こりますが、まれに第三指の付け根にも起こります。

この場合の治療法は次の三つです。

①まず伸びない綿包帯とカサハラ式テーピングで足裏のバランスを整えて、重力の負担を分散させます。

②次に、その上から足関節を包帯固定し、第四指の付け根に加わる重力の負担度（破壊力）より安静度（治癒力）が上回る患部の環境条件を整えます。そうすると、その日から痛みもなく、今までのように普通に歩いて帰れる人がほとんどです。

③さらに、スニーカーの中には人工筋肉素材の免震インソールを入れ、過剰な衝撃波とねじれ波を吸収無害化しておくと、通常三〜六か月位で治ります。

固定をしない治療でこじらせてしまった場合は、一年前後と長期を要す場合があります。部分固定なので、日常の生活への支障は少なく、サポーターなどとの併用で続けることができます。重力の負担による過労性の痛みや骨損傷に対し、固定に勝る治療法はないのです。

ぶ厚いタコは「足へバーデン」が原因だった

中年以降の女性に発生する「ぶ厚いタコ」「ウオノメ」のほとんどが足へバーデンが隠れた原因になっているのです。関節リウマチでも同じように「ぶ厚いタコ」や「ウオノメ」ができますが、関節リウマチの場合は原因をすぐ特定できるのに対して、「足へバーデン」によって発生するぶ厚いタコ、ウオノメはまだ知られていないので、私はこれを仮称「ヘバタコ」と呼んでいます。

関節リウマチもなく、ぶ厚いタコやウオノメができていたら、手のヘバーデン結節やＣＭ関節症、足へバーデンがないかを確認してみることです。ほとんどの場合、「ヘバーデン結節」とタコやウオノメが一致します。

また若い人のタコやウオノメは、外反母趾や浮き指、扁平足で足裏のバランスが崩れた部分にヒールやパンプスなど履物で重力の負担が集中してしまうことが原因です。この時、内部の骨を守ろうとする防御反応により皮膚の角質を大きく厚くし、次第にぶ厚いタコやウオノメとなります。

角質が大きく厚くなると皮膚呼吸ができなくなるため、危険になり通気孔を通すような役割と

【足へバーデンによる分厚いタコ】

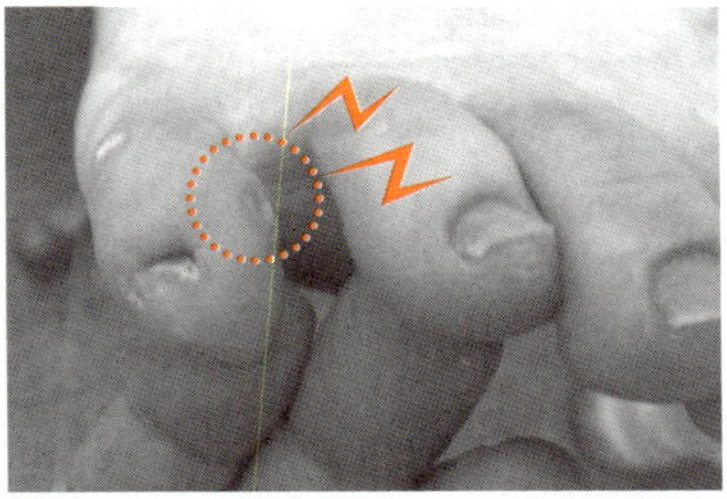

▲四番目は指間のタコと痛み

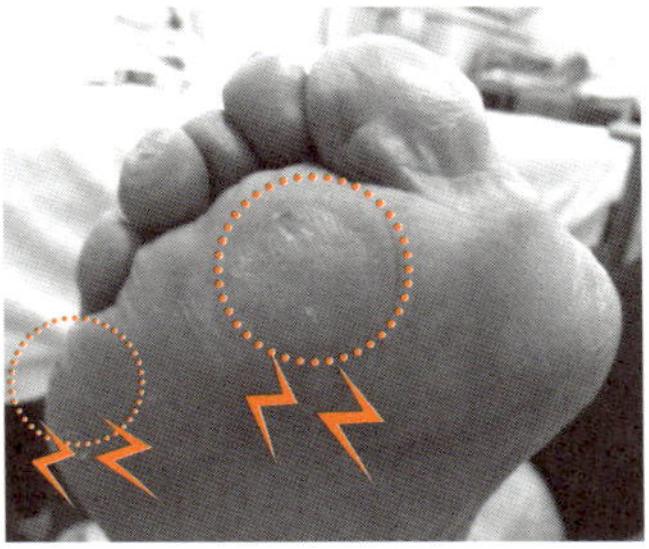

▲一番多い足裏中央のタコと痛み

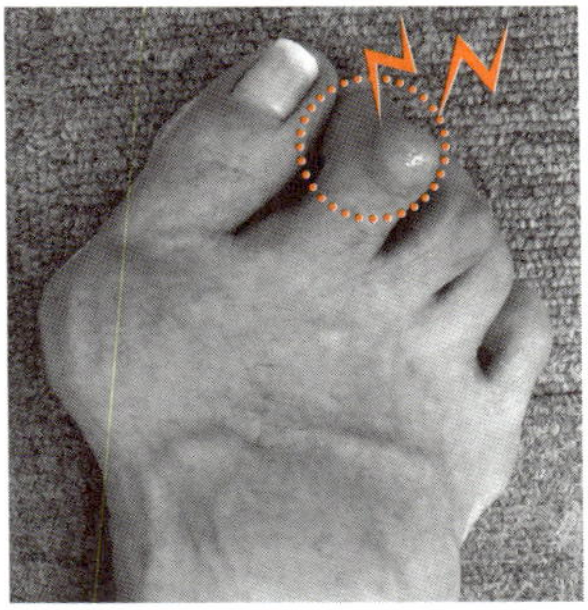

▲五番目は「指の背のタコ」と痛み

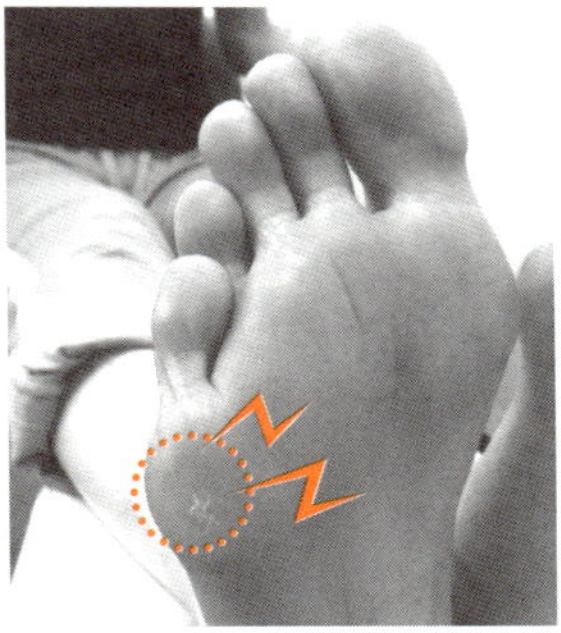

▲二番目に多い、小指の付け根のタコと痛み

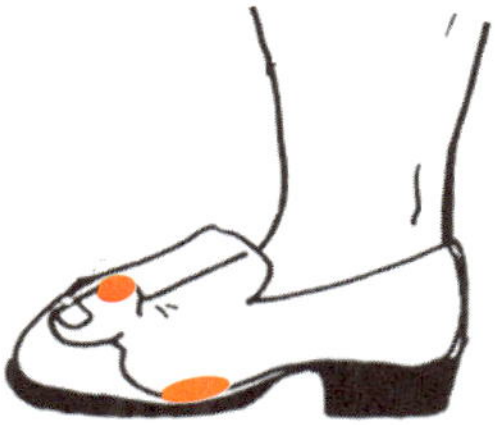

▲指が縮こまって靴の上部と靴底に打ち付けることでタコができる

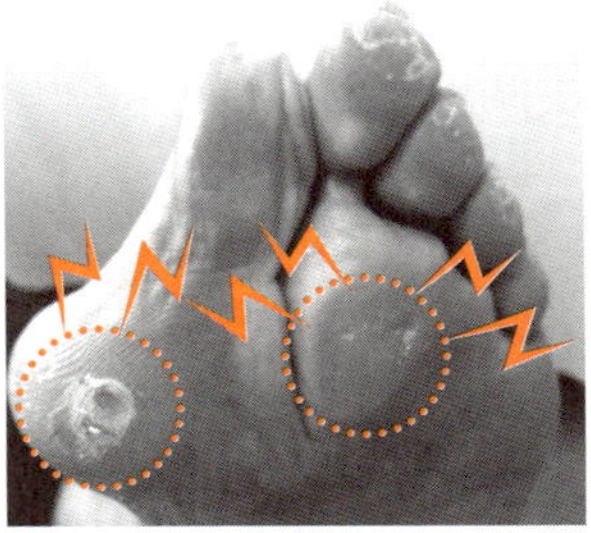

▲三番目は親指付け根のタコと痛み

して「ウオノメ」ができます。

つまり、「タコ」と「ウオノメ」は同じ原因で発生しますが、角質だけの場合はタコと呼び、通気孔ができた状態をウオノメと呼んでいるようです。四十歳以降の人は、これにヘバーデン結節が加わってひどいタコとなります。

ヘバーデン結節や関節リウマチの人に「ぶ厚いタコ」や「ウオノメ」ができ易い理由は、ヘバーデンもリウマチも重力の負担に弱く、軟骨が変形、破壊され易いという特徴があります。

このため、足裏のバランスもくずれ易くなり、変形した一部分に重力の負担が集中します。

この時、角質を厚くして中の骨を守ろうとする防御反応が起こり、次第にぶ厚いタコやウオノメになるのです。

「足ヘバーデン」が原因となるタコの痛みで一番多いのが、足裏の「第二指・第三指・第四指の付け根の痛み」で、二番目が「小指の付け根の痛み」、三番目が「親指の付け根の痛み」やその指先にかけてのタコと痛みです。四番目が隣の爪が当たる「指間のタコ」で、五番目が「指の背側（爪側）にできたタコ」の順です。

このように中年以降の女性でタコやウオノメを訴える原因の多くが「足ヘバーデン」だったのです。

【治療法】

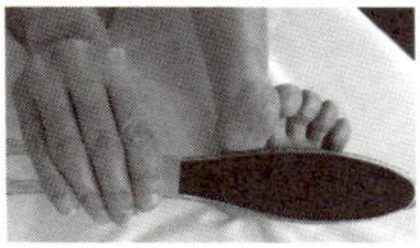

①タコを 70％ほど削る。削りすぎに注意！

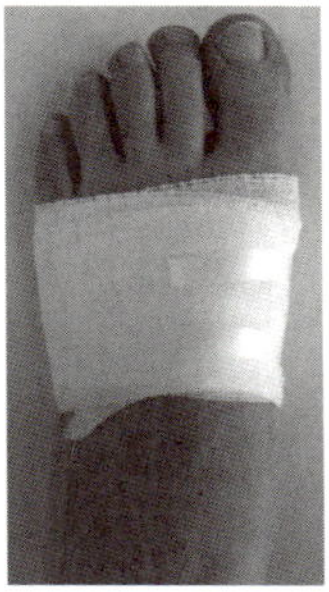

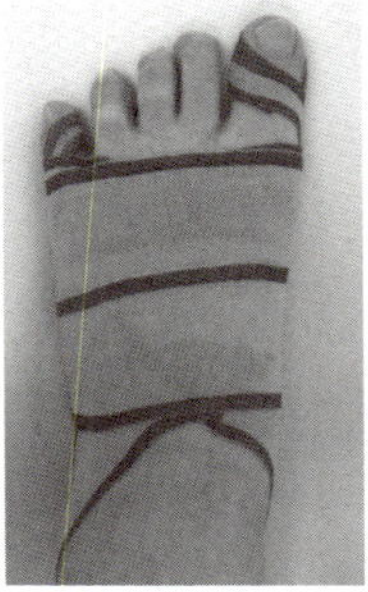

②甲（中足関節）に伸びない綿包帯を巻き、上からカサハラ式テーピングをする

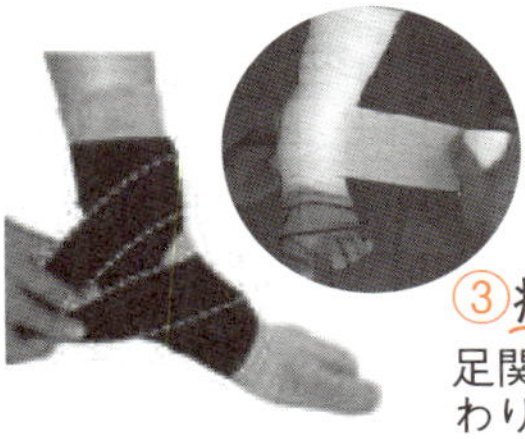

③痛みがある場合には…

足関節を包帯固定する。包帯の替わりに専用足首サポーターも対応。

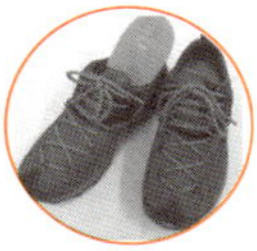

人工筋肉素材の免震インソールを靴などに入れて履く

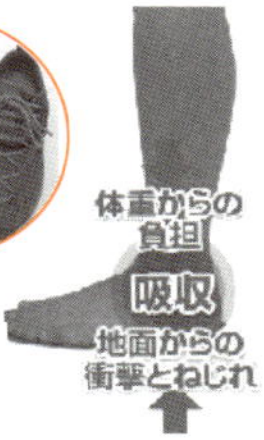

【テーピングの代わりに綿包帯と専用靴下とのカンタン！併用法】（P87 参照）

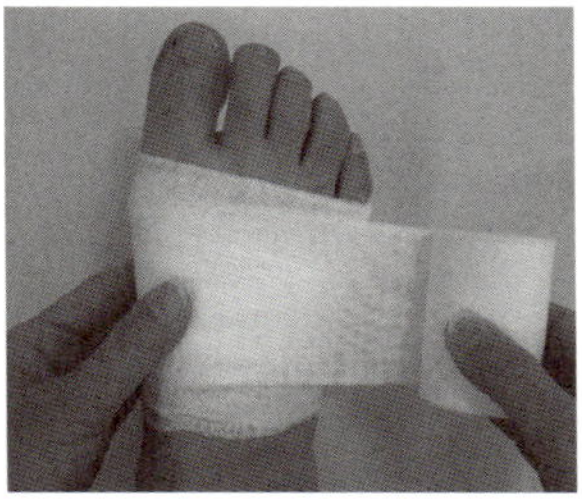

▲伸びない綿包帯を５周位弱めに巻き、テーピングで簡単にとめる

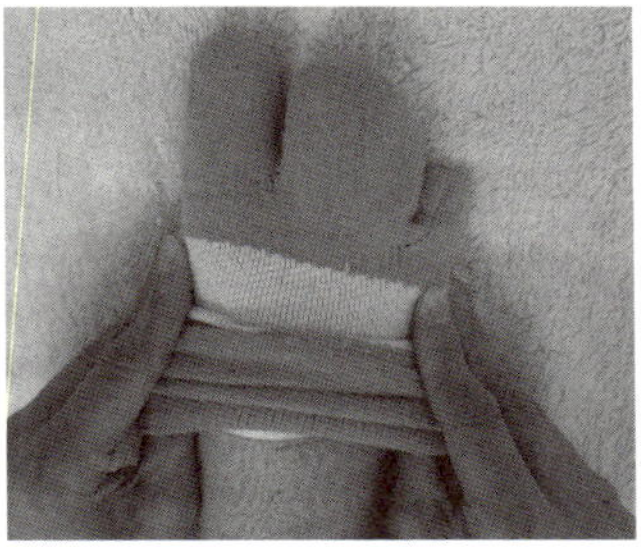

▲その上からテーピング靴下を履いて完成

❖「足へバーデン」とタコに関するQ&A

Q① 五十一歳　女性　パート

以前から足の小指の付け根にタコがあり、軽い痛みがありました。皮膚科で削ってもらいましたが、しばらくするとまた同じようにタコができてしまうという状態を繰り返し、最近は硬くなって歩く時の痛みも増し、悩んでいます。五年前に「へバーデン結節」と病院で言われたことがあります。何か関係があるのでしょうか。

A…小指の付け根のタコは「足へバーデン」の人に多くみられます。へバーデン結節によるひどい外反母趾や内反小指があり、さらに浮き指も加わって、小指の付け根に重力の負担が集中します。中の骨を守ろうとする防御反応で角質が厚くなり、タコ（胼胝《べんち》）ができるのです。皮膚の表面から圧迫や摩擦などの刺激を受けると、硬くなったタコが神経を圧迫して痛みが出るのです。タコは原因を取り除かないと再発してしまいます。

伸びない綿包帯とカサハラ式テーピング法で足裏のバランスを一年位整えておくと、小指の付け根にかかる負担が分散されタコが再発しなくなります。包帯とテーピングで固定したり、この機能に代わる三本指テーピング靴下に人工筋肉素材の免震インソールで、衝撃波とねじれ波を吸収無害化することで自然に改善する場合が多いのです。

Q② 五十七歳　女性　パート

痛みがしばらく続いたあと急に外反母趾と指先全体の変形が進んだことに気づきました。それに伴ってぶ厚いタコができるようになり、最近ではタコが異物のように感じます。歩く時も強い痛みがあり、思うように歩けません。医療機関でときどき削ってもらうのですが、三か月位でまた同じようなぶ厚いタコができます。これを繰り返していますが、とても心配になってきました。「なぜ、削っても同じようにぶ厚いタコができるのか？また、完全に治すことができるのか？」を教えてください。

A…年齢から判断しても分厚いタコのできる人は「ヘバーデン結節」や「関節リウマチ」の人に集中して見られます。質問では関節リウマチのことが書いていないので、おそらくヘバーデン結節が足に発症した「足ヘバーデン」が原因と考えられます。

足ヘバーデンで中足骨骨頭部が変形すると骨が出っ張り、逆アーチ（船底型）となります。歩行時にこの部分の骨が地面に当たり、破壊される危険性が高くなります。この時、防御反応が働き、骨を守ろうとして角質層が厚くなり、分厚いタコができます。何回削っても同じようなタコができるのはこのためなので、原因を取り除くことが根本療法となります。

《治療法》

1まず、タコを70パーセント位削ります。削りすぎると出血や歩く時の痛みが増すことがあるので注意が必要です。

2次に、中足関節に伸びない綿包帯を用いたカサハラ式テーピング法で、足裏全体のバランスや足先の形を整えます。

3最後に、分厚いタコの部分へ繰り返される重力の負担度（破壊力）より安静度（治癒力）が上回るようにするために、足関節を背屈位で包帯固定します。これにより、角質層の細胞に防御反応の必要性がない事を記憶させることができるので、再発しなくなります。

《自分で改善する場合》

1中足関節に伸びない6センチ幅の包帯を五〜六周巻いてテーピングで簡単にとめる（P87参照）

2その上から専用の三本指テーピング靴下で足裏全体のバランスと足先の形を整える。

3スニーカーの中に、人工筋肉素材の「免震インソール」を入れ、重力の負担を軽減することを一年位続けていると、次第に分厚いタコが改善していきます。

甲の出っ張りと痛みは「右足」に多い

《症　状》

甲の出っ張りと痛みは、中高年で太めの女性に多く見られます。急性期（炎症期）の場合は、甲の激痛で足がつけないこともあります。このような症状を起こす人たちは、決まって足へバーデンによるひどい外反母趾や浮き指があり、甲の骨も気づかないうちに高くなっています。最初は歩く度に痛みを感じる程度ですが、次第に激痛に変わり、甲が靴の内側に触れるだけでも、ビリビリとした痛みを感じるようになります。また何年も時間をかけて少しずつ甲が高くなった場合は痛みも感じませんが、長時間立っていたり、歩き過ぎた後や硬い靴を履いてデコボコした道を歩いたりした後から、急に痛みを感じ、次第に激痛に変わって行きます。

《原　因》

足へバーデンでひどい外反母趾や浮き指があると、親指に力が入らず無意識に浮かせて歩きます。親指が浮いた分だけ重力の負担を甲の骨が受けることになるのです。もともと足へバーデン

▼手の指先の第一関節が変形するへバーデン結節がある

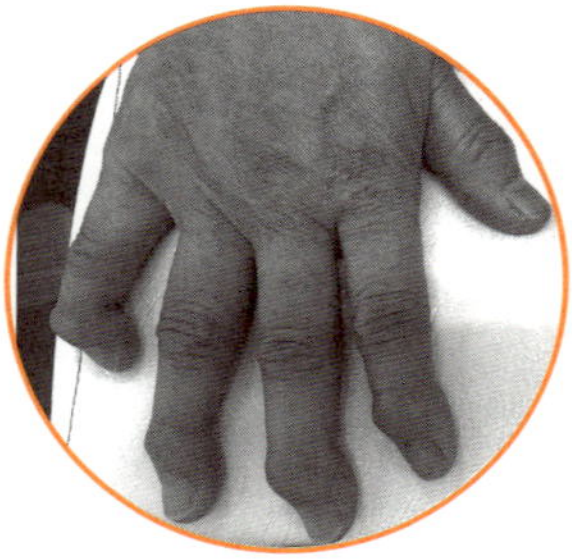

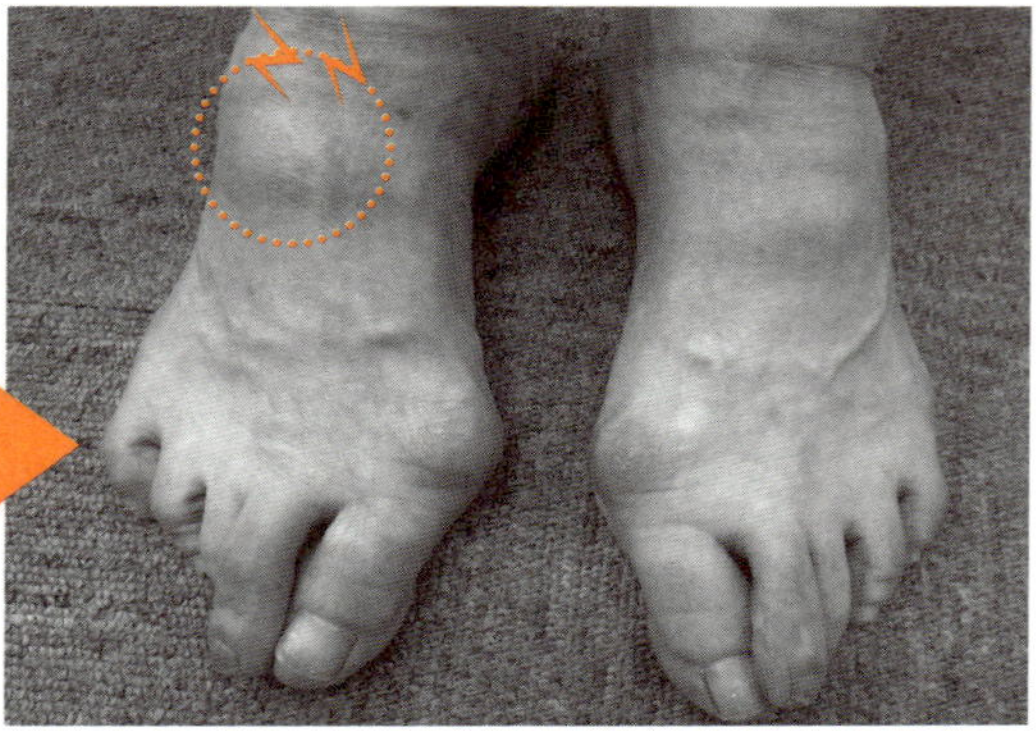

▼60代 女性…足へバーデンによる外反母趾と甲の出っ張り・痛み。親指に力が入らないため、甲に体重の負担が集中し、甲の骨が出っ張り、靴の内側にあたるだけでも痛む。また、ひざ痛・腰痛・頭痛も訴える。

▼親指の力不足を甲が補ったために、甲が出っ張って痛みが起きる

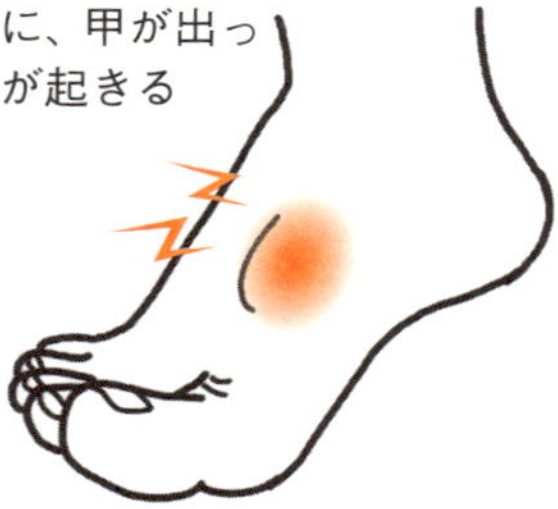

【治療法】

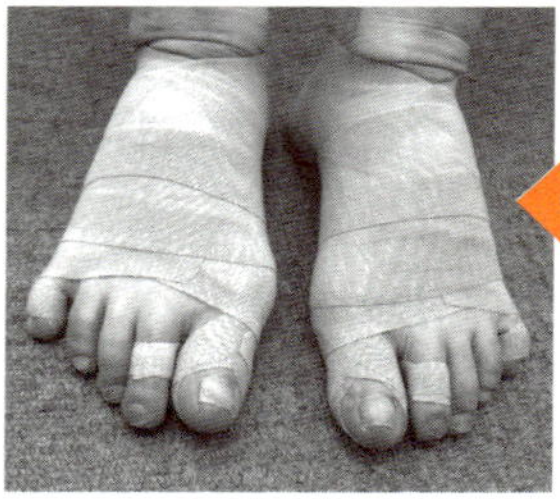

①包帯を巻いてからカサハラ式テーピング法を行う

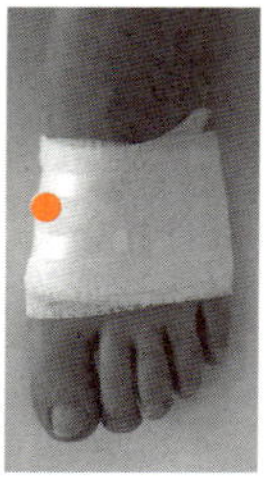

▼甲に伸びない包帯を巻く

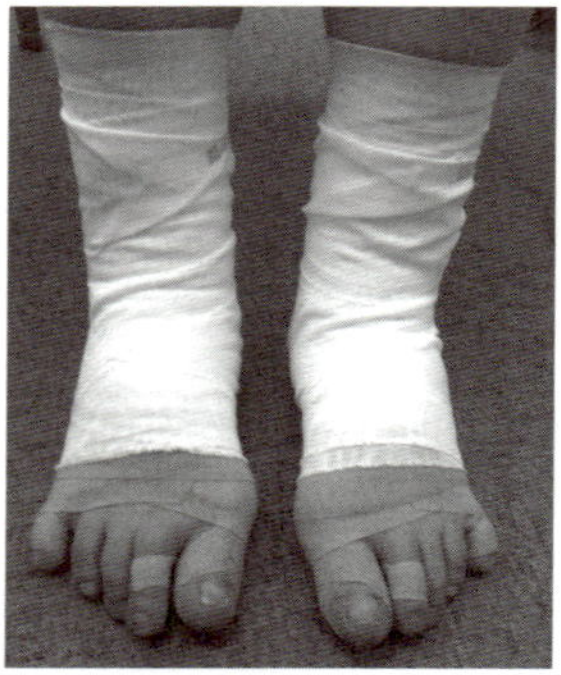

②足関節に包帯固定を行い、甲への負担を軽減する

の人は、軟骨が弱く、重力による変形、微細な疲労骨折が起こり易く、歩く度に地面からの過剰な衝撃波が甲に繰り返されるため、過剰仮骨が形成され、甲の骨が高く出っ張って痛みが起きるのです。

テコの原理で説明すると、歩く時、親指の先が上に押される「力点」、この時親指の付け根が「支点」となり、「作用点」である甲に重力の負担が集中するため、甲の骨に炎症が起き、仮骨形成と共に骨が高くなり痛みが出てきます。

これとは別に、若い人で足へバーデンがなくても、親指に力が入らず浮いていると、同じような原理で甲の骨が出っ張ったり痛くなったりします。

《治療法》

①まず包帯とカサハラ式テーピングで足裏のバランスを整え、踏ん張る力をつけ、甲への負担を軽減します。

②次に足関節にも包帯固定を施し、甲への負担をさらに軽減すると、三〜六か月位で治ってきます。固定をしない治療でこじらせた場合は一年位の長期を要します。

いずれも中高年の甲の出っ張りと痛みは、足へバーデンが隠れた原因になっている場合が多いので、固定をしないと治りきらず、思いのほか長期を要しますので注意が必要です。

甲の痛みに関するQ&A

Q①　七十三歳　女性

甲の出っ張りと痛みで一年以上悩んでいます。何か治す方法はあるのでしょうか？　始まりはデパートで買い物途中に甲が痛み出し、一年以上治療を受けていますが、なかなか良くなりません。太りすぎと言われましたが、私より太っている友人たちは痛くなっていません。よく見ると、出っ張っている甲の部分が少し赤く腫れてきました。外反母趾とタコもあります。最近は近所に買い物に行くのもズキンとした痛みがするようになり、思うように出かけることができません。いつ治るのかとても心配です。

A

外反母趾とタコがあるということは、手の指に多く起こるヘバーデン結節が足に発症する「足へバーデン」が考えられます。外反母趾で親指が踏ん張れないとその負担を甲で受けることになり、重力の負担が集中するため骨が出っ張り、痛みを伴うことが多いのです。一年以上治らないということは、足へバーデンが関係する甲の痛みに対し、「固定で治す」という考えがないからです。治療の基本は、甲に繰り返される重力の負担を軽減することなのです。

「ヘバーデン結節」が隠れていないかチェック！

▼手にヘバーデン結節

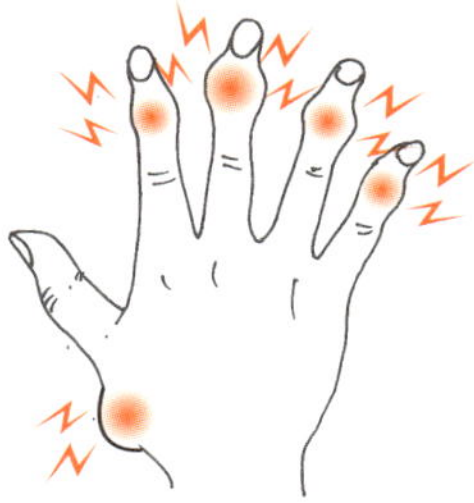

▲CM関節の出っ張りと痛み

▼足の親指の爪が外側に向いている

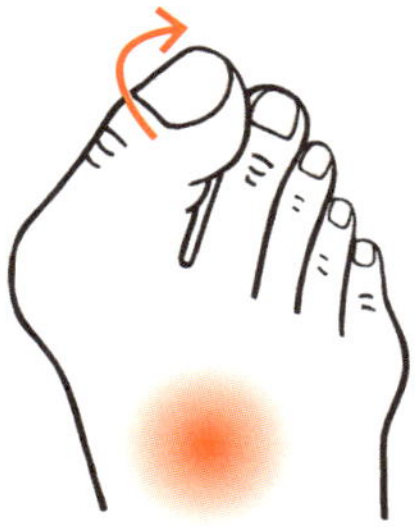

▲足の甲の骨が出っ張り痛む

《治療法》

伸びない綿包帯とカサハラ式テーピングで足裏のバランスを整え、さらに足関節をしっかりと包帯で固定すると、その日から痛みもなく、その後も包帯で固定をしている間は痛まず、普通に歩けるようになります。

今からでも遅くはありませんので、この状態を勇気を出して三〜六か月程続けることです。自己治癒力が上回ることにより自然と治ってきます。

「足関節脂肪腫」とはどんな症状？

症状は外くるぶし（外果《がいか》）の少し下あたりにゴルフボールを半分に切った位の膨らみがあり、ひどい場合はこの三倍位の大きさになることもあります。

滑液が溜まった状態なので押すと柔らかく感じますが、歩き過ぎたり疲れてくるとこの膨らみが大きくなり、しばらく安静にしていると小さくなるなどの特徴があります。

原因は、体重に加え、歩く時に足先が外方向に流れる「ねじれ歩行」です。「足へバーデン」でひどい外反母趾があるとさらに「ねじれ歩行」がひどくなり、足関節の慢性捻挫を起こします。足関節に長期間の疲労が蓄積されると、これを防ごうとする防御反応により、脂肪腫（滑液）が溜まります。これも足関節の働きを正常にしようとする防御反応のひとつなのです。利き足にしている右足は体重を支えているため、これに必要以上のねじれが加わることで負担が倍増し右足に多く見られます。手の指先の変形「へバーデン結節」や手の親指の付け根「ＣＭ関節」の出っ張りがないかを確認してみてください。

【手のヘバーデン結節のチェック】

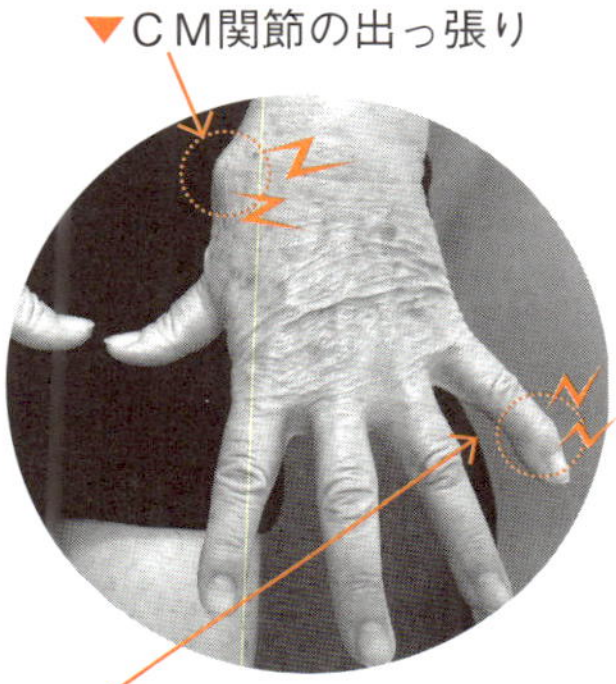

▲ヘバーデン結節が小指に少し出ている

【足ヘバーデンと「足関節脂肪腫」】

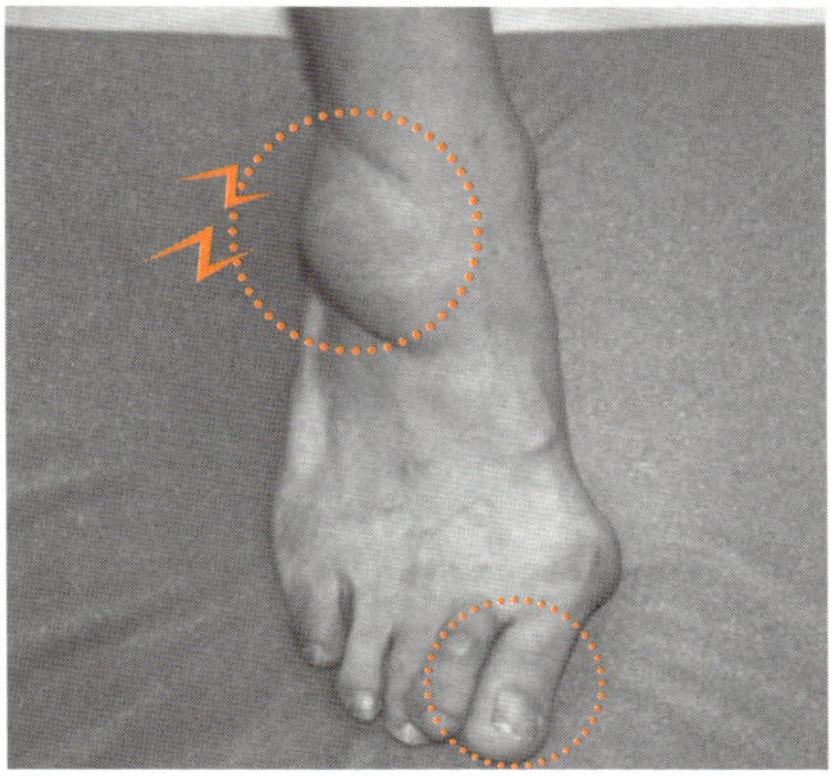

▲足ヘバーデンにより親指の爪が外側を向いている

【足首にねじれと体重の負担が倍増】

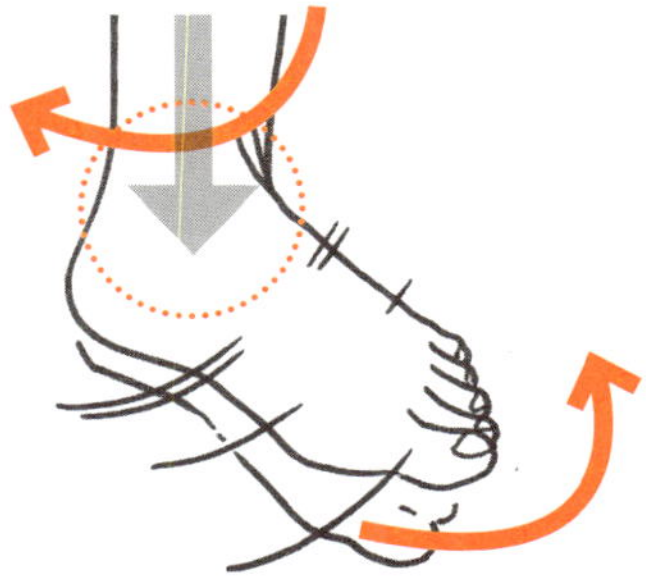

▲足指が踏ん張れないと「ねじれ歩行」により足首に体重の負担が倍増し、防御反応で脂肪腫ができる

【ゴルフボールを半分にしたくらいに膨らんでくることもあり、痛みが伴うこともある】

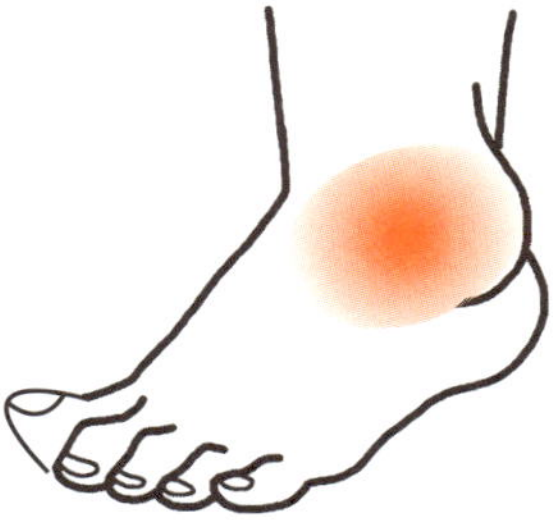

▲歩き過ぎたり疲れてくると膨らみ、安静にしているとへこんでくる

《治療法》

1 甲に伸びない綿包帯を巻いてから、カサハラ式テーピングで足裏のバランスを整え、ねじれ歩行を防ぐ。

2 膨らんでいる部分に綿布などで圧迫をし、その上から足関節をサラシ包帯で固定しておくと三〜四か月位で改善してきます。

❖足関節脂肪腫に関するQ&A

Q① 七十四歳　女性

右足首の外側が膨らんでいてときどき強い痛みがあり、整形外科で何度か抜いてもらいましたが、二〜三週間でまた同じように膨らんできます。最近では歩く度に強い痛みがあり、膨らみも前より大きくなってきました。太っているので痩せるように言われましたが、そう簡単には痩せられず悩んでいます。どうすれば治すことができるのか教えてください。

A…年齢から判断すると「足へバーデン」による外反母趾や浮き指（指上げ足）が隠れた原因として考えられます。これにより「ねじれ歩行」が反復され、さらに体重が加わったことで発

【自分で改善する場合】

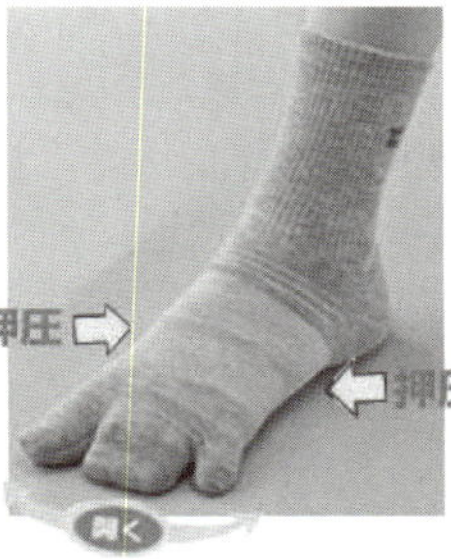

①三本指テーピング靴下を履く

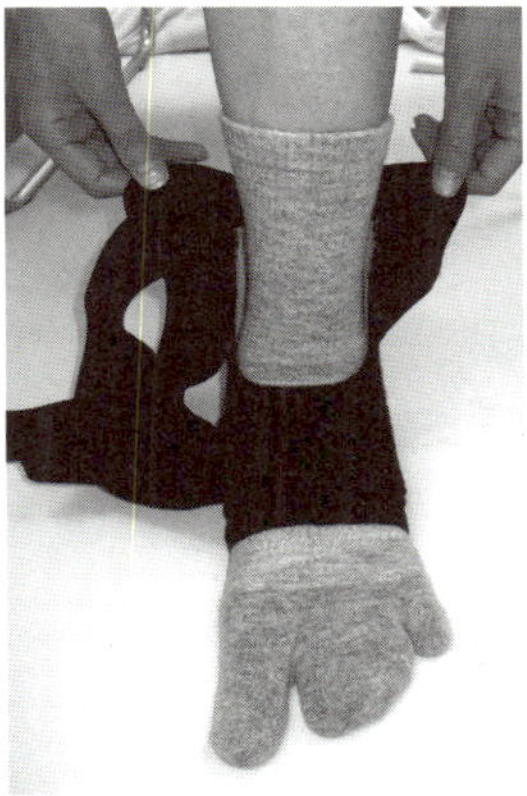

②専用足首サポーターをつける

【治療法】

①甲（中足関節）に伸びない綿包帯を巻き、上からカサハラ式テーピングをする

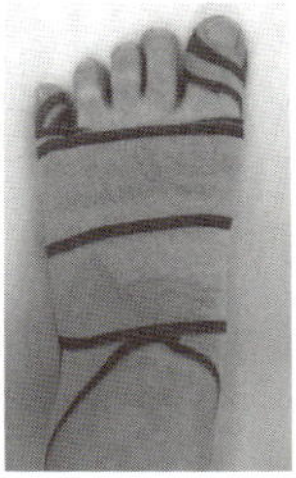

＋

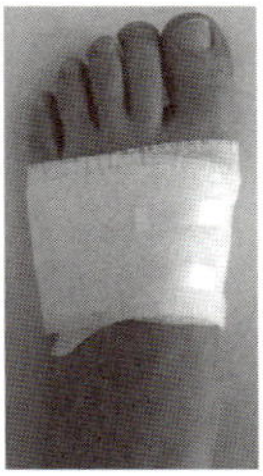

②足首の膨らんでいる部分に圧迫枕子を当てて、上から足首サラシを巻く

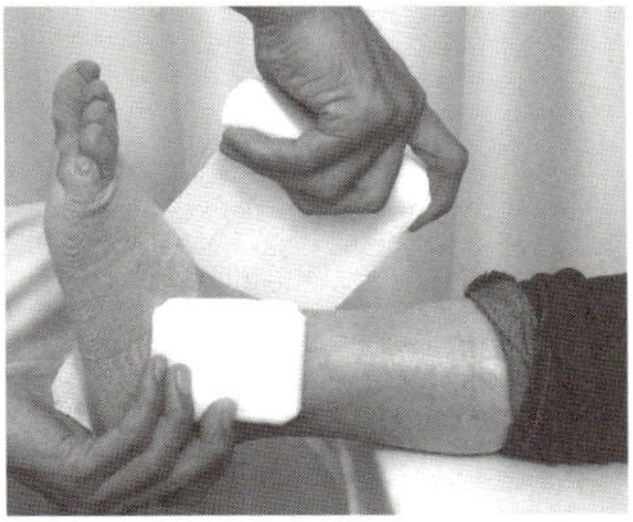

③さらにその上から四裂幅の綿包帯を巻いて固定し、「ねじれ歩行」を防ぐ

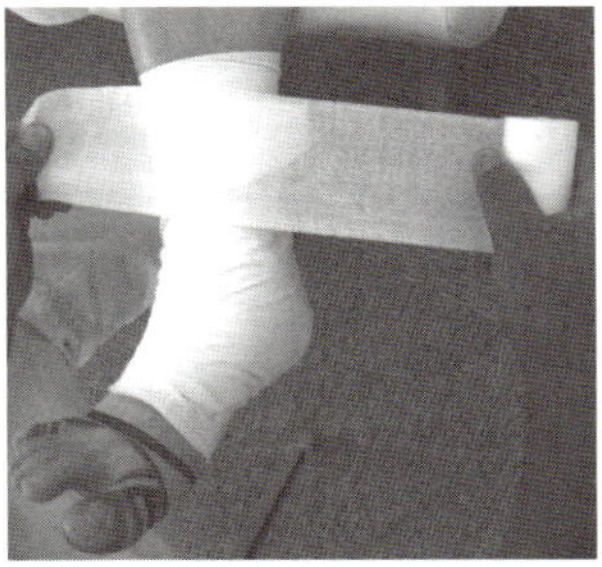

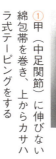

症するのですから、この二つの原因を取り除くことなのです。

《治療法》

1 専用の包帯とカサハラ式足裏バランステーピング法で、足裏のバランスと足先の形を整える。
2 膨らんだ部分に、ラバーパットなどのクッション部材を当てる。
3 その上からサラシ包帯で圧迫固定を続けていると二～三か月で良好に治癒しますが、長期間こじらせ症状がひどい場合は六か月間位の包帯固定が必要です。

《自分で改善する場合》

1 専用の「三本指テーピング靴下」で足裏全体のバランスと足先の形を整える。
2 さらにその上から包帯の代わりになる専用の足関節サポーター（ヒールロックサポーター）を使用する。

このようにして体重の負担を軽減すると、六か月位で自然に消失してきます。

足首全体が腫れて痛む「足関節へバーデン」

「足関節へバーデン」は「へバーデン結節」が足関節に発症したものですが、足関節に「へバーデン結節」が発症することが知られていないので、原因がわからず多くの医療機関で見落とされ悪化させています。

《症　状》

①足首全体が痛み、腫れていて、長期間治療してもよくならない。

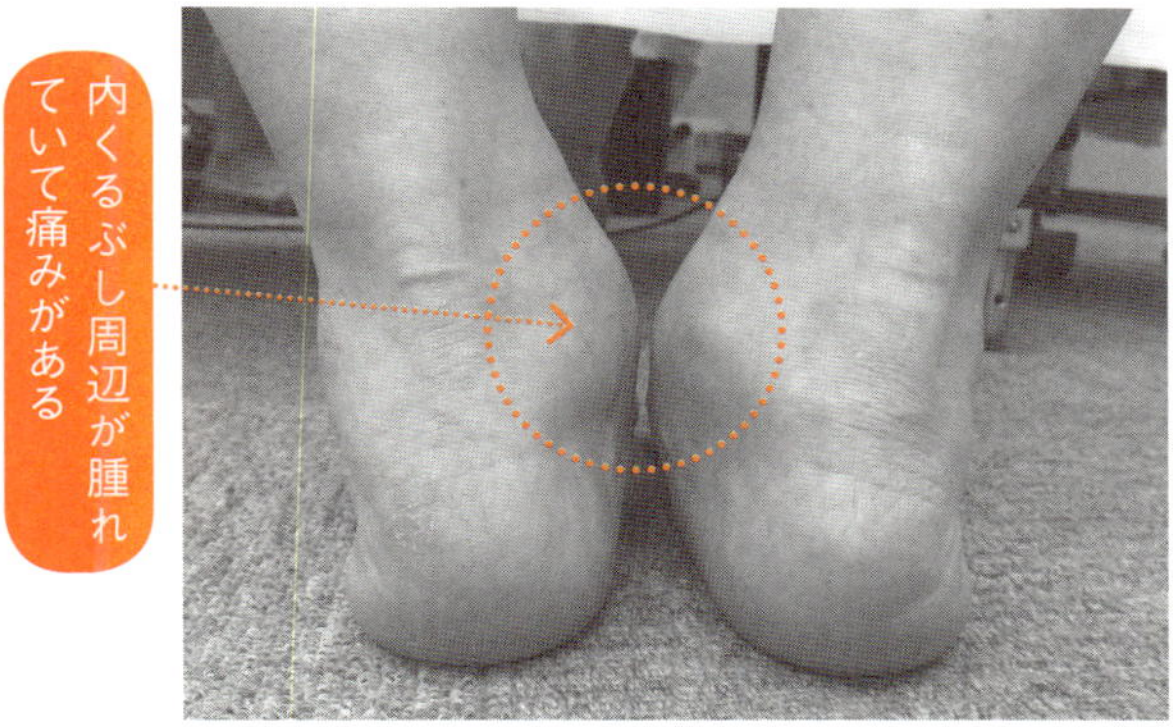

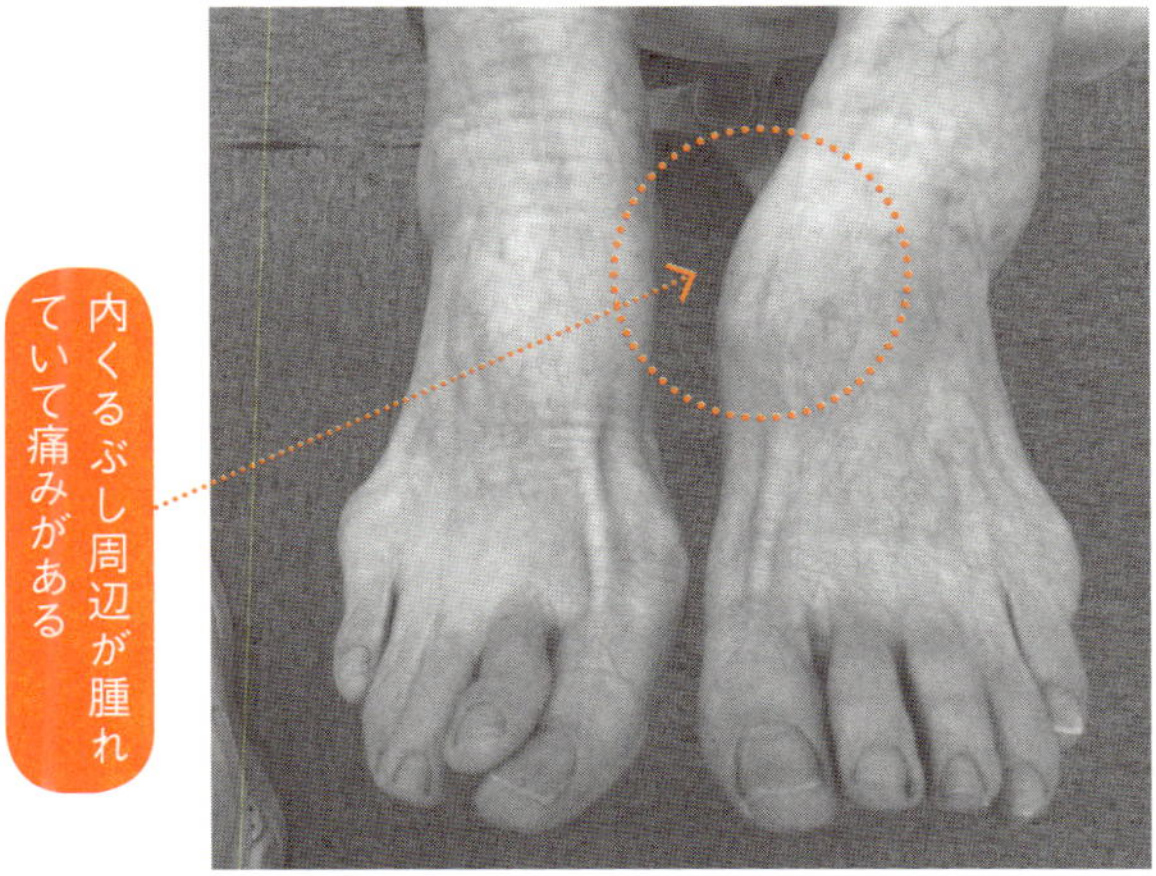

外反扁平足で重心が内側に集中してしまう

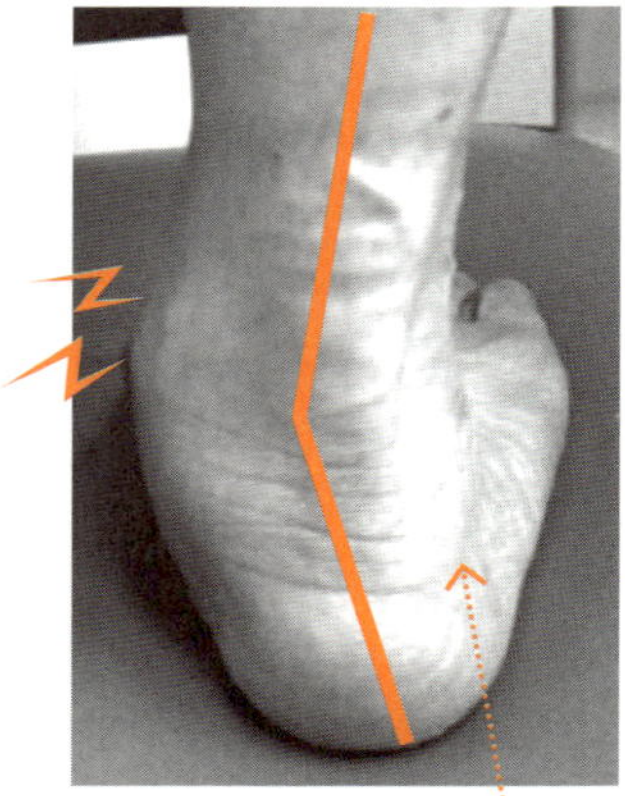

【内くるぶし周辺の腫れと痛み】

「右足の例」…足の裏が外側を向いている

②特に、かかとから両くるぶしにかけて腫れている。医療機関で診てもらっても、なぜ治らないのか？という納得できるような説明がなく不安になる。

③四十歳以降の女性に多く、外反足で足裏が外側にずれているなど、自分でも一般的な捻挫や炎症でないことを感じとっている人が多い。また外反母趾や浮き指、扁平足があり、親指の踏ん張りが弱く、重心が内くるぶしへ片寄っている。原因不明の関節炎と診断されて、一般的な治療に終始する。

《原　因》

手の第一関節（ＤＩＰ関節）に発症する「ヘバーデン結節」が足関節に発症したことが原因です。外反母趾や浮き指、扁平足により歩行時に足先が外方向に流れ、足関節に過剰な衝撃波とねじれ波が繰り返されて足関節の軟骨が磨耗して変形し、「ヘバーデン結節」による炎症が加わって発生したものです。

進行すると足裏全体は外側にずれ、内くるぶしは内側にずれるなどの変形と共に腫れも大きくなります。

《治療法》

「ヘバーデン結節」は関節リウマチと異なりますが、軟骨が破壊されやすいという特徴があります。何によって破壊されているのか、その一番の原因は「重力の負担」（負荷重）です。

ですから、治療法は、

①足裏のバランスを整える

②足関節のサラシ包帯固定

カサハラ式テーピングで足裏のバランスを整えて、その上から足首サラシ固定を行う

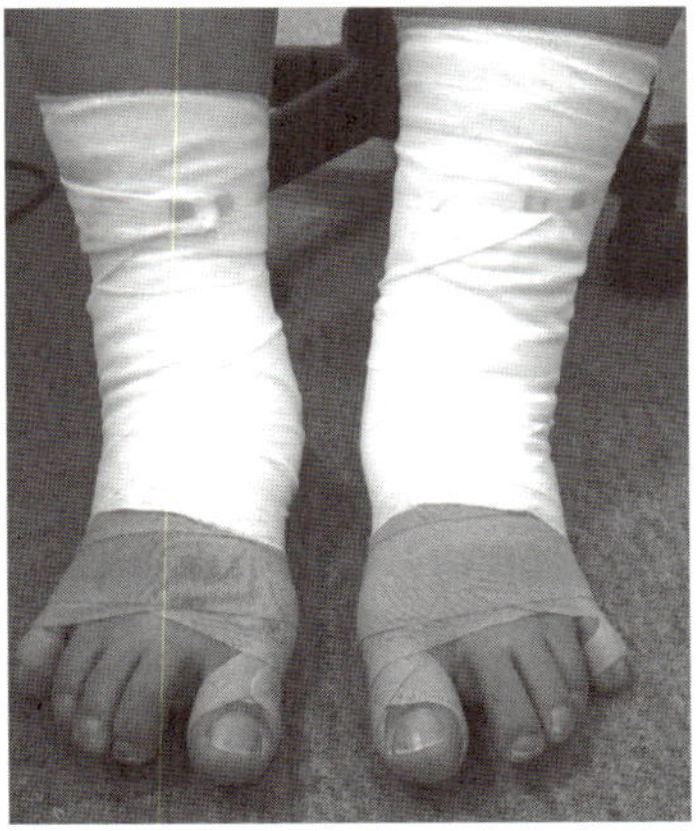

よくなってきたら

3本指テーピング靴下と専用足首サポーターと併用する

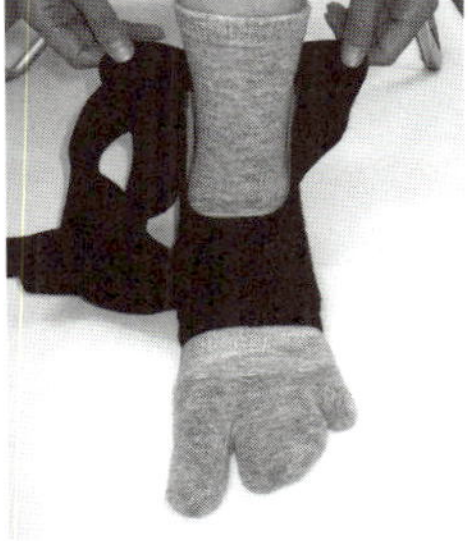

という処置で重力の負担を軽減することになります。これがしっかりできるとその場から楽になり、安心して歩くことができます。

治療期間は程度によって異なりますが、三〜六ヵ月間位でほとんどの場合よくなってきます。サラシ包帯の巻き方や足関節専用のサポーターとの併用など、治療方法を知ると自分でも改善することができます。何よりも本当の原因を最初に知ることが重要なのです。

「足関節へバーデン」にもかかわらず、一般的な治療を行ってもよくならない人が、大変多くおられます。

第4章

「ひざヘバーデン」と「変形性ひざ関節症」を区別する

治らないひざ、それは「ひざヘバーデン」

「ひざヘバーデン」とは、「ヘバーデン結節」がひざに発症した状態を指します。一般に言われている「変形性ひざ関節症」とは異なるのですが、まだこれが一般の人に知られていないのです。

「ひざヘバーデン」とはひざに「ヘバーデン結節」が発症したもの

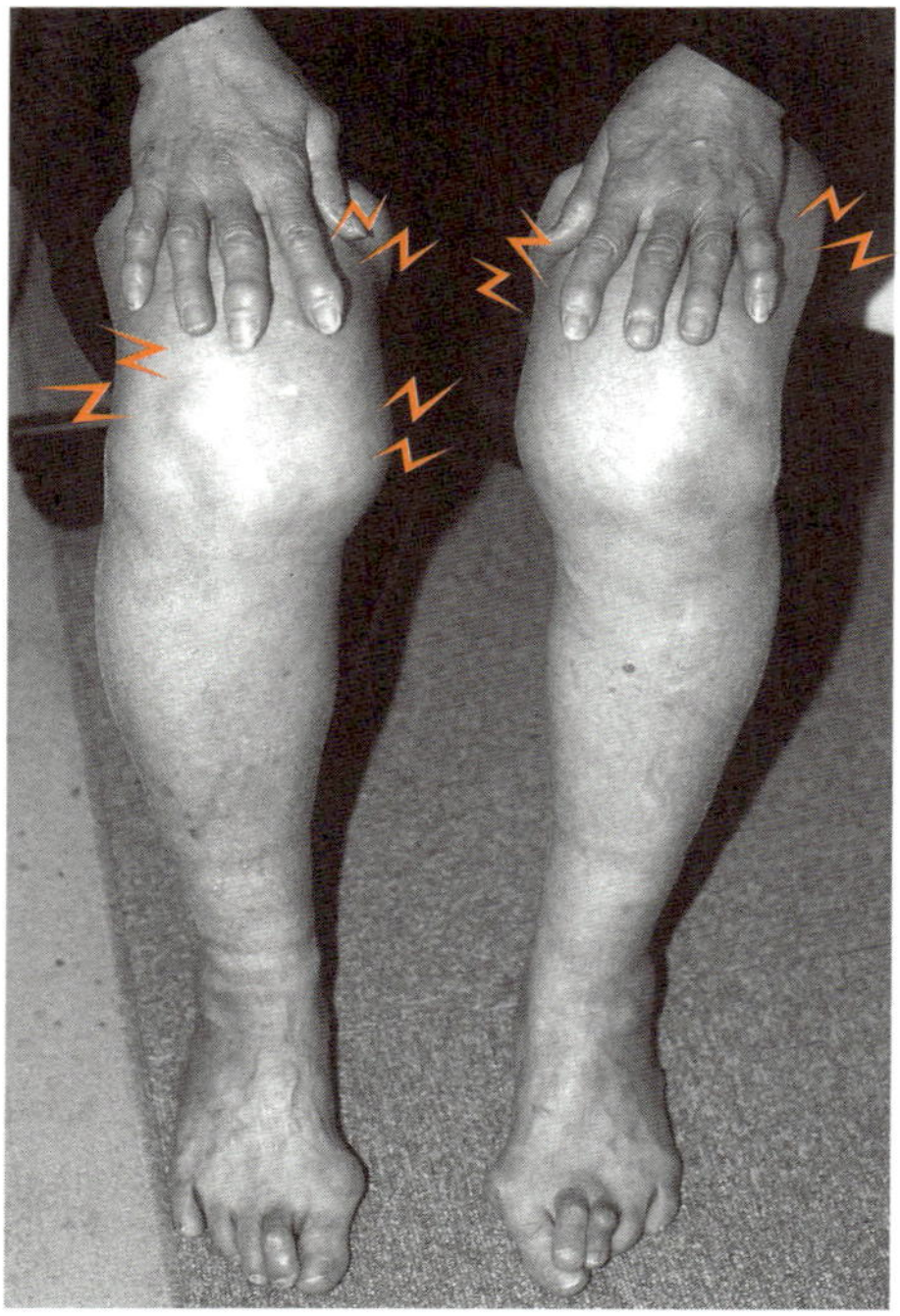

だから、長年治療しても「ひざが曲がらない」「正座ができない」人が増えているのです。

治らないひざの痛みは仮称「ひざヘバーデン」で、手の第一関節が変形する「ヘバーデン結節」がひざにも発症しているのです。

多くの人に知って頂きたいので、私はあえて「新発見カサハラ理論」として二十年前から訴え続け、この事実に対する気づきのきっかけにしています。

なぜなら、「何年治療しても良くならない」「治らないで年々悪化していく」という患者さんのほとんどが、ひざに発生したヘバーデン結節だからです。

これも「国民病」と言えるほど、あまりに多いので、すでに著書でも発表し、私はこれを仮称「ひざヘバーデン」とオリジナル名で呼んで、一般的な変形性ひざ関節症と区別してわかりやすく説明しています。なぜなら、ここから要介護になる割合は通常の六倍以上と推測しているからです。

ひざの痛みを訴える中年以降の女性に「ひざヘバーデン」の人がかなり多く見られますが、これを見落としている接骨院や医療機関が多いのが現状です。

そのために治せず悪化させ、健康寿命が短くなったり、生活の質（ＱＯＬ）が低下したり、医療費の増加に歯止めがかからないという状況の一因になっているのです。

一般的に知られている「変形性ひざ関節症」と、もうひとつのヘバーデン結節が隠れた原因となる「ひざヘバーデン」とが混同されているのが大きな問題なのです。

ひざ痛の原因は細かく分けると十種類以上ありますが、特に多いにもかかわらず見落とされている「ひざヘバーデン」について本章で説明していきます。

こんな症状と経過なら「ひざヘバーデン」

他の人と同じような治療を受けても、自分だけが治らないでかえって悪化したり、何年経っても治らなかったりするという悪循環に陥っている人が多くいます。そのような人たちは「ひざヘバーデン」を疑う必要があります。その主な症状は、次の五項目にあてはまります。

1 ひざに水が溜まり、何回も抜いている
2 ひざが少し腫れていて、ときどき熱っぽい
3 痛みが激しく、歩くのが怖い。夜間の痛みもあるので「ヒアルロン酸」の注射をしている
4 痛みが軽くなった後、急にO脚や骨の出っ張りなどの変形が進んだ
5 「何年も治療したのに治らない」「とうとうひざが曲がらず、正座ができなくなった」と言う特徴がある

このような人たちの多くに、「ひざヘバーデン」が隠れていて、最終的には人工関節の手術を勧められる場合も多く見られます。

「ひざヘバーデン」は「関節リウマチ」とは異なりますが、「関節リウマチ」と似たような症状があり、重力の負担に弱く「骨が変形しやすい」「もろい」「骨破壊が起こりやすい」という共通点があります。

「関節リウマチ」の場合は原因を特定できるので、すでに本人も理解していますが、「ひざヘバーデン」の場合はまだ解明されていないので、一般的な「変形性ひざ関節症」と「ひざヘバーデン」とが区別がされないまま混同されて治療を受けているのです。

だから「治る人」と「治らない人」とに分かれてしまうのですが、「ひざヘバーデン」の場合は治療法が異なるので、最初に区別することが大切です。

区別する手段として、「ヘバーデン結節」という病気があるかどうかのチェックをします。

①まず手の第一関節が太くなっていたり、変形して横に曲がっていて痛むなどの確認をする

②次に手の親指の付け根の関節「CM関節」の出っ張りや痛みを確認する

③その次に「足ヘバーデン」の特徴となる、親指が外方向にねじれて変形し爪が外を向く（回内位）で「ひどい外反母趾」があるかないかを確認する

一般的な「変形性ひざ関節症」と「ひざヘバーデン」かどうかのチェック法

①指先の第一関節が太くなったり、横に曲がって変形

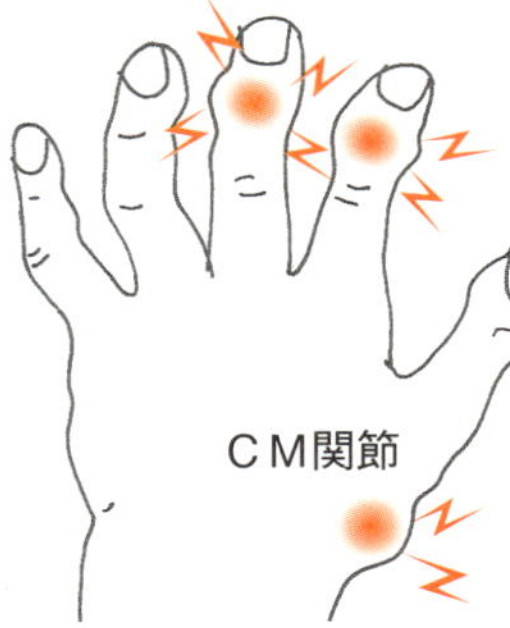

②手の親指の付け根の関節「CM関節」の出っ張りや痛み

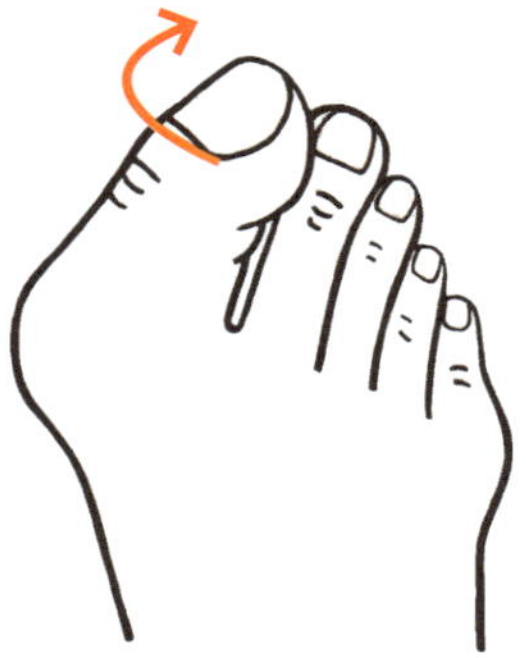

③足の親指が外方向にねじれて変形し、爪が外側に向く(回内位)

これらの①、②、③に加え、前ページで説明している「症状と経過」を参考にすると、ほとんどの場合、区別することができます。

「ヘバーデン結節」が原因でひどく変形した外反母趾を仮称「足ヘバーデン」と呼び、一般的に知られている外反母趾とはっきり区別しています。

これと同じように、一般的に知られている「変形性ひざ関節症」と仮称「ひざヘバーデン」とを区別しなければならないのです。なぜなら、これまで何回も説明しているように「ひざヘバーデン」は重力の負担にきわめて弱く、「骨が変形しやすい」「もろい」「骨破壊が起こりやすい」、

そして「治りにくい」「壊死する」という特徴があり、「ひざ関節リウマチ」に似た症状となるので、治療法を知らないと本人にとっても社会にとっても大きなマイナスになるからです。

これが「ひざヘバーデン」の治療法

「ひざヘバーデン」と気づいたら一刻も早く、「サラシ包帯固定」を行い、骨の変形、破壊を防ぎ、骨の損傷を最小限に食い止めることです。

「サラシ包帯固定」で、重力の負担度（破壊力）より安静度（治癒力）が上回る固定により変形や骨破壊を最小限に食い止めると、自己治癒力や自然治癒力が最大限に発揮され、それだけ早く治り、ひざも正常に近く曲がり、正座ができるようになる人が多いからです。

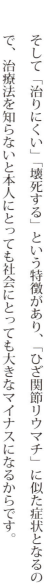

治らないなら、今からでも遅くない、勇気を出して治療の原点・根本療法となる「サラシ包帯固定」に立ち戻ることです。それができていないから治らない、そのため、ひざの悪い人が三千万人以上と推測され、そこから介護される割合が五・七倍以上と言われているのです。

「サラシ包帯を用いた固定法」は、ひざを45度に曲げて巻くので普通に歩け、ひざも曲がるし、

【「ひざサラシ包帯固定」完成図】

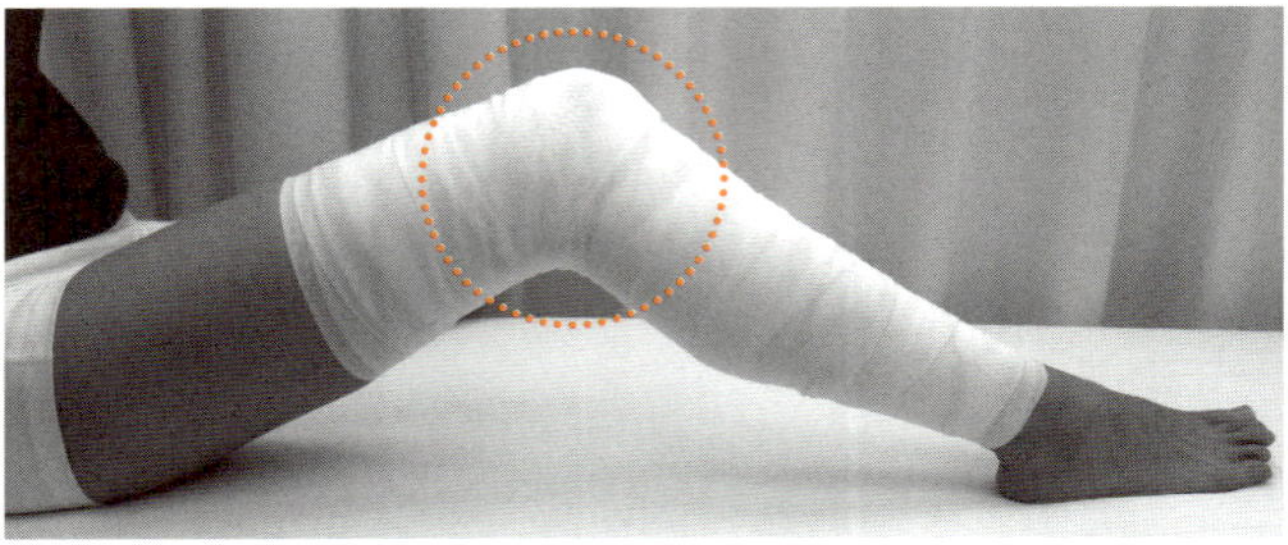

ひざを45度に曲げてサラシ包帯を巻くので
①血行不良はおきない！
②筋肉も落ちない！
③関節も固まらない！

血行不良や筋力も落ちません。逆に「加圧トレーニング効果」により鍛えられるのです。日常生活への支障は極めて少なく、五〜六回の練習でそれなりにうまく巻けるようになります。

しっかり巻いた「サラシ包帯固定」は、今までの「固定」という苦しいイメージとは異なり、多くの場合「巻いていた方が気持ちがいい」「楽で安心」という安全本能が出てくるので継続できるようになります。初めは、こんなに巻かれて「重症患者みたい」といって嫌がる人もいますが、そういう人でも二、三日で楽になるので、逆にサラシを外すのを嫌がるようになります。

結果として、できるだけ早く「サラシ包帯固定」をすると、それだけ早く痛みが薄れ、変形や骨破壊を最小限に防ぐことができるので、痛みはじめの炎症期・急性期に勇気を出して巻くのが大切なのです。たとえ、何年か経過していたとしても手遅れではなく、巻いておくことで、その後の経過や予後の状態が飛躍的に良くなるということを覚えておいてください。

「ひざヘバーデン」には勇気をもってサラシ包帯を巻く

「ひざヘバーデン」の特徴は、「すぐひざが腫れる」「ヒアルロン酸の注射をしてもまた痛み出す」「痛くて歩くのが苦痛」「水を何回も抜く」「いつまで経っても治らない」「急に変形やO脚が進んだ」という症状です。このような人の多くが、一番重要な「固定」を中心にした治療法が抜けているのです。

今までの治療に疑問や限界を感じていたり、治療院の治そうとする気持ちが感じられず、見放されているような気がして「希望を失っている人」「ひざの慢性痛で長く悩んでいる人」は、今からでも遅くはありません。勇気を持って「サラシ包帯固定」をすることで、その効果を最初に実感することが必要なのです。効果を二、三日で実感できると、「治る」「自分でも治せる」という希望が湧いてくるからです。

一般的な変形性ひざ関節症にも同じ効果があるのにもかかわらず、今まで、「ひざを治す働きの98パーセントの役割が「固定」なのだ」という重要なポイントが抜けていたのです。このために治らず、ひざの悪い人が年々積み重なり、増え続けているのが実態です。

ひざの慢性痛「ひざヘバーデン」や「変形性ひざ関節症」に悩んでいる人は、今からでも迷わず「サラシ包帯固定」を試してみてください。ほとんどの人は、「三週間くらいで半分治る」という劇的な効果を実感することができるはずです。

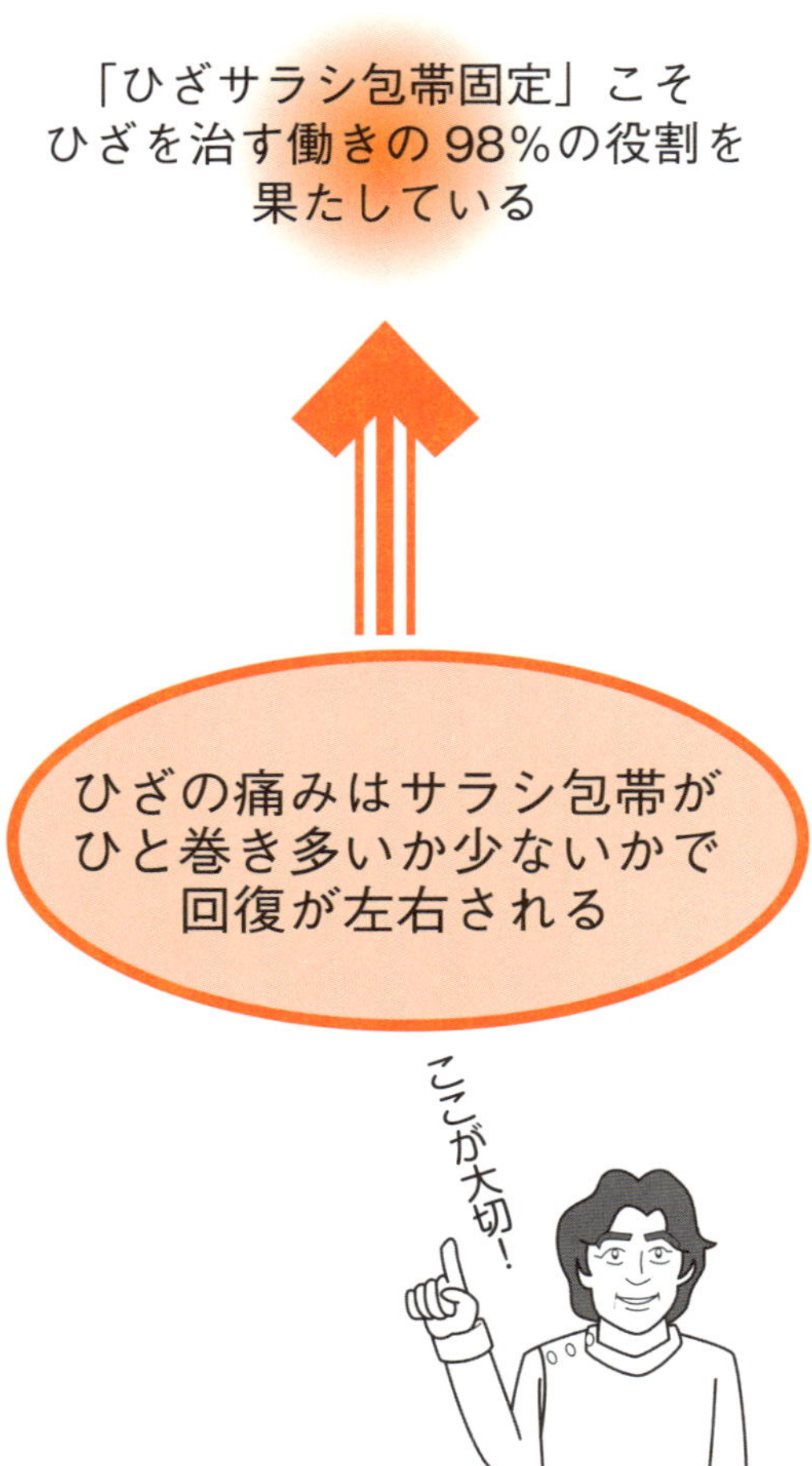
「ひざサラシ包帯固定」こそ
ひざを治す働きの98%の役割を
果たしている
ひざの痛みはサラシ包帯が
ひと巻き多いか少ないかで
回復が左右される
ここが大切!

もし、それでも半分治らない場合は、勇気を出してさらに半分位の「包帯の量」を増してみてください。ひざの痛みはひと巻き多いか少ないかで、重力の負担度（破壊力）より包帯固定による安静度（治癒力）が上回るかどうかを左右し、治ったり治らなかったりという差が出るからです。この差がわかる治療家こそ、本当の名医と呼べる人なのです。

古い常識や洗脳、そして甘えを捨て去る

ひざの慢性痛に対し、今まで患者さん自身も「歳だから、老化だから治らない」「変形した骨はもう回復しない」「治らなくても仕方がない」「固定をしないで楽に治したい」という甘い考えがありました。また、治療する側にも慢性的なひざの痛みは緊急性や生死の問題にかかわらないので、責任感が少なく治らなくても仕方がない、大した問題にならない、かつ苦情もこないという安易な思いが心のどこかに潜在しているのではないでしょうか。

そのために「何が何でも治す」「固定で治しきる」という考え方までに至らないのが現状なのです。

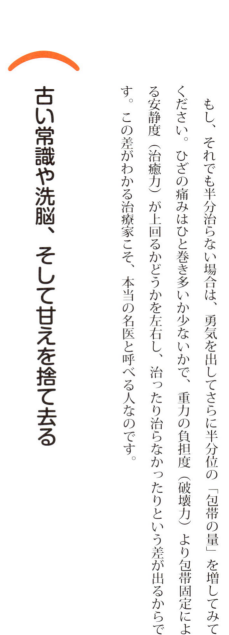

【古い常識や間違った慣習を捨てる！】

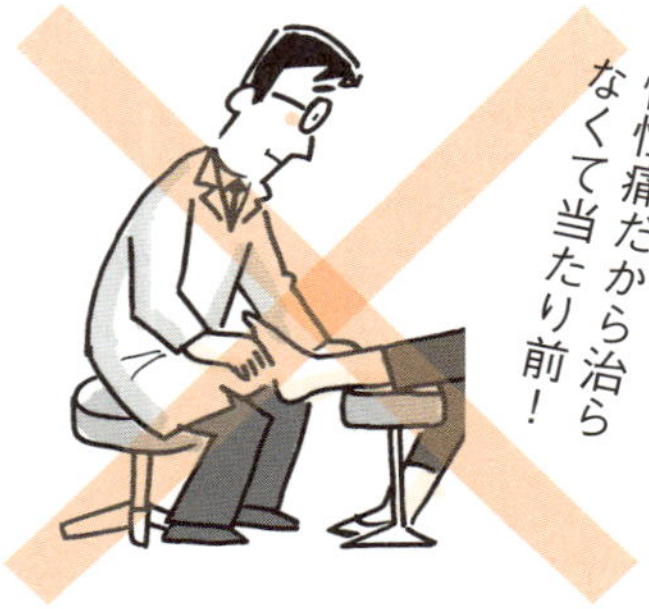
慢性痛だから治らなくて当たり前！

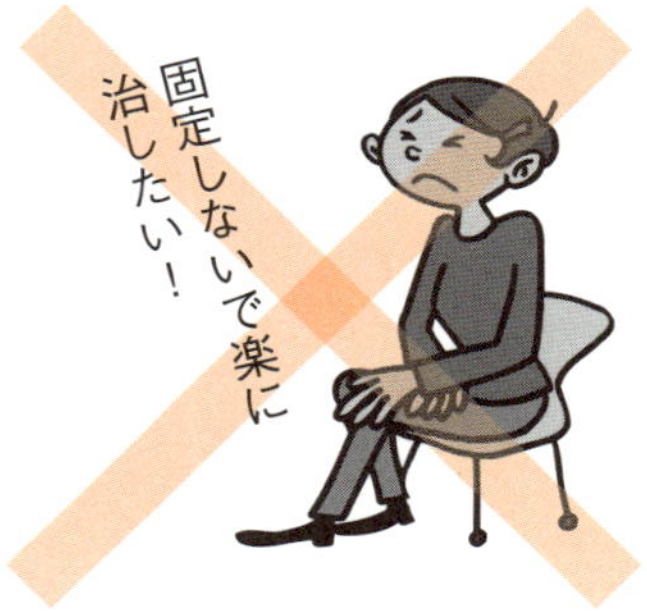
固定しないで楽に治したい！

いつまでもこんなことを許していてはいけない、そして迷ってはいけないのです。

人を頼っていてはいつまで経っても治りきることはできません。まずは、ビジネス的な治療法や洗脳、古い常識や間違った先入観から脱出することです。

自分より心配してくれる他人はいないのです。ケガや事故などの原因がはっきりしている新鮮なひざの損傷に対しては「固定をする」という考えがありますが、これとは反対に原因がはっきりしていない慢性的なひざの損傷に対しては「固定をしない」という考え方に洗脳されていることが多いのです。これらの損傷を比較すると、どちらも細胞損傷の事実と損傷の程度、つまり傷の深さは同じなのです。

したがって慢性的なひざの痛みであっても、原因のはっきりしているひざの損傷と同じように「固定」をするのが正しい処置で、むしろ「それ以上にしっかり固定をする」という考え方が必要なのです。

「ひざの痛みは自分で治す」という心構え

【古い常識や間違った先入観からの脱出】

ひざの痛みの原因は？

歳のせい？

太りすぎ？

使いすぎ？

いろんな治療を受けたが良くならず、逆に年々悪化！

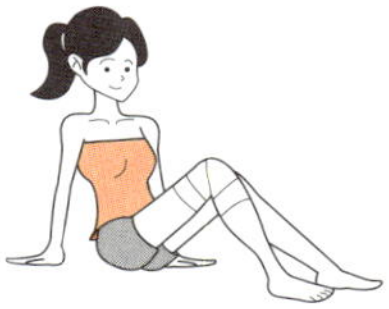

ひざの痛みの改善には「固定」が一番！

ひざの検査やいろんな治療法を受けたにもかかわらず、今いち良くならない、逆に年々悪くなっていく人が多くいます。

　その代表的な症状である「ひざへバーデン」や慢性的な「変形性ひざ関節症」の痛みは、「自分で治す」と言う考えに戻り、勇気をもって「サラシ包帯固定」

をするのが大切です。

しっかり巻いたサラシ包帯は、その瞬間から気持ちが良くなり、安心感が伴うものです。

私の知る限り、四十年位前は全国の接骨院で普通に包帯固定をする治療法が行われていたのですが、残念なことにこの処置が現在失われています。

その大きな理由は、手間暇を要するのに加え、営利を考えた場合、採算が合わないので「サラシ包帯で固定する」という最も効果的な治療法がおろそかになってしまったと思えてならないのです。

原因をよく理解して、「自分で治す心がけ」「ひざの痛みも自己責任の時代」という認識が必要です。

「歳のせい」「使いすぎ」「太りすぎ」などという曖昧な説明に納得してはいけません。

それは同じような条件下でも、痛くならない人も多く、また治る人と治らない人とに分かれるからです。

本当の原因と最も効果的な包帯固定で、重力の負担を軽減するという治療の原点、基本を知ることが必要な時代なのです。

サラシ包帯で治る人と治らない人とに分かれる！

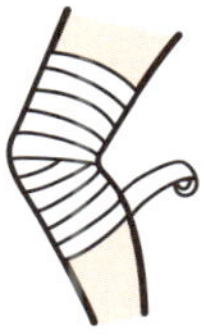

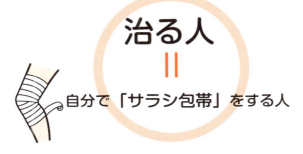

治る人
＝
自分で「サラシ包帯」をする人

治らない人
＝
「サラシ包帯」をしない人

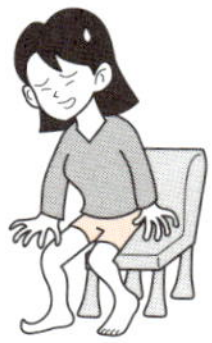

「サラシ包帯」とは、昔からあるサラシを三等分に裂いたもので、自分で包帯を作り、その中の一本のサラシ包帯を自分で巻いてみることです。

はじめはうまく巻けませんが、通常五〜六回巻く練習をすると、かなり上手になるので心配ないです。

「サラシ包帯固定」は、

ひざへ繰り返される重力の負担度（破壊力）より、安静度（治癒力）が上回る最良の治療法なのです。

その理由は、本来人間に備わっている自然治癒力（自己治癒力）を最大限に発揮させることができる根本療法であり、原因療法と呼べる保存的療法です。

原因もなく起こる「ひざへバーデン」の痛みに対しては最適なのです。

同じような日常生活にもかかわらず、ひざが腫れたり、水が溜まったり、痛くなったりする人とならない人に分かれます。また、同じ治療をしても治る人と、逆に治らないで年々悪化する人とに分かれますが、この差は、「ひざへバーデン」が隠れた原因になっていることが多いのです。

隠れた原因を知り、自分でサラシ包帯固定をすると急によくなります。そうすると治癒までの期間が読めてきて、つまりゴールが見えてくるので、人は今までの迷いや不安がなくなり、「自分で治したい」「自分で治せる」という思いが自然とこみあげてくるということを理解してください。ゆえに面倒臭がらずに、最初は勇気をもって「サラシ包帯固定」に挑戦してもらいたいのです。

私はひざの痛みで悩んでいるすべての人に対し、治って頂きたい、治してあげたいという抑えきれない気持ちにいつも焦りを感じ、心を痛めています。

私の著書「ひざの痛みはサラシ一本で98％治る！」（さくら舎刊）を参考にすると治癒までの早道になります。特に、固定の必要性と重要性をわかり易く説明しています。

「ひざへバーデン」も「関節リウマチ」も固定が必要

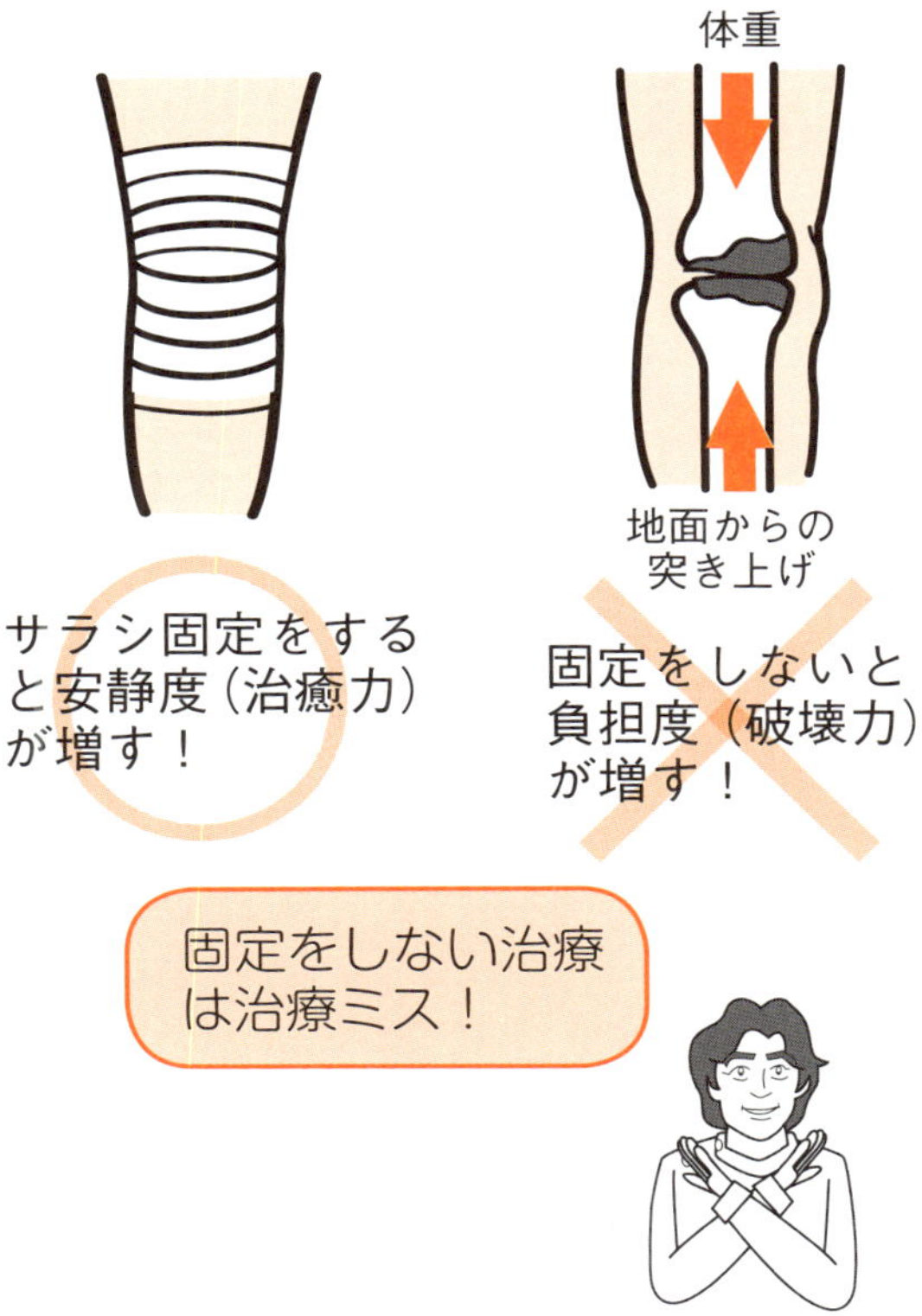
体重
地面からの
突き上げ
サラシ固定をすると安静度(治癒力)が増す!
固定をしないと負担度(破壊力)が増す!
固定をしない治療は治療ミス!

これまで何回も固定の重要性を述べましたが、ひざへバーデンも関節リウマチもどちらも同じように固定が必要なのです。また、これ以外のどんなひざの痛みにも「固定」が必要なのです。

なぜなら大した原因もなくひざに痛みが起こるのは、バランスの悪いひざへ重力の負担が集中し、ここに外反母趾や浮き指、扁平足に「足へバーデン」が加わることでかかとからの突き上げが過剰となり、それを日常生活で繰り返したことが原因だからです。

その中で、「ひざへバーデン」や「関節リウマチ」による変形性ひざ関節症は、軟骨がもろく変形や骨破壊が起こり易いという特徴があるので、固定をしないとどんどん変形や骨破壊が進行してしまいます。これを防いで治癒に導く治療法が「固定」なのです。私はこれをしないひざ治療は「治療ミス」と説明しているのです。

ひざの痛みでいろんな病院や整形外科、接骨院、その他の治療院を渡り歩く人がいますが、どんなに有名なところでもたったひとつやらなかったことがあります。

それがひざの痛みの98パーセントを治す働きをする「サラシ包帯固定」なのです。「固定しない」となかなか治らず、年々悪化するという悪循環に陥ってしまうのです。

ひざの変形が女性に多いのはどうして？

「ひざへバーデン」や「ひざの痛み」で悩んでいる人は女性に多く見られます。男性に比べ筋

【女性にひざの変形が多い理由】
女性の方が男性より筋肉量が少ないため、重力の負担を多く受けやすく、体のゆがみや変形も起こりやすい。

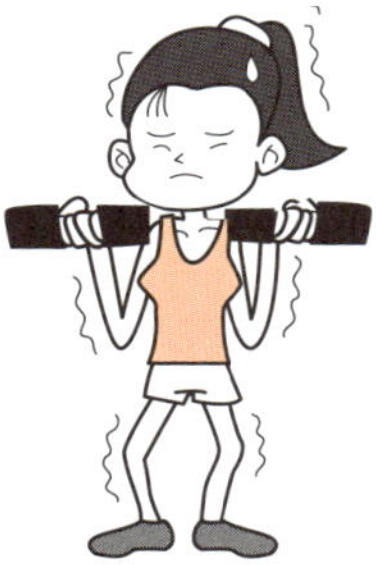

肉量の少ない女性は、重力の負担を多く受けることになり、体のゆがみや変形も起こりやすいのです。さらに膠原病（自己免疫疾患）や更年期障害の影響も加わり、ひざを痛める割合が多いのです。

ですから筋力の弱い女性こそ、「サラシ包帯固定」で重力の負担を軽減し、変形した骨を吸収させることが必要なのです。

変形して出っ張った骨は固定をすれば吸収され、摩耗して崩れたところには新しい骨が再生される本能が人間には生まれつき備わっています。これを医学では「過剰仮骨の吸収と付加骨の添加」と言って医学書にも掲載されています。これを応用したのが「サラシ包帯固定」なのです。

痛くなり始めにきちんとサラシ包帯固定を行うことで早く改善するのはもちろんですが、たとえ二～三年経過していたとしても、六か月～一年巻くことでほとんどの人はほぼ完全に治ったことを実感できます。

長期にはなりますが、「気持ちが良い」と感じると共に「安心感」の方が上回るので、多くの人が継続することができるのです。

人間のひざは「固定」をすれば治るようにつくられている

原因のはっきりしている新鮮な損傷となる骨折の場合、固定をしておけば湿布や電気治療、薬の投与など何もしなくても100パーセント治ってしまうという事実があります。

原因のはっきりしない「ひざへバーデン」による変形性ひざ関節症でも、また高齢でも、痛みは完全になくなり、変形は日常生活に支障がないように、それなりに回復するので大半の人は治ったことを実感することができるのです。

人間のひざは、「サラシ包帯固定」をすれば自己治癒力により誰でも自然と治るように最初から造られています。そのように設計されているのです。

二千五百年前の医学の祖ヒポクラテスの言葉に、「人は自ら治す力を持っている。真の医療とは、「自己治癒力」「自然治癒力」を最大限に発揮させる環境条件を整えるだけだ」と語っています。

「ひざへバーデン」の治療こそ、この自己治癒力や自然治癒力を最大限に発揮させる環境条件を整える、その答えが「サラシ包帯固定」なのです。しかしこの大事なことが、今行われていないので残念でならないのです。

宇宙飛行士が「サラシ包帯固定で治る」ことを裏付けている

サラシ包帯固定だけでなぜ治るのか。その答えは、人間が無重力の宇宙空間で長期間過ごすと「骨量が減る」「骨が溶けてくる」ということで裏付けられています。

❖宇宙飛行士の証言が掲載された新聞記事（朝日新聞 平成23年11月の記事より）

古川さん「重力感じる」

国際宇宙ステーション（ISS）から帰還した古川聡宇宙飛行士(47)は22日、帰還カプセルの着陸現場でチェックを受け、健康状態に問題がないことが確かめられた。

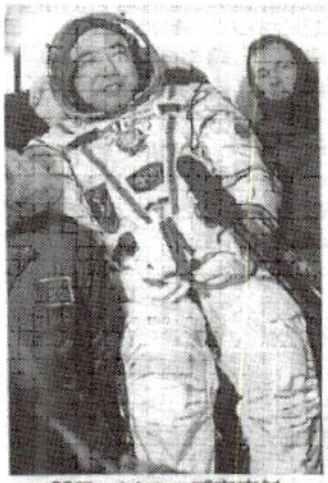

22日、ソユーズ宇宙船で帰還した古川聡宇宙飛行士＝金子淳撮影

古川さんは、カザフスタンの雪原に着陸した帰還カプセルから、スタッフに抱きかかえられて出た。ISSでの無重量状態の生活で筋肉が衰えており、着陸現場に置かれた椅子にすぐに座らされた。

報道陣から地上の感想を尋ねられると「重力をすごく感じる。普通にしているだけでも体が重い。重力のおかげでこうやって椅子にも座れる」と答えた。現場は零下20度ほどの極寒だったが「（ISSでは）ずっとエアコンで22、23度だったので、こういう冷たい空気はおいしい。呼吸できる空気が周りにたくさんあるのが素晴らしい」などと話した。今最もやりたいことに「お湯がたまっているお風呂に入ること」を挙げた。日本人として165日間の最長滞在記録をつくったISSでの任務について、「力まずにできた」などと感想を述べた。

古川さんの妻の恵子さんは「無重量の環境でだいぶ外見が若返っていた夫と再会するのを、家族全員楽しみにしています」などのコメントを発表した。

古川さんは米航空宇宙局（NASA）の専用機で23日に米国に着く。NASAで1カ月半にわたって詳細な検査やリハビリを受ける予定だ。

（アルカルイク近郊〈カザフスタン〉＝田中誠士）

朝日新聞デジタルに動画と写真特集

宇宙飛行士が地球に帰還した時、かつがれて出てくるのは、骨がもろくなっていて生命に危険があるためです。無重力の中では「重力の負担」が減り、体を支える骨の役割がなくなるので「破骨細胞」が活性化し、骨量も減少しています。

この原理を「ひざへバーデン」や「変形性ひざ関節症」「ひざ関節リウマチ」に応

用して、ひざの変形を改善したり、修復したりする治療法が「サラシ包帯固定療法」、別名を「サラシ無重力療法」と呼んでいます。

変形したひざを上下幅広くサラシ包帯で固定すると重力の負担が減り、ひざだけ無重力の状態に近づくので、変形して余分に出っ張った骨が破骨細胞の働きで自然に溶けたり、吸収されたりして、日常の生活にほとんど支障がなくなり、その状態で治っていくのです。

また、重力の負担が軽減されつつ、同時に適度な重力の負担が加わるので、骨が擦り減り摩耗したところには「骨芽細胞」の働きで新しい骨が補われ、時間経過とともに元の状態へと近づき、変形した骨は再生されるというわけです。

これまでにも述べてきたように、これを医学的に「過剰仮骨の吸収と付加骨の添加」と呼んでいます。このように人間は自ら治す力「自己治癒力」や「自然治癒力」が最初から備わっています。これを最大限に発揮させる「環境条件」を整える方法が「サラシ無重力療法」なのです。

これを根本療法として理解することが医療の原点ですが、残念なことにほとんどの患者さんにこれが施されていないか、もしくは甘いか、それがおろそかにされているかのどれかです。治らないひざを「歳のせい」「老化現象」「歩き過ぎ」「太り過ぎ」として、「変形した骨はもう治らない」と誤った先入観を植え付けて、無理やり納得させているのは誤りなのです。

なかなか治らなくても落ち込む必要はありません。「サラシ無重力療法」で、あなたのひざは

「過剰仮骨の吸収と付加骨の添加」による修復作用とは？

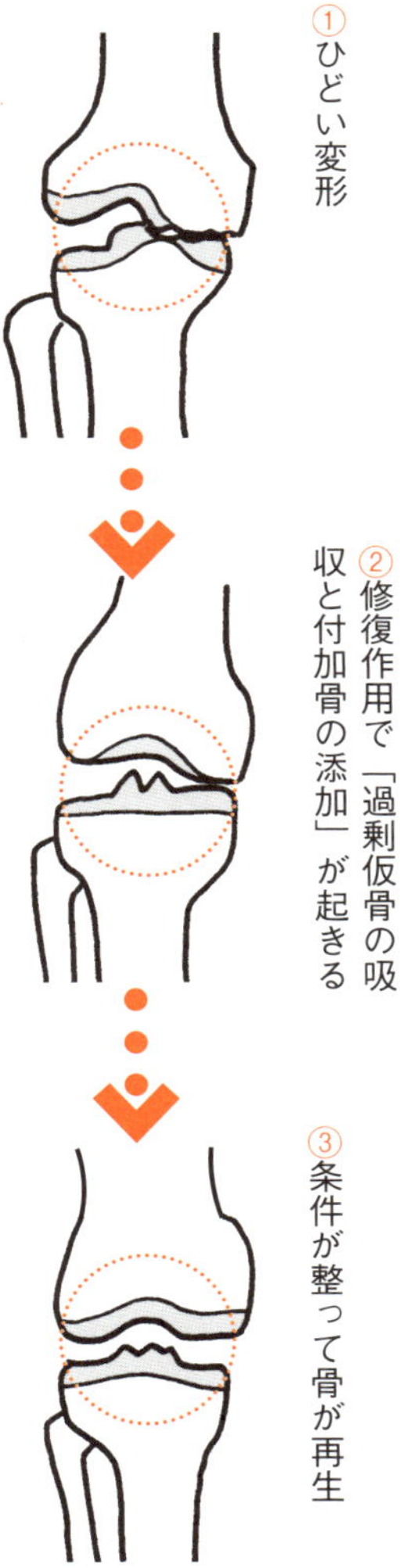
①ひどい変形
②修復作用で「過剰仮骨の吸収と付加骨の添加」が起きる
③条件が整って骨が再生

「サラシ固定」で、ひざだけを無重力状態に近付け、「過剰仮骨の吸収と付加骨の添加」という自然治癒力（自己治癒力）の働きを最大限に発揮させる！

確実に98パーセント以上治っていくからです。

「原因がはっきりしている新鮮な骨折」と「原因がはっきりしないひざへバーデンによる変形性ひざ関節症」を比較した場合、どちらも細胞損傷の事実とその程度（キズや損傷の深さ）は同じなので、ひざへバーデンであっても、骨折と同じように固定をするか、むしろそれ以上の固定をすれば、どんなひざの痛みであっても必ず98パーセント以上治すことができるのです。

詳しくは私の著書「ひざの痛みはサラシ一本で98％以上治る」（さくら舎刊）を参考にしてください。

「サラシ包帯固定」は治療のための最良の固定具

現在、サラシを入手するには呉服屋さんか、一部の薬局に行けば取り扱っています。またインターネットで探してもおおよそ千円～千五百円位で購入できます。

昔からサラシは日本文化に深く溶け込んでいて、着物、浴衣、手ぬぐい、おしめなどさまざまな用途に使われてきましたし、実は医療においてもサラシは大変重要な役割を果たしてきたのです。妊婦の腹帯や三角巾、また骨折やねんざ、ケガをした時は必要な幅に裂き包帯として応急処置や治療の道具として役立ってきました。

もともとサラシは木綿生地で肌触りがよく、汗などの吸収力も高く、より丈夫でかぶれにくく、腰や腹、胸をしっかりと固定ができる幅と長さがあります。これほど安価で便利で効果的なものはなく、昔は必需品でどの家庭にも一反や二反の買い置きがあったものです。

サラシを三等分に裂き、そのうちの一本を用いてヘバーデン結節が隠れた原因となっている変形性ひざ関節症、仮称「ひざヘバーデン」に巻くことが治癒への近道なのです。

「サラシ」とはどんなもの？

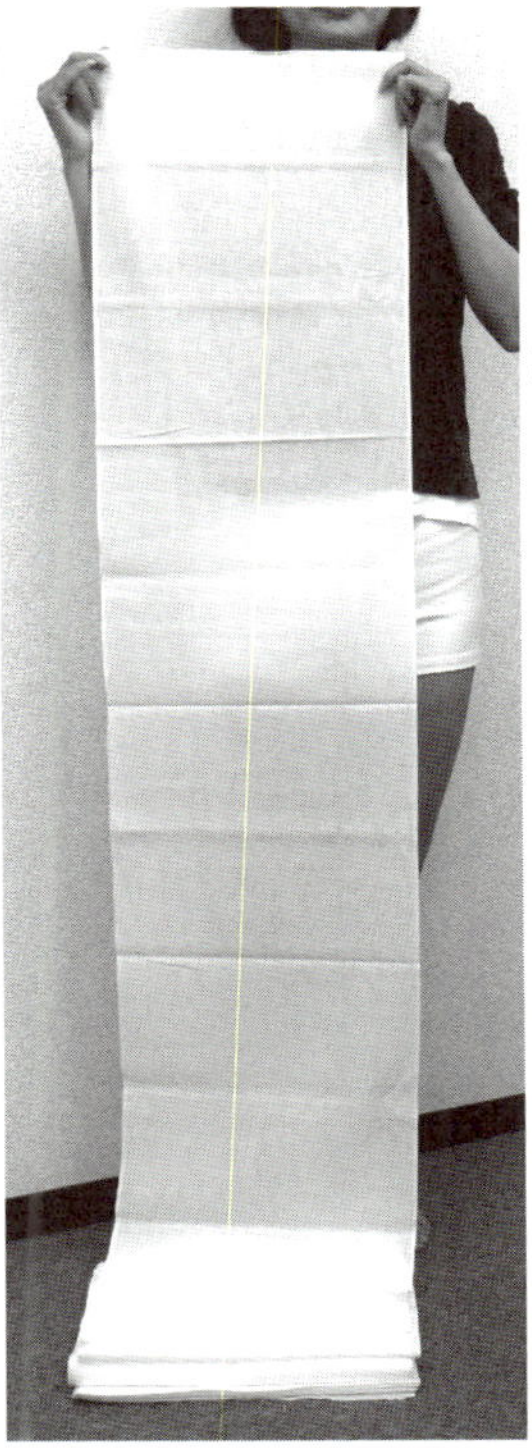

【サラシとは】
木綿製で、
横幅約31センチ、
長さ9メートルのもの

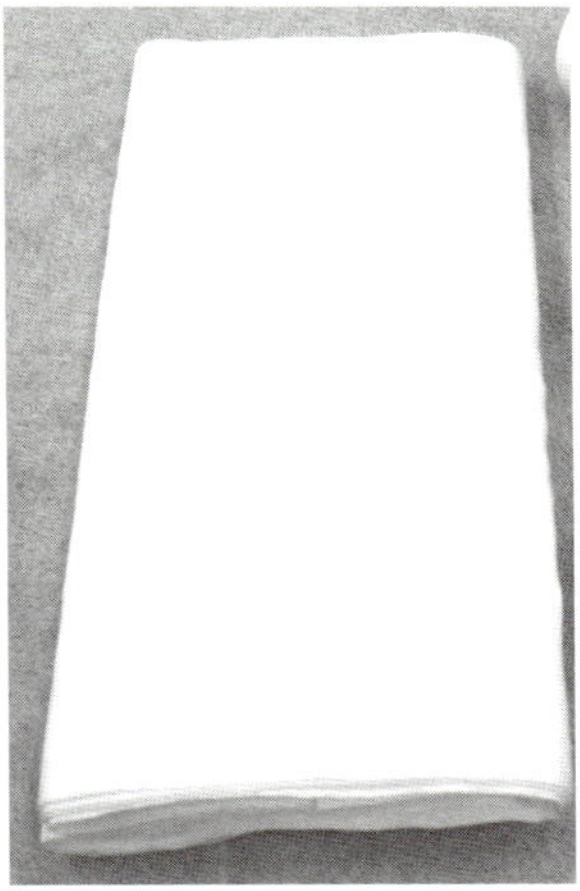

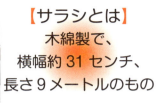

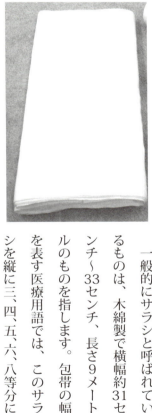

一般的にサラシと呼ばれているものは、木綿製で横幅約31センチ～33センチ、長さ9メートルのものを指します。包帯の幅を表す医療用語では、このサラシを縦に三、四、五、六、八等分に裂いたものを基準にそれぞれ三裂包帯、四裂包帯、五裂包帯……と呼んでいます。この中で、ひざや腰に使用する場合には三等分に裂いた三裂のサラシ包帯

が最良です。この三裂のサラシ包帯をしっかり巻くことができれば、ギプスやコルセット以上の固定効果があり、しかも普通に歩けるので、これを「動けるギプス包帯」とも呼んで多くの人に使ってもらえるように促しています。

一般的に売られている伸縮性のある包帯やガーゼのような弱い素材では、固定力も弱いので効果はあまりありません。ひざの痛み、特にひざへバーデンには、固定力の弱いサポーターやコルセットでは効果が引き出せず、こじらせてしまう人が多いのが現実です。

「ひざへバーデン」による変形性ひざ関節症を早く確実に治すには、98パーセントの働きをする「サラシ包帯固定」に勝るものはないのです。また、湿布や薬、注射、電気療法もありますが、この「サラシ包帯固定」で負担度（破壊力）より安静度（治癒力）が上回る固定を最優先することにより、初めてその相乗効果を引き出すことができるのです。

まず「サラシ包帯の作り方」を覚えよう

サラシ包帯は一反のサラシから三本のサラシ包帯が作れます。サラシを購入したら、サラシの横幅を三等分に折り、ハサミで切れ目を4、5センチ入れてください。その次に、ハサミを使わず、切れ目の両脇を両手で持って、勢いよく強く左右に開くように引っ張って裂いていくだけで、まっすぐ綺麗に裂くことができます。ハサミで縦に切っていくよりも、縦の織目に沿ってまっすぐ

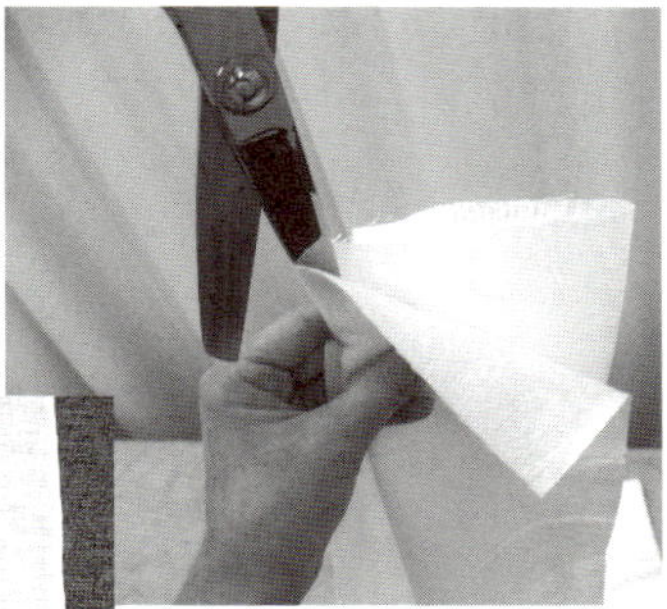
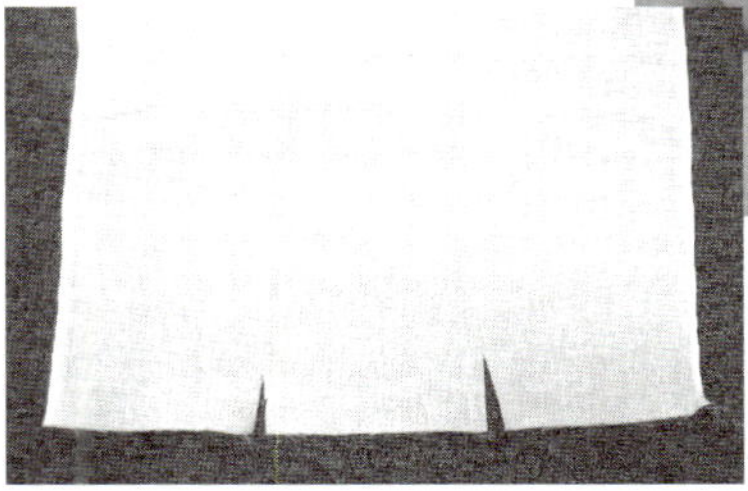

①サラシを三つ折にして、はさみで切れ目を入れる

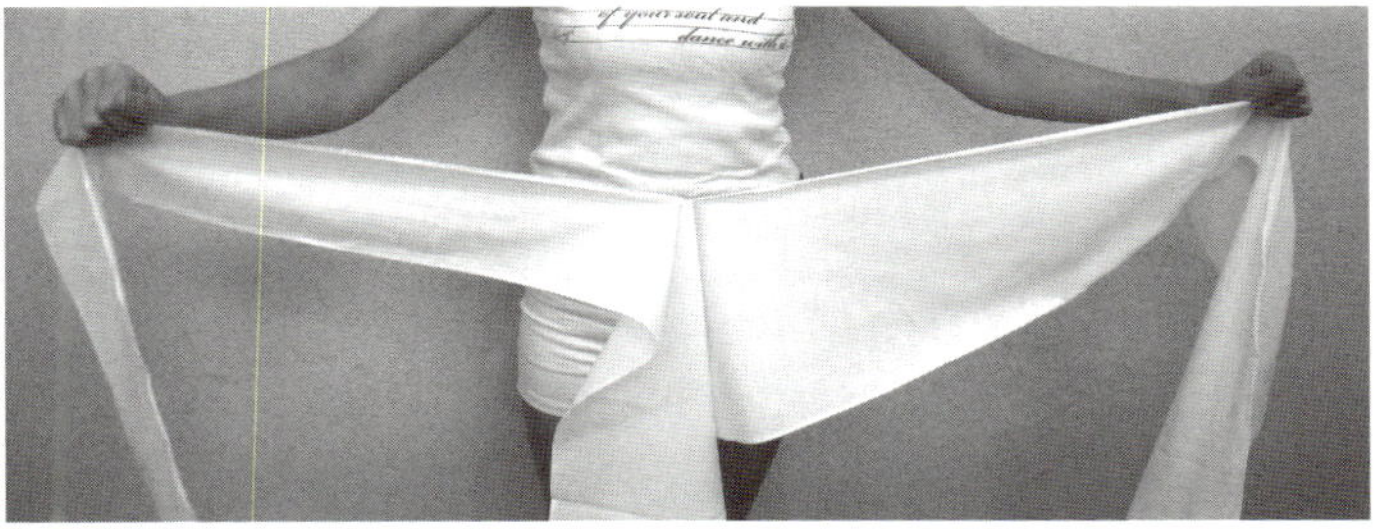

②両手で勢いよく裂いていく

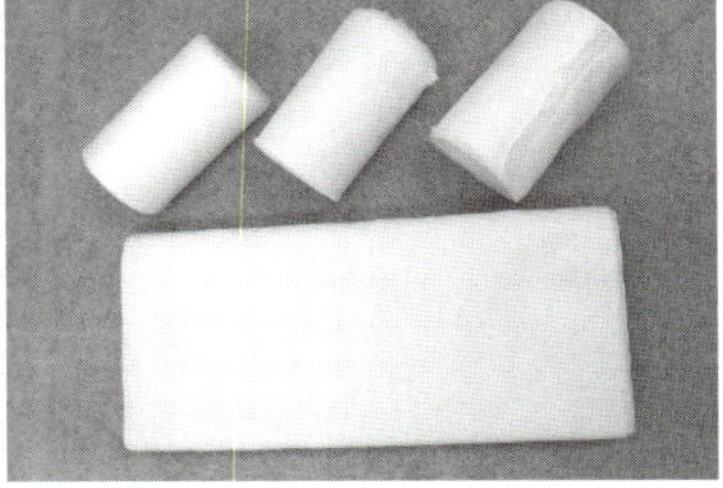

③三つに裂いたサラシをそれぞれ巻くと、三本のサラシ包帯ができ上がる

裂いていく方がより簡単に早くできます。一反のサラシから、三本の三裂包帯（幅約11センチ）を作ることができます。

通常はこのうち一本を使って巻き、残りの二本は洗い替えや予備にしておきます。洗って繰り返し長く使っても、その固定力は落ちることはなく、むしろ木綿が柔らかく肌になじんでくるので、通常三本あれば一年間は使用できる計算になります。

三等分に裂いたら、ひざの上で転がすようにして、できるだけ固く巻くことが重要で、そうして固く巻いておくと、実際に使用する時にも巻きやすいからです。

サラシ包帯は「ひざを45度に曲げて巻く」を守る

サラシ包帯を巻くには、必ず守らなければならない角度があります。それは、「ひざを45度に曲げて巻く」ということなのです。

ひざを45度に曲げた状態で巻くと、どんなに強く巻いてもむくみにくく、血行不良などの危険性がほとんどなくなるからです。

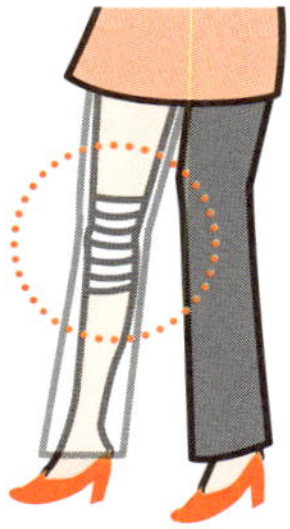
サラシを巻いたまま、歩けて日常生活が送れる。むしろ、加圧トレーニング効果で鍛えられる。

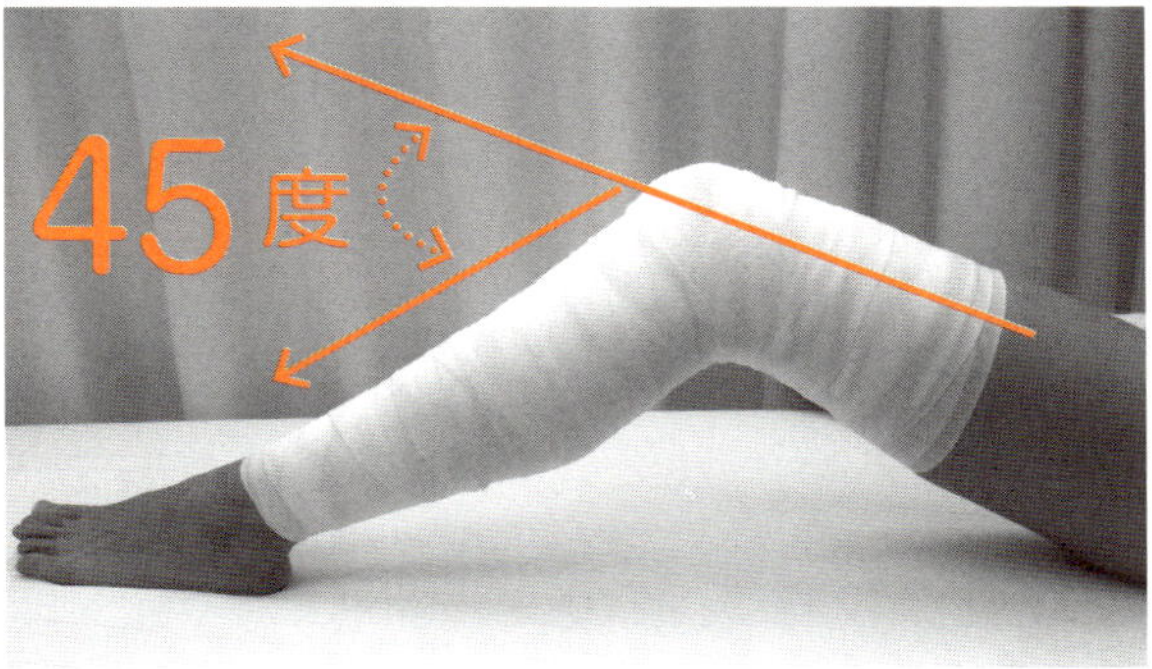

● 「ひざを45度に曲げて巻く」ので、
・血行不良は起こらない！
・筋肉も落ちない！

その理由は45度に曲げていると伸ばした時にゆるみ、しかも運動可動域が十分にあるので筋力も落ちないのです。

逆にサラシ包帯との対抗運動や加圧トレーニング効果で鍛えられるのです。

サラシ包帯固定をしたまま、今まで通りの日常生活ができるので、「歩ける包帯ギプス」、「サラシ無重力療法」と呼んでいるのは、できるかぎり多くの人に使用してほしいからなのです。

それでもむくようなら、病気が隠れている疑いがあるので、サラシ包帯を外し、専門医に相談しなければなりません。

また、すでに心臓や腎臓、糖尿病などで医師の治療を受けている人は、サラシ包帯を巻く前にまずは専門医に相談をしてください。

「サラシ包帯」の巻き方と安心感

前項でも説明しているように、サラシ包帯はひざを45度に曲げ、ひざを中心に上下に幅広く巻くことで、ひざへの負荷重を軽減することが目的です。大腿部（もも）は二分の一位まで、下腿部（すね）は下三分の一のくるぶし位まで巻きます。巻く方向は左右どちらでも同じです。

このようにサラシ包帯は上下幅広く均等の強さで巻き、たるみが出ていないかを確認してください。うまく巻けない場合や自信がないという人は、はじめはサラシ包帯を二分の一巻き、その上から伸縮性のある三裂包帯を弱く巻いたり、または専用サポーターで補強しておくと落ちにくくなります。慣れてきたら、元のサラシ包帯一本に戻してください。

きちんと巻けた場合には、巻き終わった直後から「脈を打つ」のが感じられ、約五分後には消えるという現象が起こります。巻き方が弱いと感じられません。サラシ包帯を巻いた直後だけ、ズキンズキンとした脈を感じますが、ほとんどの場合心配ありません。

ひざにとって「サラシ包帯」で締め付けることで、初めはそれを異常、または異物を外そう

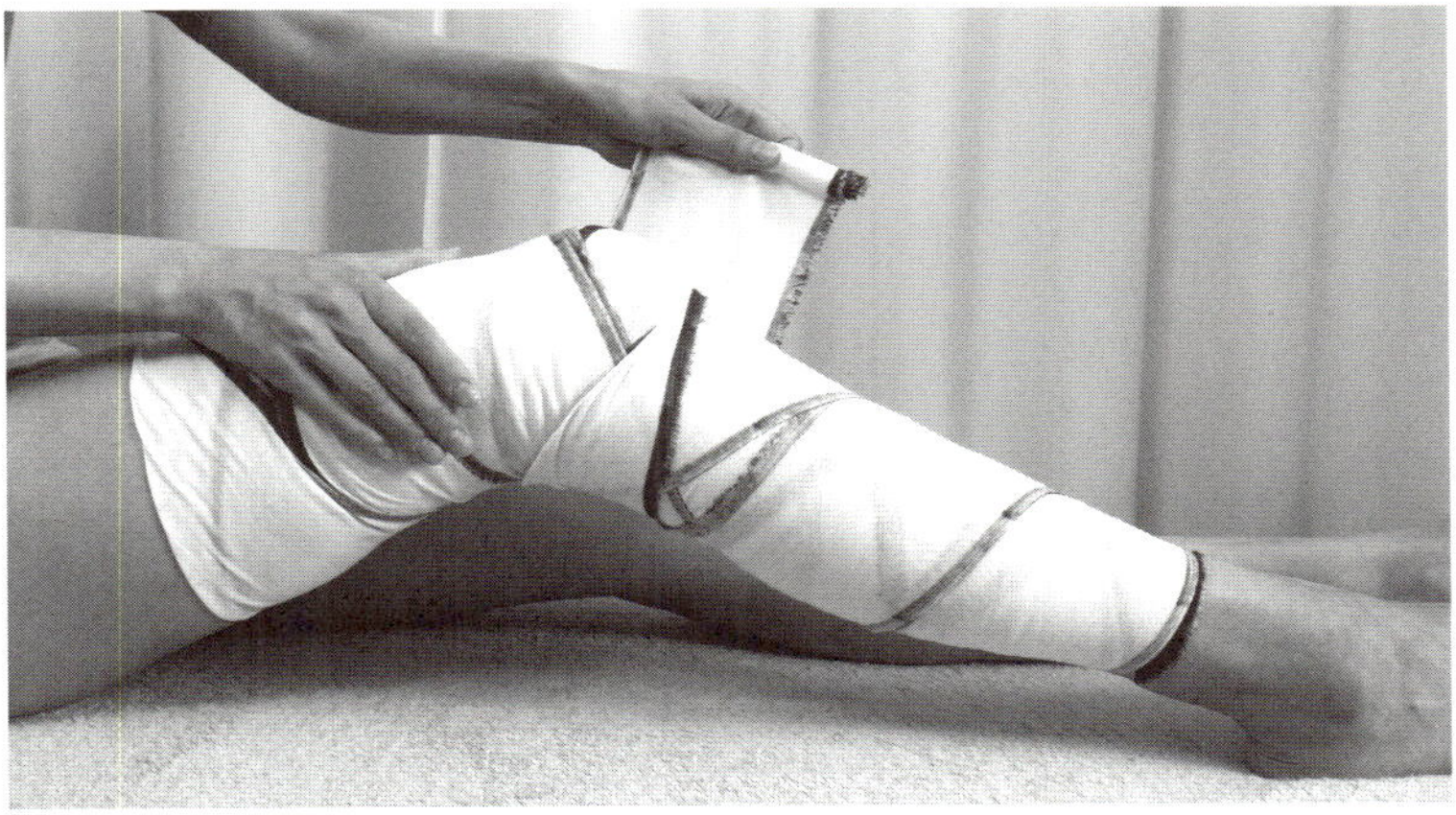

●ひざを中心に上下幅広く巻く

→太ももは2分の1位まで、すねはくるぶし位まで

ここが重要ポイント

サラシ包帯をしっかり巻けた場合は直後から脈打ち、5分ほどで消えます。固定がゆるいと脈打ちません。

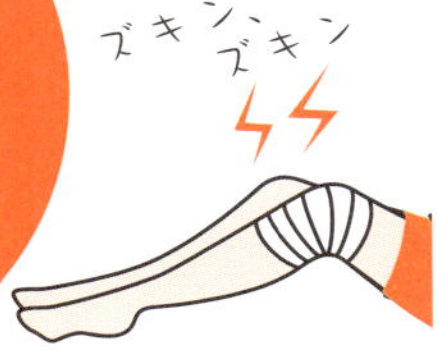

●うまく巻けない場合

→サラシ包帯を2分の1量を巻いて、その上から専用サポーターを装着

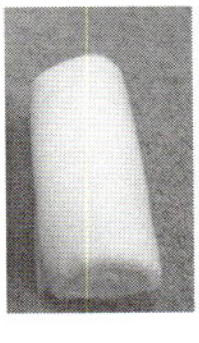

＋

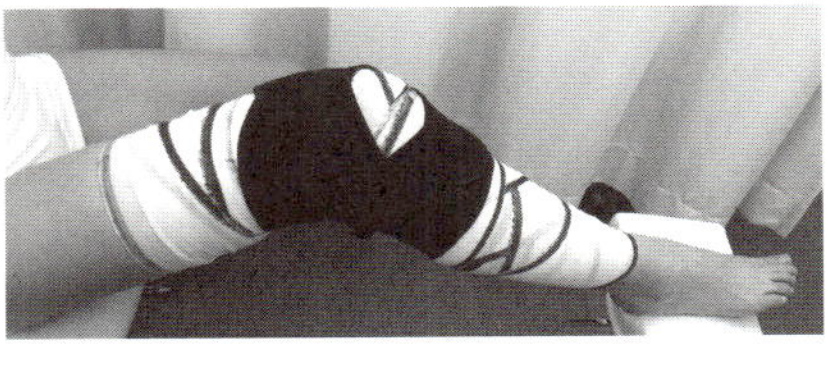

とする防御反応によるものと考えられるからで、四～五分位経つと自然に消えて、今度は逆に安全本能や順応作用が働き、巻いている方が楽に感じ安心感や安全感が出るように変わってくることを自覚できます。

この現象を知らないで慌てて外す人がいますが、これではあまりにも「サラシ包帯固定療法」の効果や価値理論を知らず、効果がほとんど期待できないのです。専門家でさえ、サラシ包帯固定で確実に治すことができるということを理解していないために、実際には治し切ることができない場合がほとんどなのです。これは、それだけ根本治療をしてこなかったという証明でもあります。ですから、患者さんに「いつまでに治る」と言えないのです。

四十五年間の治療家人生の中で、初検だけでも十一万人以上の患者さんを診て固定を中心にしたこの施術を繰り返し行ってきました。子どもから大人まで細かく観察と研究を続けてきて、その累計は百万回以上に及びます。

ひざだけでも一日に百人位の患者さんにサラシ包帯を巻いてきた時期が二十年以上続き、それを日々繰り返してきましたが、今までサラシ包帯によって医療事故が起こったという苦情や報告は一度も聞いていていません。

ただし「ひざヘバーデン」や「変形性ひざ関節症」以外となるガンや糖尿病、血栓障害、特別な疾患を抱えている人は対象外となりますので、そんな時にはまずは専門医に相談すべきなのです。

「ひざへバーデン」の治療法のここがポイント

●耐えられないひざの痛み

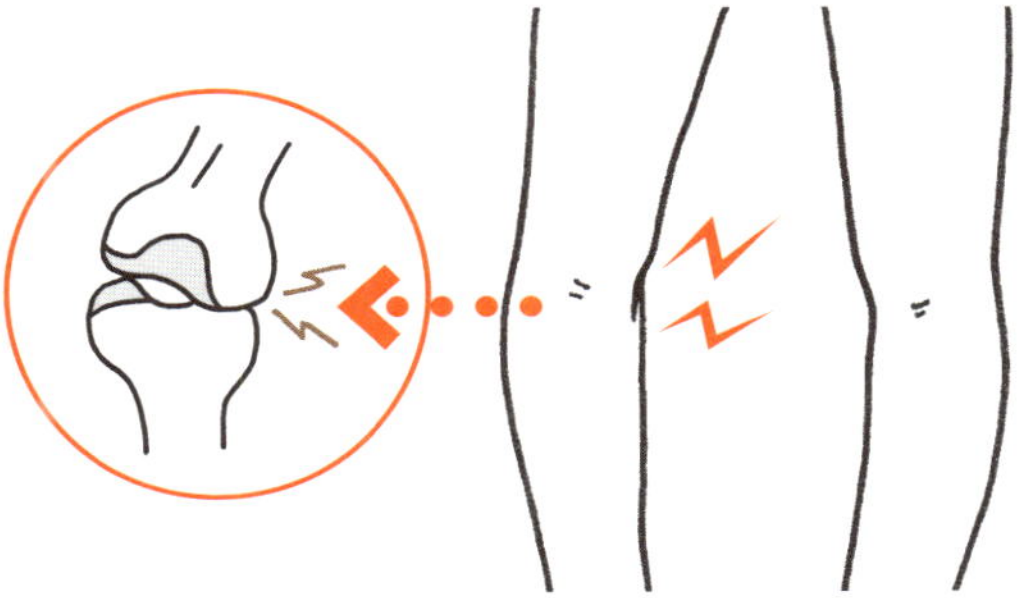

湿布より
効果百倍
固定保持！

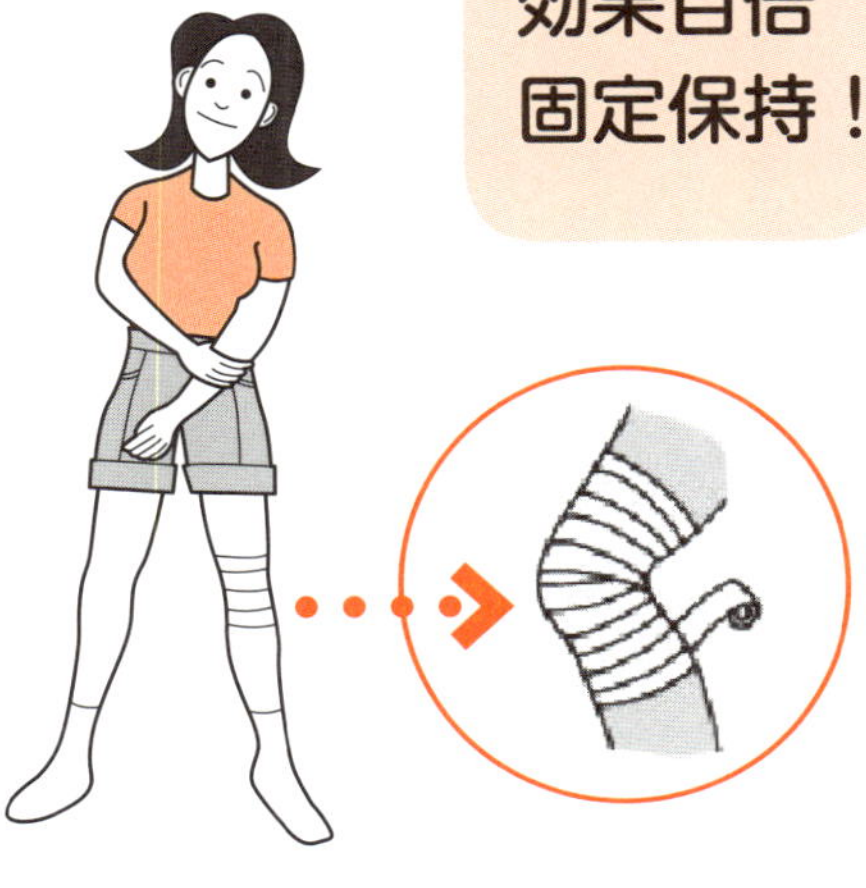

固定力↓安定度アップ

膠原病（自己免疫疾患）のひとつが「関節リウマチ」であり、関節内の骨を変形、破壊することはよく知られています。しかし問題なのは「ヘバーデン結節」も「関節リウマチ」に似た症状を足やひざ、股関節、腰、背骨、首に起こしているという事実で、それはほとんど知られていないのが現状なのです。

このため、同じ治療でも「早く治る人」と「いつまでも治らない人」とに分かれ、逆に悪化する人は最終的には人工関節、人工骨頭などの置き換え手術へと進行してしまう場合があります。

「ヘバーデン結節」は、「関節リウマチ」と同じように慢性化して最終的に関節を破壊してしまうので、「関節リウマチ」が医療において定義付けされたように、「ヘバーデン結節」においても同じように定義付け、この二つ以外、十以上ある関節炎と区別・診断ができるようにすることが急務なのです。

「関節リウマチ」と「ひざヘバーデン」のどちらも、重力の負担により変形・骨破壊が起こります。したがって重力の負担度（破壊力）より安静度（治癒力）が上回る、歩ける「サラシ包帯固定」により、自然治癒力や自己治癒力が十分発揮できる治療法を最優先しなければなりません。

これにより、変形、骨破壊を最小限に食い止め、98パーセントは治る「完解《かんかい》」状態にすることが目的です。歩ける「サラシ包帯固定法」と、医師による免疫抑制薬などを同時に行うことでより効果的になると考えます。

変形や骨破壊を最小限に食い止めると、その分だけ予後の経過が良好となり、日常生活の支障も少なく、患者さんの生活の質（ＱＯＬ）を保つことができます。

つまり「関節リウマチ」も「へバーデン結節」による関節炎も、関節の変形や骨破壊を防ぐ最大の手段が、「重力の負担（負荷重）」をできる限り軽減させることにあるのです。

しかし、その包帯による「歩ける固定法」、運動可動域を残した「固定法」がなされていないところに大きな問題があり、これを解明したのが負傷の瞬間を特定できない痛みや慢性的な痛み、過労性の痛みに対する「固定学」なのです。

新鮮な損傷に対する「固定学」はすでに確立されています。これと同じように、私は慢性や過労性の痛みや亜急性捻挫に対しての固定学をすでに確立しているのです。

本書によって、「ひざへバーデン」「ひざ関節リウマチ」などの慢性痛や力学的アンバランスによる過労性の損傷、亜急性捻挫に対して「固定をする」という理解が広まっていくことを期待しています。

第5章

「ヘバーデン結節」は体全体に発症する

「ヘバーデン結節」が体全体に発症することは見落とされやすい

「ヘバーデン結節」は手の第一関節や足の中足関節だけではなく、いろいろな部位に発症しますが、現在の医療現場では見落とされることが多く、適切な治療が施されることが難しいのです。そうすると、知らず知らずのうちに悪化してしまいます。

私の長年の治療経験から、「ヘバーデン結節」はひざや股関節、腰、背中、首にも発症して、多くの患者さんが悩んでいます。本章では、見落とされがちな体の各部位の「ヘバーデン結節」の症例を紹介して、原因と治療法を解説していきましょう。

中高年の女性に起こる「股関節ヘバーデン」

慢性的な股関節の痛みは「ヘバーデン結節」が股関節に発症した可能性がありますが、見落とされていることが多いのです。

「ヘバーデン結節」が隠れた原因となる股関節の痛みは変形や短縮を伴う場合が非常に多く、四十歳以降の女性に集中しています。私はこれを仮称「股関節ヘバーデン」と呼び、「一般的な股関節の症状と区別」して治療するように警告しています。

《症　状》

①急に股関節が痛くなり、四か月以上に続いて歩行時や歩いた後、次の日などに強く痛む
②だましだまし六か月位が過ぎて痛みが軽くなった後、片方の股関節の開きが悪く運動可動域が狭くなり、開脚運動が制限されていることに気づく
③X線やMRIなどの画像診断で、骨頭部の変形や短縮、磨耗などの異常が確認できるようになる
④見た目でも、下肢の短縮と股関節部の骨頭の位置が外側へ出っ張っているのが確認できる。また、歩き方にも引きずるような跛行が現れる
⑤先天性股関節脱臼に、「ヘバーデン結節」が加わることで悪化、重症化する
⑥強めの運動をすると後から痛み出す
⑦人工骨頭などの手術を勧められる

四十歳以降の女性で股関節に痛みや運動制限などの異常を感じたら、まず最初に「ヘバーデン結節」が股関節に発症したかどうかをチェックすることが重要です。なぜなら、見落とされて重症化している場合が多いからです。

《原因と診断》

関節リウマチの場合は血液検査で判断でき、関節リウマチと股関節の変形を関連づけて原因を特定できますが、「ヘバーデン結節」の場合は血液検査ではわからないのです。

まさか、「ヘバーデン結節」が股関節の大腿骨骨頭部を変形や骨破壊・壊死させたり、下肢の短縮を起こしたりしているとは思わないので、ほとんどの人が初めて聞くことなのです。

「ヘバーデン結節」は、関節リウマチと同じように軟骨がもろく、変形しやすいという特徴があり、これに外反母趾や浮き指・扁平足など足裏の異常により、歩行時にかかとからの過剰な衝撃波とねじれ波が股関節に繰り返され、次第に変形や骨破壊が進行していくのです。診断には次の項目を参考にしてください。

1 手の指先、第一関節だけが太く変形していないかをチェック

2 手の親指の付け根にある「CM関節」が出っ張っていたり、押した時に痛むなどのチェック

3 「ヘバーデン結節」が足に発症した足ヘバーデン（仮称）でひどい外反母趾があり、親指が外方向にねじれ爪が外側を向いて変形（回内位）しているかどうかをチェック

4 股関節以外にひざや腰・背骨・首などに慢性痛がないかをチェック
5 その他、家族に「へバーデン結節」や関節リウマチの人がいるかどうかを調べ、膠原病体質をチェック

《治療法》

股関節の痛みや変形が初期の場合、過剰な「重力の負担」を軽減することで、平均四か月位で痛まなくなり、普通に歩けるようになります。

たとえ症状が進行し悪化した場合でも、同じように「重力の負担」を軽減しなければなりません。

その治療法は、①人間の土台となる「足裏」をカサハラ式テーピングや専用テーピング靴下で安定させます。次に、②免震処置となる人工筋肉素材の免震インソールを靴の中に入れ、その上で③最後に患部となる股関節をサラシや専用ベルトで固定し、重力の負担度（破壊力）より安静度（治癒力）が上回る環境条件を整え、自然治癒力（自己治癒力）を最大限に発揮させるのです。

これを六か月位続けていると、次第に痛みや変形などの進行も止まり、それ以上の悪化を防ぐことができます。何よりもこの「治療の三原則」が根本治療となるのです。

《治療法の具体例（治療の三原則）》

①バランス…人間の土台、足の基礎工事として足裏のバランスを整えるため、専用の足裏バランステーピング法や専用の三本指タイプのテーピング靴下で足裏から股関節を安定させます。

②免震と血行…外反母趾や浮き指・扁平足があると、体の重心がかかとへ片寄るため、歩く時にかかとからの過剰な衝撃波とねじれ波という破壊力（介達外力）が繰り返されます。これを吸収無害化する人工筋肉素材の免震インソールで股関節を守る。さらに下肢への血行促進により、全身に血液や酸素が回る施術を行います。

③固定…股関節をサラシ包帯固定と股関節専用ベルトで固定します。サラシ包帯固定がうまく巻けない場合には、股関節専用ベルトを三分の一ほどずらして二重に巻いてください。股関節の安静固定が保たれることで、自然治癒力（自己治癒力）を最大限に発揮させる条件が整います。

股関節を固定

腹巻きの上からサラシ包帯を巻く

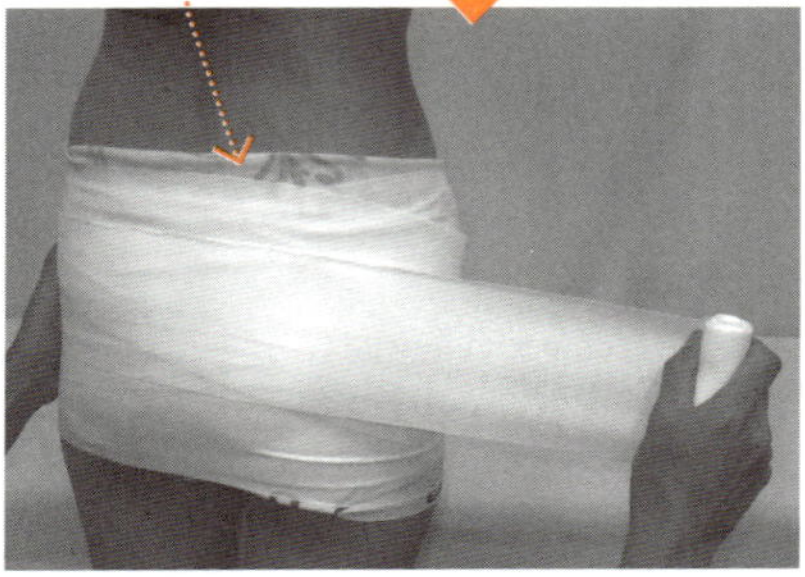

［サラシ包帯固定］

または

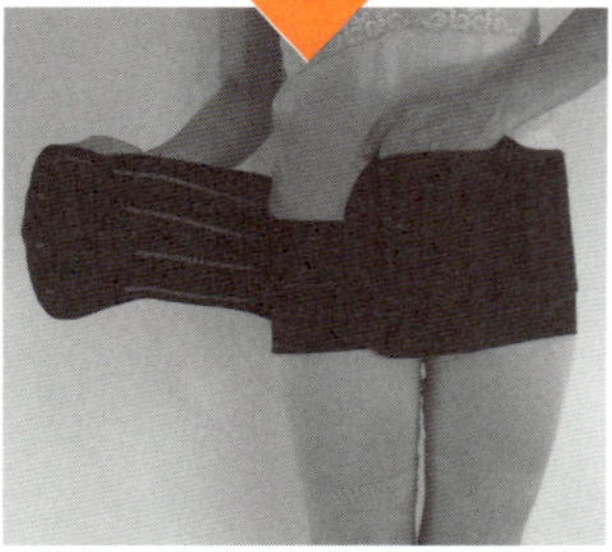

［股関節専用ベルト］

サラシ包帯で固定できない場合は股関節専用ベルトを二重に巻く

自然治癒力を最大限に発揮

この「治療の三原則」を基本として六か月位の目安で続けることです。悪化させてしまった場合であっても一年間位続けているとかなり改善してきます。

まずは、しっかりとした理論の裏づけのもとに治療することです。

中高年の女性の腰の慢性痛は「腰へバーデン」

中高年女性で何年も腰痛に悩まされ、そして治らない腰痛は、「へバーデン結節」が腰椎に発症した可能性があります。これも見落とされていることが多いのですが、このような人たちは、強いマッサージや整体などを受けた後、逆に痛みが増す場合が多くあります。

また、中高年で原因もなく分離症・すべり症・ヘルニア・狭窄症と診断された人の多くが、手や足にも「へバーデン結節」が見られます。

特に、狭窄症でうまく歩けない人や車椅子のお世話になっている人に「腰へバーデン」が集中して見られます。

四十歳以降の女性で、「へバーデン結節」が隠れた原因となって腰椎分離症・腰椎すべり症・

腰椎ヘルニア・腰部脊柱管狭窄症などそれぞれ腰椎の疲労骨折を発症してしまう状態を、私は仮称「腰へバーデン」と名づけています。この場合、「へバーデン結節」が腰にも発症しているので、「一般的な腰痛と区別して治療する」ように警告しています。

《症　状》

①何年も通院していても痛みが治りきらない、腰が楽にならない
②買物で長時間歩いた後や仕事などで長時間立っていた後に必ず痛む
③強めのマッサージや整体を受けた後、逆に痛み出す

［60代 女性］脊柱管狭窄症の手術痕（写真上）。手にへバーデン結節があり、足へバーデンによる外反母趾もある（写真中）。また、ひざへバーデンによる変形性ひざ関節症も訴えている。

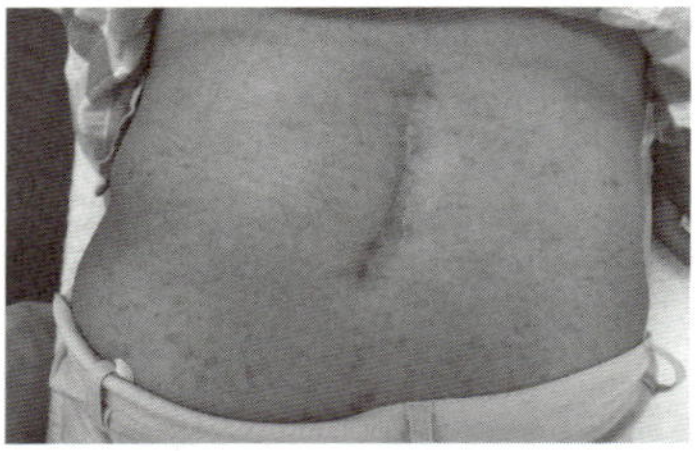

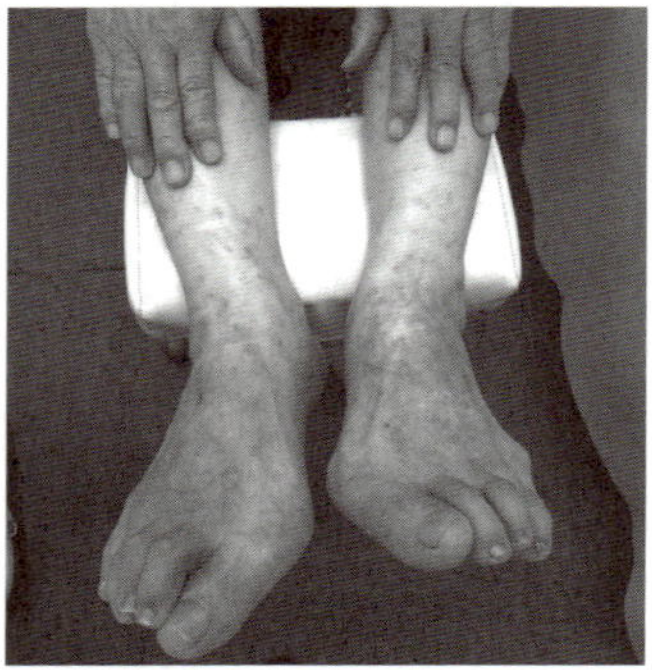

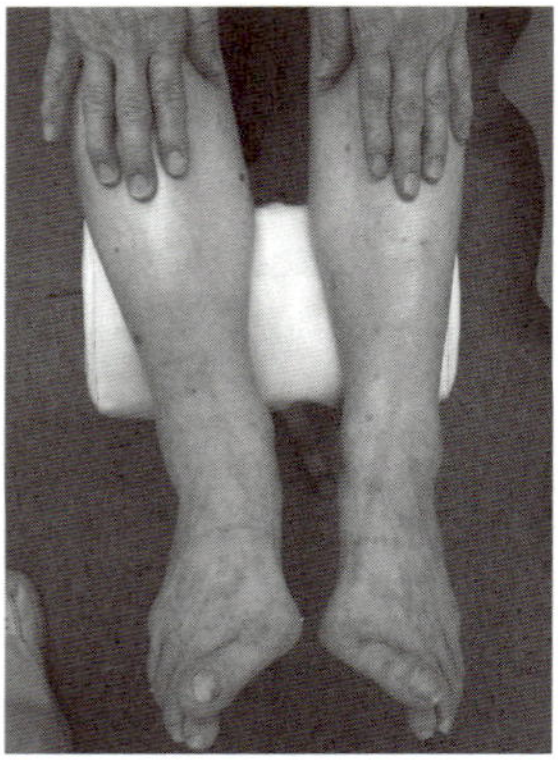

［70代 女性］脊柱管狭窄症。手にへバーデン結節があり、足へバーデンによるひどい外反母趾。また、肩こり・首こり・頭痛・難聴・冷え・むくみの訴え。

④思い当たる原因もないのに、画像診断で圧迫による変形や骨の異常を指摘される
⑤年に一～二回ぎっくり腰を起こし、年々その症状が悪化している
⑥夜寝ている時や安静にしていても痛むことが多くある
⑦手や足にへバーデン結節があり、腰以外にも複数の関節に慢性痛がある
⑧将来、車いすになってしまうなどの本能的な感覚での不安感がある

四十歳以降の女性で、分離症・すべり症・ヘルニア・狭窄症と診断されている人は、「へバーデン結節」が腰に発症し、骨を変形、破壊している場合が多いので、手や足にへバーデン結節がないかどうかをチェックすることが重要です。なぜなら、見落とされ、治療法が間違っている場合が多いからです。

《原因と診断》

腰痛は、通常の原因以外に、「へバーデン結節」という病気が隠れた原因となるものが四十歳以降の女性に多く見られます。「へバーデン結節」は、関節リウマチと同じように骨がもろく変形しやすいという特徴があります。

外反母趾や浮き指・扁平足などの足裏の異常があると、体の重心をかかとへ片寄らせてしまいます。その重心のかかとへの片寄りは左右差を伴い、その左右差を補うため、腰椎がずれたり、ゆがんだりします。そのずれたりゆがんだりしたところに、歩行時、かかとからの過剰な衝撃波

とねじれ波が繰り返され、次第に腰椎に変形が起こってきます。さらに、腰に「ヘバーデン結節」が加わることで、腰椎に疲労骨折が起こるのです。その疲労骨折の形によってそれぞれ分離症・すべり症・ヘルニア・狭窄症と名づけられています。特に注意する点は

①手の指先、第一関節だけが太く変形していないかをチェック。また、親指の付け根の「CM関節」が出っ張っていたり、押した時に痛んだりしないかなどのチェック

②「ヘバーデン結節」が足に発症した「足ヘバーデン」（仮称）で進行した外反母趾があり、親指が外方向にねじれ爪が外側を向いて変形（回内位）しているかどうかをチェック

③腰以外に、足首やひざ・股関節・首に慢性痛がないかをチェック

《治療法》

まず、「一般的な腰痛」か「ヘバーデン結節」が隠れた原因となる腰痛かをチェックすることです。もし、「ヘバーデン結節」が手や足にあるようなら注意が必要です。骨がもろい、変形しやすい、特に「重力の負担」によって痛みや変形、疲労骨折が発生しているので、「バランス・免震・固定」を中心にした治療の原則で、「重力の負担」を軽減する治療をしなければならないのです。

①バランス：外反母趾や浮き指、扁平足に対し、足裏のバランスを整える専用のカサハラ式テーピング法やそれに代わる三本指タイプの専用テーピング靴下で足裏を安定させ、足裏のセンサー「メカノレセプター」の機能を回復させる。

②免震と血行…靴の中へ人工筋肉素材の「免震インソール」を入れ、かかとからの過剰な衝撃波とねじれ波を吸収無害化し、腰へ伝わらないようにする。さらに下肢の血行促進により、全身に血液や酸素が回る施術を行う。

③固定…最初に、腰ではなく股関節にサラシ包帯を巻き、股関節の左右差を先に整える。次にサラシ包帯に三分の一ほどずらして重ねて専用ベルトを装着して、腰の安静固定を保つ。

腰痛の場合、一般的には腰を固定するが、これよりも股関節の左右差を整える固定が優先である。なぜなら、股関節が安定することにより、その上に乗る腰椎も安定するからである。サラシを巻くのが面倒だという場合は、専用ベルトだけを二枚巻くことでサラシ包帯固定に近い効果を出すことができる。

腰ではなく股関節を固定

［ポイントは股関節の外側の大転子の固定］

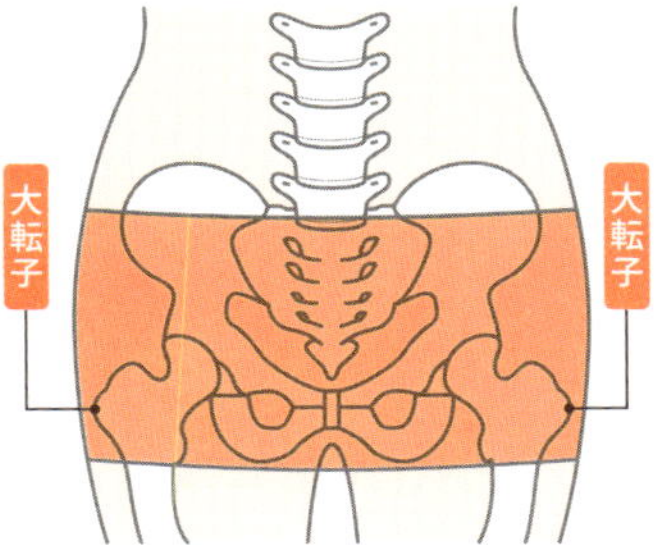

股関節にサラシ包帯を巻き、3分の1ずらして重ねて専用股関節ベルトを装着

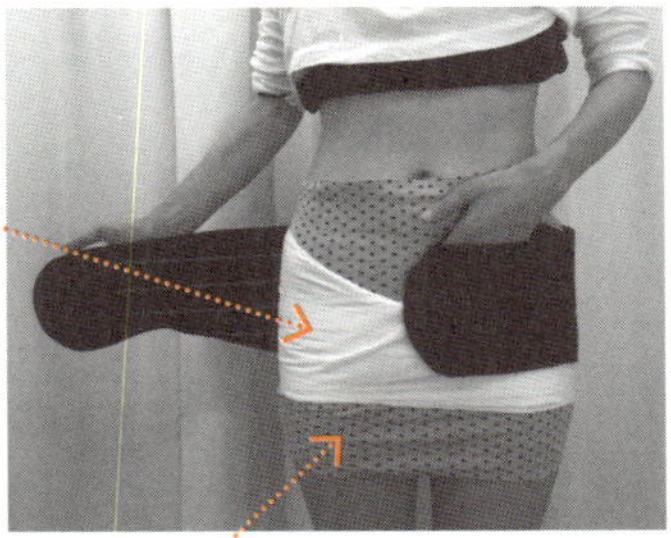

腹巻きの上からサラシ包帯を巻く

自然治癒力を最大限に発揮

この「治療の三原則」、①バランス　②免震と血行　③固定　の三つの処置を同時に行うことで自然治癒力（自己治癒力）が最大限に発揮されます。期間は程度や個人差にもよりますが、ひどい場合でも平均一か月半位で痛みがかなり軽減し、症状が軽いか初期のうちなら三〜四週間くらいで改善します。

中高年の女性の側弯症や猫背は「背部ヘバーデン」

中高年女性で、背中がはっきりと丸く見えるひどい猫背（亀背）や横に身体が曲がってくの字型になっているような背骨の曲がり「ひどい側弯症」になっている人は、「ヘバーデン結節」が胸椎（背骨）に発症した場合がほとんどなのです。

これを私は仮称「背部ヘバーデン」と名づけ、「一般的な猫背や側弯症と区別」して治療することが大切だと警告しています。

しかし、これも見落とされている場合が多く、最近のテレビのコマーシャルで言われている「いつの間にか骨折」も、「ヘバーデン結節」が背骨に起こり、圧迫骨折が発症したことも考えられます。

《症　状》

①急に猫背や側弯症が進んでしまった

②疲れると背中に痛みが出る

③他人が見てもひどい猫背（亀背）や体が横にくの字型に曲がる「ひどい側弯症」がわかる

④いつの間にか骨折（脊椎圧迫骨折）をしていて、急に身長が低くなってしまった

⑤体型のくずれが気になり、おしゃれや人前に出るのをためらう

⑥手や足にヘバーデン結節があり、背骨以外にも腰や首に慢性痛がある

《原因と診断》

［ひどい側弯症］

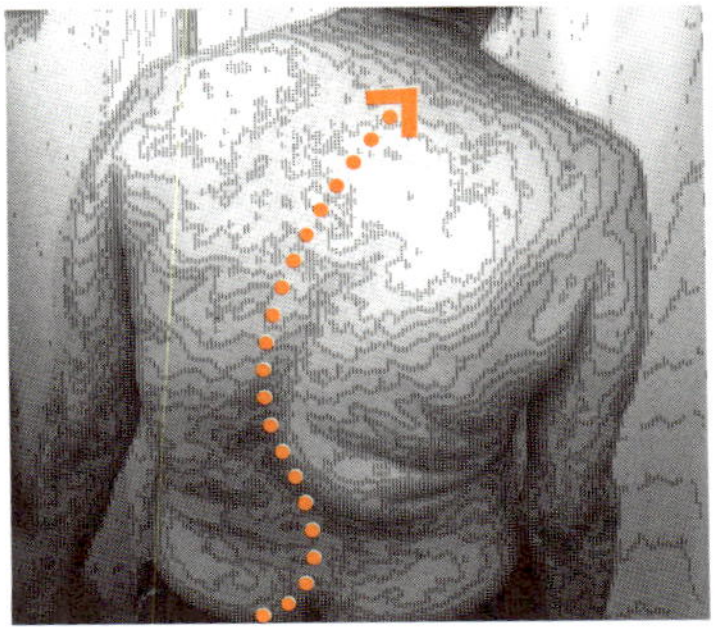

［手や足にヘバーデン結節］

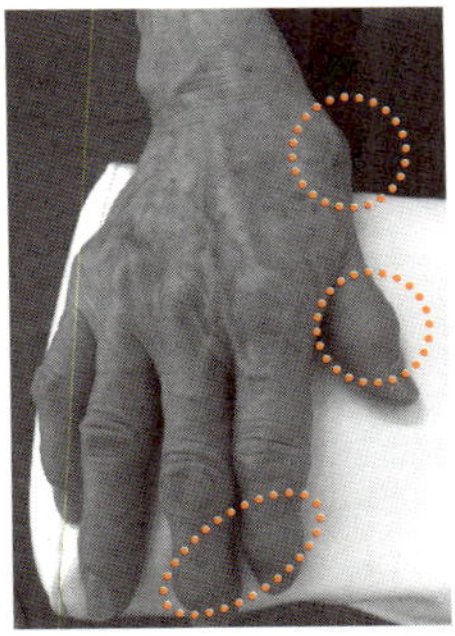

●CM関節の出っ張りと親指の第一関節の変形、人指し指と中指の第一関節の変形

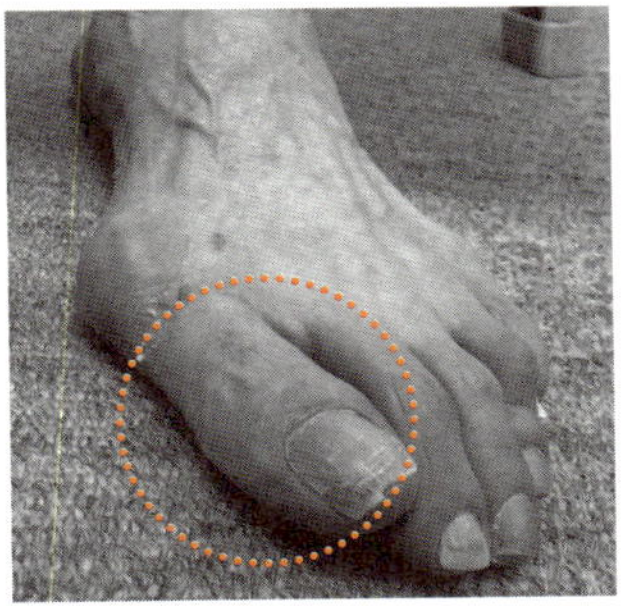

●足の親指がねじれて爪が外側を向く

中高年女性で、背部に「ヘバーデン結節」が発症し、「ひどい猫背」や「ひどい側弯症」「いつのまにか骨折（圧迫骨折）」を起こしている人のほとんどに、「ヘバーデン結節」が見られます。「ヘバーデン結節」は骨がもろい、変形しやすいという特徴があり、何の影響で変形しやすいのか、その一番の原因は「重力の負担（負荷重）」なのです。

①手の第一関節だけが太く変形していないかを確認し、また親指の付け根の「CM関節」が出っ張り、押すと痛むかなどをチェック

②「ヘバーデン結節」が足に発症した「足ヘバーデン（仮称）」で、ひどい外反母趾と共に親指が外方向にねじれて爪が外側に向いて変形（回内位）しているかをチェック

③関節リウマチでもないのに急に症状が進行してしまったなどの症状があれば、「背部ヘバーデン（仮称）」を疑うべきです。

《治療法》

①バランス…外反母趾や浮き指・扁平足に対し、足裏から背骨を「重力とのバランスで整える」ことを目的とする。足裏のバランスは、カサハラ式足裏バランステーピング法やそれに代わる専用の三本指タイプのテーピング靴下で足裏のバランスを整え、第一の土台を安定させることにより、足裏のセンサー「メカノレセプター」の機能を回復させる。もうひとつ、股関節にサラシ包帯か、または専用の股関節ベルトを巻いて第二の土台を安定させることにより、その上に乗る背

①バランス

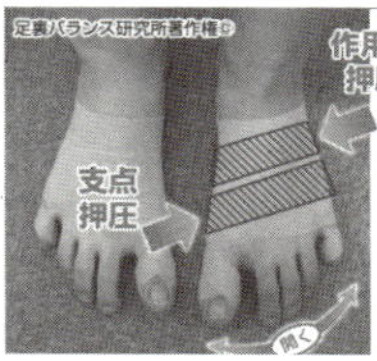

▲専用テーピングで第一の土台「足裏」のバランスを整える

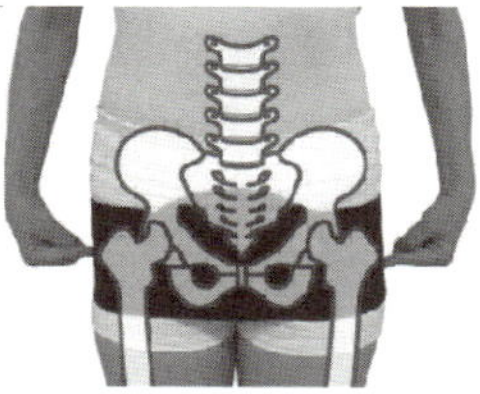

▲専用ベルトで第二の土台「股関節」のバランスを整える

③固定

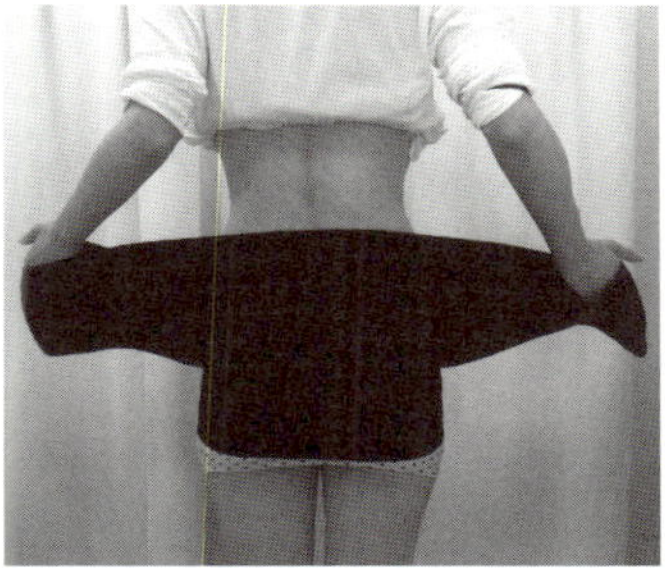

①の股関節ベルトを巻いた上から、さらに専用ベルトを腰部に重ねて巻く

②免震と血行

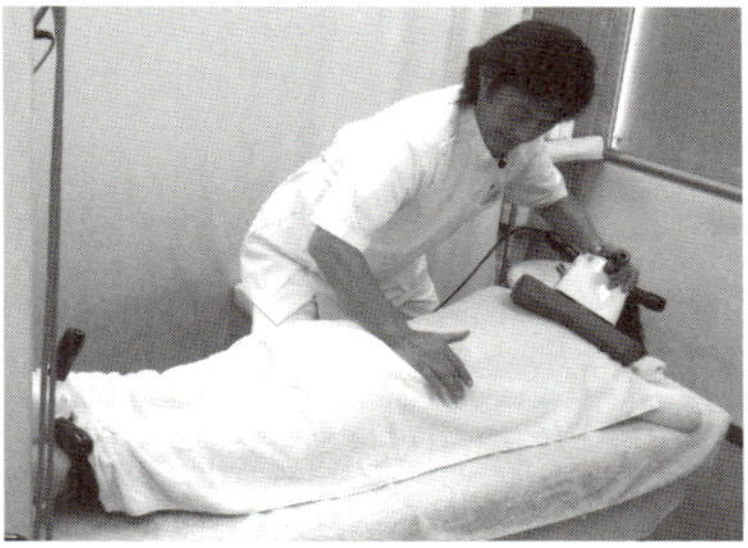

▼専用マッサージ器で足裏から全身の血行を促す

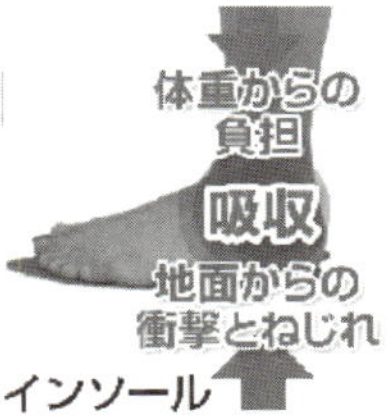

［靴底には人工筋肉素材の免震インソール］

骨のバランスを整える。背部には、軽い整体やストレッチ運動なども効果的になる。

②免震と血行…靴の中には、人工筋肉素材の「免震インソール」を入れ、かかとからの過剰な衝撃波とねじれ波により、これ以上背骨を変形させないようにする。さらに下肢の血行促進により、全身に血液や酸素が回る施術を行う。

③固定…背部の固定は苦しいので、①で股関節に巻いた専用ベルトの上から、さらに腰部を専用ベルトで固定する。

まとめると「背部へバーデン

(仮称)」には、第一の土台「足裏のバランス」を整える方法と、さらに第二の土台「股関節のバランス」を整える方法を行います。それに加え、「背部のバランス」を整えるために、①の股関節専用ベルトに重ねて腰部を専用ベルトで二重に固定することが必要です。

中高年の女性の首こり、肩こり、首の痛みは「首へバーデン」

中高年女性で首の痛みをはじめとする、ひどい首こりや肩こり、頭痛、めまい、難聴、耳鳴りなどを訴える人たちに対し、隠れている本当の原因は「へバーデン結節」ですが、ほとんどの場合、これに気づかず重症化させています。

この場合、「首がよくまわらない」「朝起きた時から首の調子が悪い」「まわすと片方だけ引っ掛かる」など首の運動可動域の制限が見られます。自分でも整体やカイロに通うと、首をボキボキとされることが「危険」と本能的にわかっているので怖がります。

「へバーデン結節」が隠れた原因となって、首が「むち打ち症」になっているのです。

「悪い足による悪い歩き方」に加え、「へバーデン結節」が首に起こると「むち打ち症の後遺症状態」を引き起こすのです。首に異常があると、自律神経失調状態やうつ状態、認知症などの隠れた原因にもなると考えられます。首にヘバーデン結節が発症しているものを仮称「首ヘバーデン」と名づけ、警告していますが、多くの接骨院・治療院で見落とされています。これも盲点であり、現代医療や民間療法の落ち度なのです。

《症　状》

①首に慢性痛があり、首がつったり、寝違いを起こしたりしやすい
②首こりやひどい肩こり、頭痛、めまいなどに悩まされている
③首が悪いのに「枕が悪くて首に合わない」と錯覚している（「枕が合わない」のは首が悪い証拠）
④首の回りが悪く、特に片方（右方向）を向くと引っかかる
⑤首を回したり、上を向くとめまいや手の指がしびれる
⑥首の整体やカイロでボキッとさせた後、めまいや頭痛、吐き気がしたことがある
⑦首の整体やカイロに不安や危険性を感じる
⑧力仕事をした後、首に痛みを感じる
⑨急に難聴になったり、耳鳴りや耳がつまることがある
⑩手指の第一関節が太くなったり変形する「ヘバーデン結節」や足に発症するひどい外反母趾（足ヘバーデン）がある

《原　因》

外反母趾や浮き指、扁平足による悪い歩き方（ひざを伸ばしきってかかとから着地）により、ずれたりゆがんだりしている首に、かかとからの過剰な衝撃波とねじれ波が繰り返され、時間経過と共に損傷度が増して、変形や疲労骨折にまで進行するのです。

これは、腰にも同じことが言えます。ですから、首にも腰と同じように分離症・すべり症・ヘルニア・狭窄症などが発症しているのです。その具体的なメカニズムは、

1 外反母趾や浮き指による重心のかかとへの片寄り

2 重心のかかとへの片寄りは左右差を伴い、足裏が不安定になる

3 足裏の不安定は脊椎の最上部で補いやすいため、頚椎一番と頭蓋骨の接続部にズレやゆがみが発生する

4 頚椎のズレやゆがんだところへ、かかとからの過剰な衝撃波とねじれ波が繰り返し伝わる

5 日常生活や仕事、スポーツなどでこれらを反復されるため、気づかないうちに首に変形、炎症、疲労骨折が起こってしまう

6 これに「ヘバーデン結節」が加わることで損傷度が増していく

《治療法》

①バランス…「足裏から頚椎を重力とのバランスで整える」という重力とのバランス医療「Gバ

ランス医療」の考え方が必要で、足裏のバランスは専用のカサハラ式テーピング法や専用の三本指タイプのテーピング靴下で整え、足裏を安定させる。

②免震と血行…人工筋肉素材の「免震インソール」で、かかとから首へ伝わる過剰な衝撃波とねじれ波を吸収無害化し、それ以上の変形や損傷を止める。さらに下肢への血行促進により、全身に血液や酸素が回る施術を行う。

③固定…首専用サポーター「首らくらくサポーター」「首らくちん」で補強して、首の負担度（破壊力）より安静度（治癒力）が上回る固定をする。これにより、自然治癒力（自己治癒力）が最大限に発揮される条件を整えることができる。

最後にここで紹介している「Gバランス医療」（過労性構造体医学）を簡単に説明すると、

①負傷の瞬間を特定できない運動器系の損傷…ロコモティブシンドローム

②原因のはっきりしない自律神経系の不調…ニューロパチーシンドローム

③発症に気づかない代謝性障害（生活習慣病）…メタボリックシンドローム

に対し、重力とのアンバランスから全体的（トータル的）に診断（判断）し、正常なバランスに整え、未病のうちに改善していく治療法です。

これにへバーデン結節を加え、未病のうちに改善することにより、健康寿命を延ばし、要介護者を減少させることができて、その結果、医療費の削減に役立つ新しい医療と確信しています。

おわりに――謝辞に代えて

手の第一関節が変形するヘバーデン結節は、患者さんにも最近ようやく知られるようになってきましたが、手以外の足・ひざ・腰・背骨・首に起こるヘバーデン結節は見逃され、悪化や重症化させている場合が大変多く見受けられます。

この事実を地域医療の発展・健康寿命の延伸につなげるためのひとつとして、左記の三名の先生と共に追求し、共に講演やセミナー、勉強会を長年開催しています。

医療法人 徳志会 あさひクリニック院長・一般社団法人 過労性構造体医学研究会会長
医学博士 三浦一秀 先生
ＩＭＣクリニック院長・重力とのバランス医療（Ｇバランス医療）協会会長
医学博士 村上浩 先生
医療法人和楽会 にこにこ整形外科医院理事長・Ｇバランス医療協会 沖縄県会長
医学博士 伊志嶺恒洋 先生

最大の理解者である三名の先生の協力と監修を頂いたことにより、本書を出版することができました。心よりお礼を申し上げます。また、各医院のスタッフ様のご支援の賜物と深く感謝申し上げる次第です。

笠原 巖

Special Thanks
本文イラスト：山本夏子・清原修志・中島美加
本文デザイン＆ＤＴＰ組版：立花リヒト
編集協力：安西信子（カサハラフットケア整体院）・矢野政人・岩尾嘉博
企画・プロデュース：アイブックコミュニケーションズ

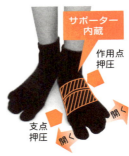

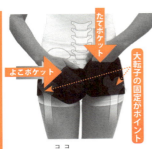

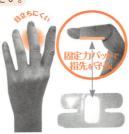

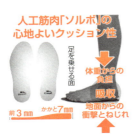

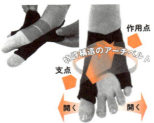

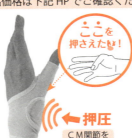

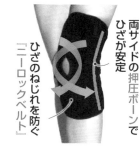

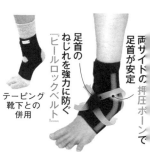

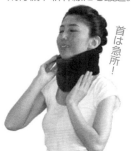

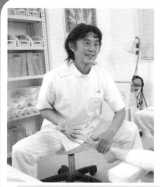

【著者紹介】

笠原 巖（かさはら いわお）

外反母趾・浮き指・ヘバーデン結節研究家、笠原接骨院（あしけん整体）院長、過労性構造体医学（Gバランス医療）創始者。

これまでの50年に及び初検だけで12万人以上の足をみる。外反母趾・浮き指・扁平足、「仮称：足ヘバーデン」などの不安定な足が引き起こす、足の痛み、ひざ痛、股関節痛、腰痛、肩こり、首こり、自律神経失調状態、うつ状態などに対し、重力とのバランスで力学的に解明し、“足から未病”を改善。その普及を目指し、全国で多くの講演やスクールを行っている。テレビ・新聞などのマスコミでも活躍中。著書は『過労性構造体医学』（医道の日本社）、『50歳からの脊柱管狭窄症は90%の固定で治る！』、『そのヘバーデン結節、足やひざにも起きていませんか？』、『あなたの指先、変形していませんか？』、『自分で治す！外反母趾』（共に自由国民社）、『肩こり・腰痛は足の「浮き指」が原因だった！』、『O脚は治る！』、『ひざの痛みはサラシ一本で98%治る！』（共にさくら舎）、『首こり・肩こりを一発解消！首らくらくサポーター』など「首らくらく」シリーズ、『お母さん！子どもの足が危ない！』（共に宝島社）、『熟睡できて首こり・肩こりも解消！安眠ウエーブ枕 極上』（講談社）をはじめ累計で215万部を突破。

カサハラページ公式サイト　https://www.ashiuratengoku.co.jp/

※本書は、『あなたの指先、変形していませんか？』（2018年11月21日初版発行）の新装版として刊行したもので、内容は同一です。

ヘバーデン結節がわかる本
あなたの指先、変形していませんか？［新装版］
2018年（平成30年）11月21日　初版第1刷発行
2023年（令和5年）7月21日　新装版発行

著　者　笠原 巖
発行者　石井 悟
発行所　株式会社自由国民社
東京都豊島区高田3-10-11　〒171-0033　電話03-6233-0781（代表）
造　本　ＪＫ
印刷所　大日本印刷株式会社
製本所　新風製本株式会社